まいにちの栄養学

おいしく食べて、体ととのう

管理栄養士
適食アドバイザー
あこ 著

ナツメ社

1年の中で、体調も気分も上々だった日、どれくらいありましたか？

女性の体調は空模様のように
移り変わりが激しい。
そう感じたことはないでしょうか。
日々の疲れや頭痛に加え、
季節の移り変わりが与える体への影響。
春は体が重だるく、
夏は暑さにやられて、
秋とともに悲しさが訪れ、
冬には体が冷え切って風邪をひく。

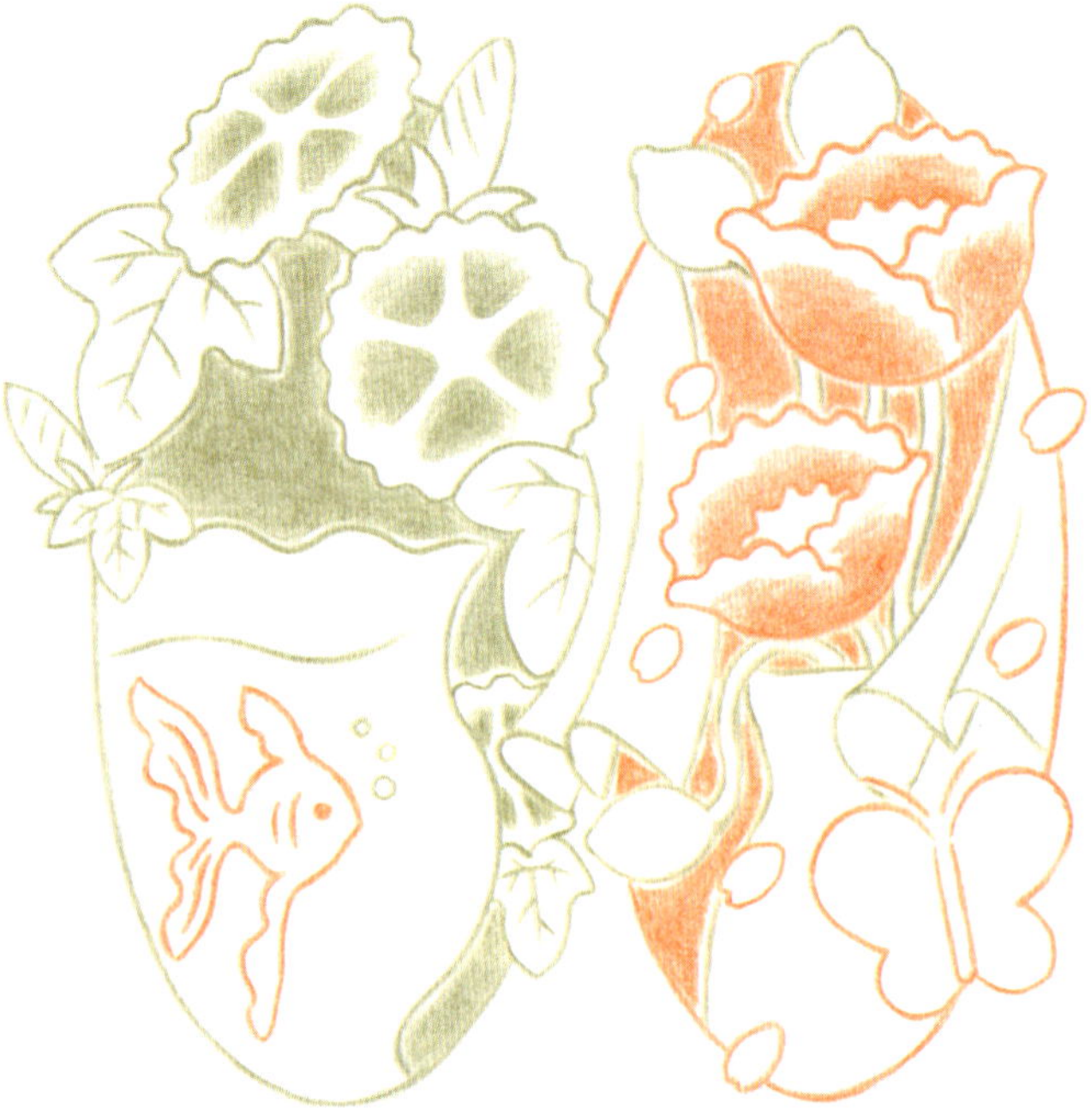

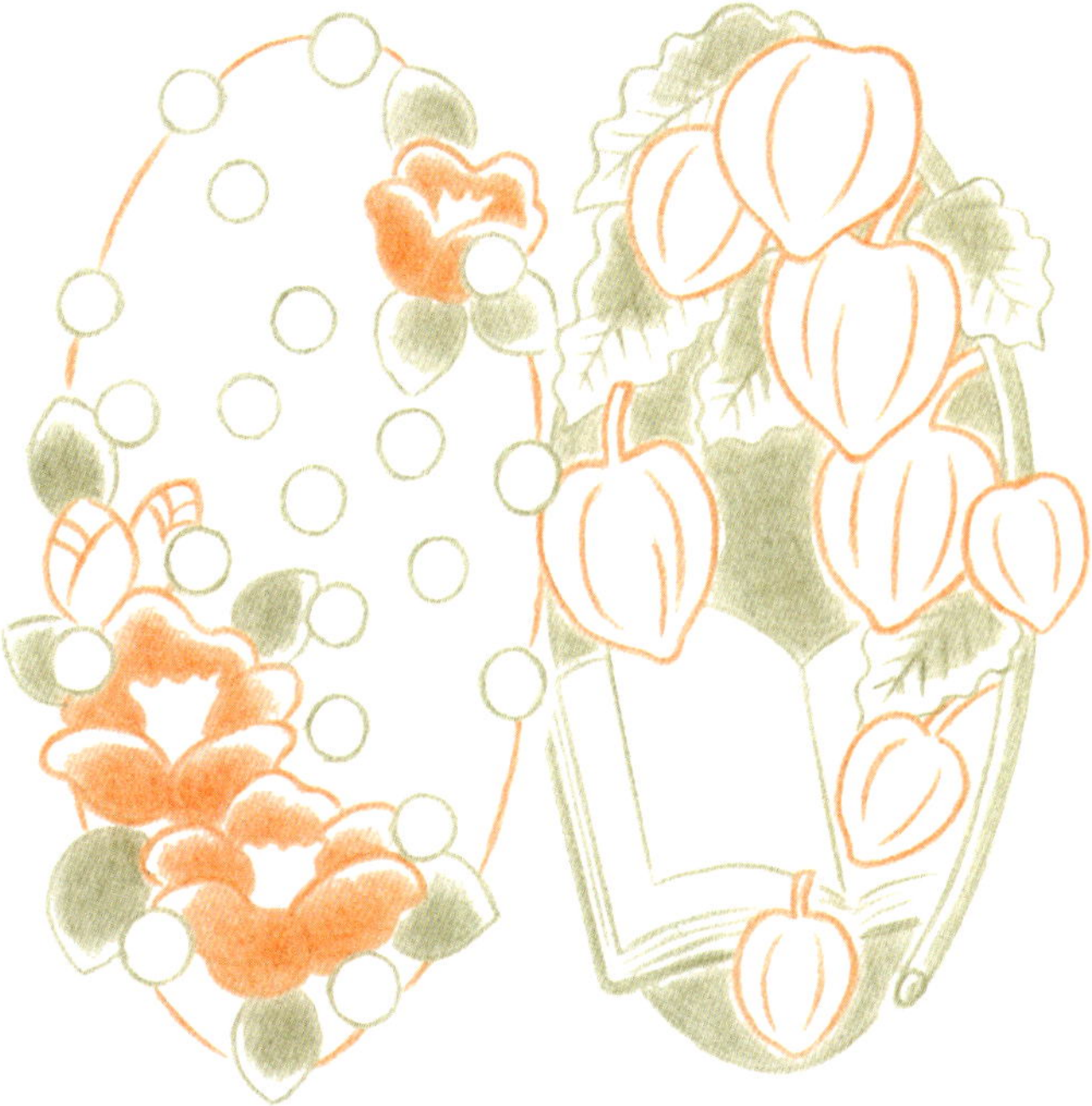

そして毎月やってくる月経。

ＰＭＳで心身が不安定になる方もいれば

月経痛で動けなくなる方も少なくありません。

さらに女性は、出産前後のホルモンのゆらぎや

更年期の不調、閉経後の骨密度低下など、

ライフステージ別の不調もあります。

本書を手に取られた方の中には、

１年、そして人生を通して

「コンディションのいい日は数えるほどだ……」

という方もいらっしゃるかもしれません。

不調は栄養不足のサイン。必要な栄養素、摂れていますか？

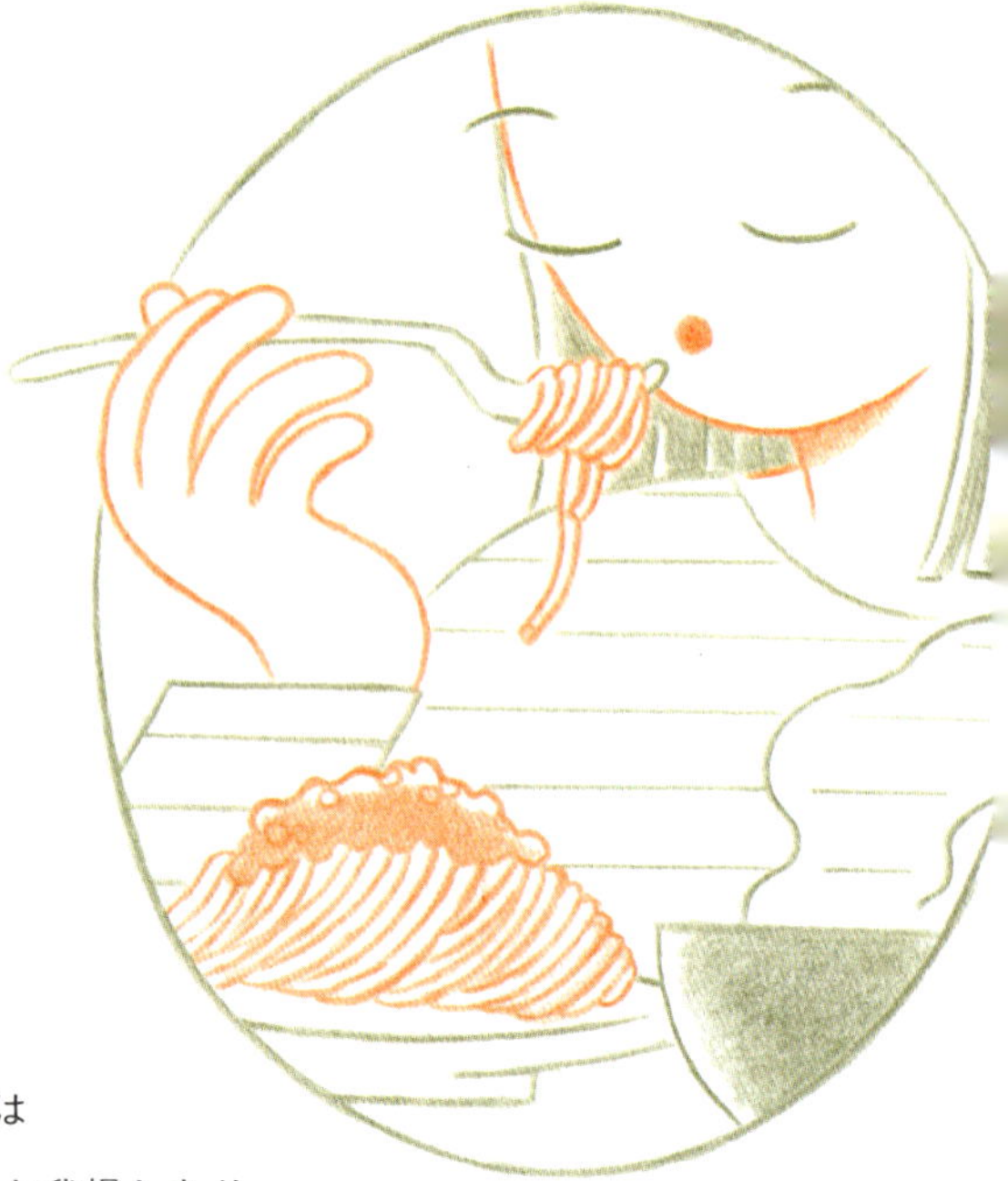

これらの不調の多くは
「誰にでもあること」と我慢したり、
病院にかかっても
「病気ではないので様子を見ましょう」で
終わったりすることもしばしば。
しかし、実は栄養不足や栄養の偏りによって
引き起こされている可能性もあるのです。
体は栄養素によって機能しています。
炭水化物と脂質は体を動かすエネルギー源に、
たんぱく質は血や筋肉といった体を作るもとに、
ビタミン・ミネラルはそれら三大栄養素や、
体内の酵素が働くための助手的役割を担います。

美容・ダイエット法として人気の糖質制限は、
エネルギーの大食漢である脳への供給量が減少するため、
ホルモンバランスを乱す原因になり、
逆に太りやすい体質になる可能性があります。
そのほか、炭水化物や野菜中心の食生活で
たんぱく質の摂取量が減ると、
これもまたホルモンバランスを乱し、
ゆらぎが大きくなることもあります。

冷えも疲れも不眠も月経不順も、栄養不足のサイン。
体からの「栄養を摂ってね」のサインを受け取り、
適切に栄養素を摂り入れれば、
不調は自ずと楽になるはずです。

はじめに

〝不公平な生まれ持った体質〟を最大限活かす

「夜、寝られなくてつらいです」
「生理痛がひどくて仕事を毎月休んでしまいます」
「今まで元気に動けたのに、急に何もやる気が起きなくなって……」
「小さい頃から食が細く、生まれてこの方元気だった日がありません」

これらは、私のところに寄せられたお悩みの一部です。多くの方が病院に行っても何も悪いところはないと言われ、「不定愁訴」「ストレス」「ホルモンバランスの乱れ」と、具体的な対処方法が示されないまま終わってしまいます。

お隣のあの人は外食三昧で甘いものもいっぱい食べているのに、何であんなに元気なの？　不公平だわ……。そんな嘆きも聞こえてきそうです。

そう、人の体質は不公平。まるで神様の気まぐれで決められたかのような〝生まれ持っての体質〟によって、生きやすさが変わるよう。では、メンタルが弱く、体調が悪くなりやすい体質に生まれた人は、もはや諦めて生きていくしかないのでしょうか。

私が得た答えは〝ＮＯ〟です。

私自身、自分の体調に全く自信が持てない過去がありましたが、今では自分の体調に自信を持つことができています。もちろん、体質は何も変わっていません。

では、どうやって自信を手に入れたのか。最大の理由は「食を選ぶ知識」を手に入れたからです。「体質」は生まれ持ったもので簡単に変えられなくても、「体調」は食を選ぶ知識を持つことで、自分で変えられるのです。

多くの場合、原因不明の体調不良の陰には、栄養不足が隠れています。栄養不足が原因なのに「これは体質だからしょうがない」と諦めていることもしばしば。いやいや、現代人は食べすぎでしょ?という声が聞こえてきそうですが、食べすぎというわけではなく「〃栄養がないもの〃を食べすぎている」だけ。それを勘違いして、必要な栄養がある食べ物まで制限をして、より栄養不足を加速させてしまっている場合もあります。

大切なのは、体のしくみや栄養素のことを知って、いかに食べ物を選択するかです。

知識がなければ、せっかく得た情報が自分に合っているかどうかを見極めることは難しい。だから、多くの方に栄養の知識を身につけてほしいと私は願っています。

体のしくみに則った食の選択ができるようになるだけで、自分の体調を最良の方向に持っていくことができる。原因不明の「何となく不調」をもっと楽にして、あなたはあなたの人生を楽しむことができる。

そのことを伝えるために私は本書を書きました。「自分に合った食べ方を見つけられた。今、人生が楽しい」本書をきっかけに、そんな未来を手に入れられる方が一人でもいらっしゃったら、私は最高にうれしいです。

適食アドバイザー　あこ

CONTENTS

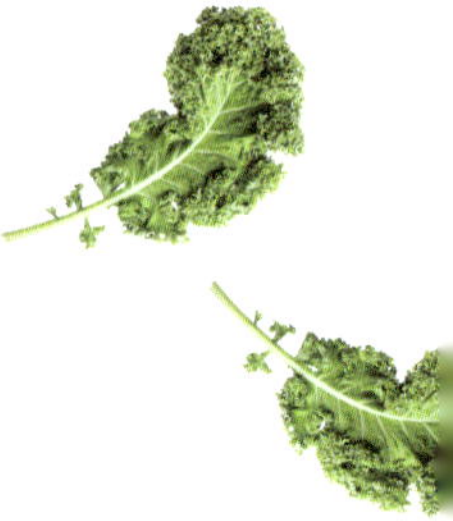

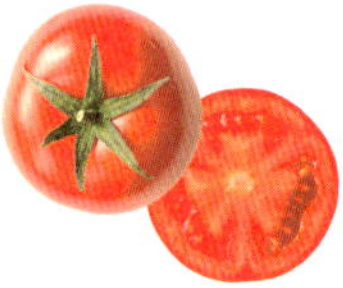

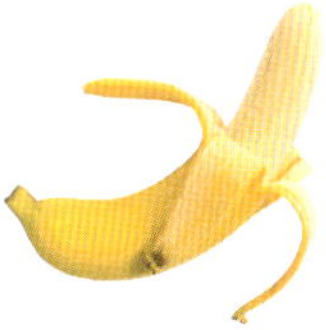

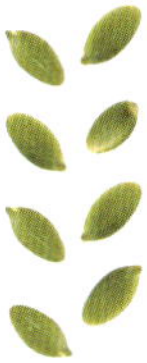

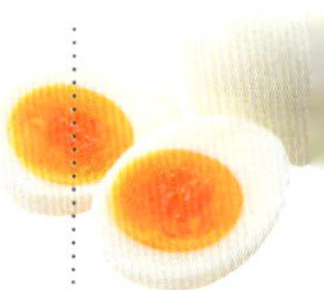

第3章 不調別 回復の栄養学
体はサインを出している

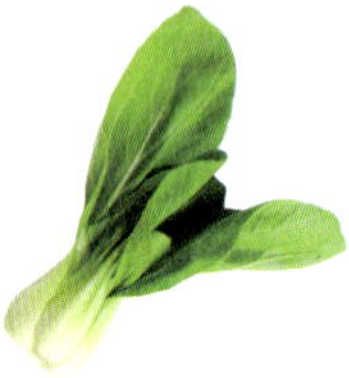

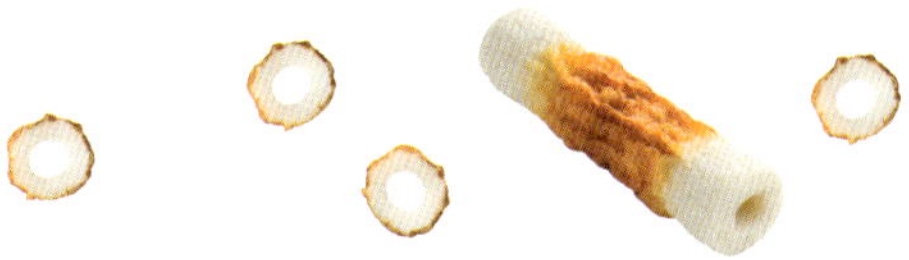

不足栄養を補う回復のレシピ

メンタルふらふらタイプ

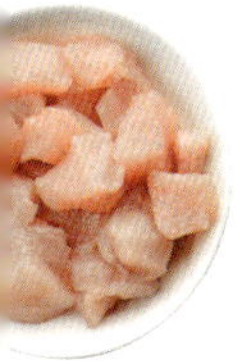

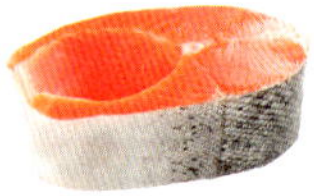

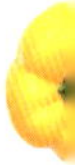

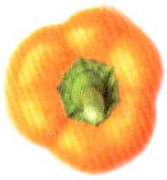

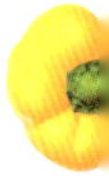

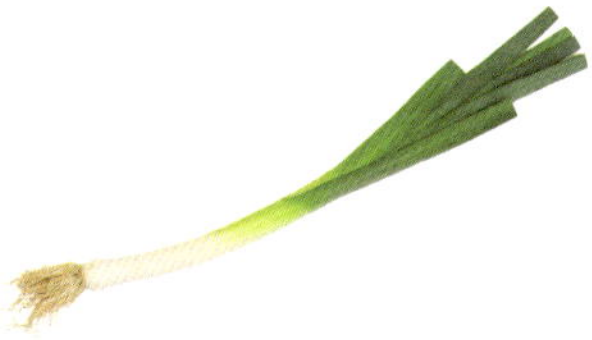

第4章 季節の不調を上手に乗り切る野菜術
旬の野菜と元気な体

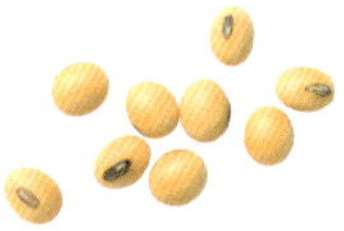

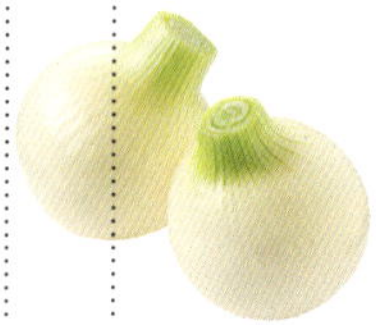

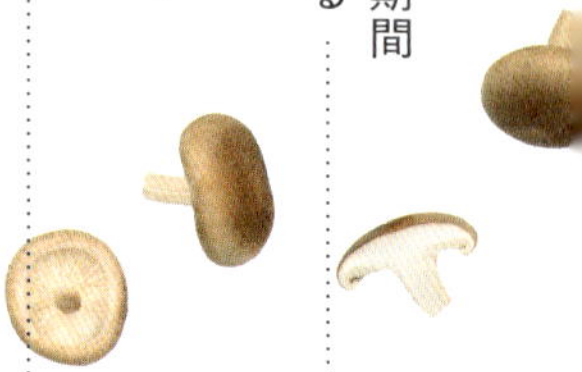

第5章　3食がきほん　元気ときれいをつくる1日の食習慣

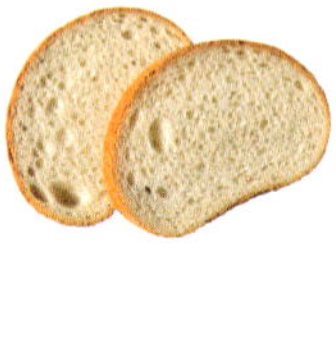

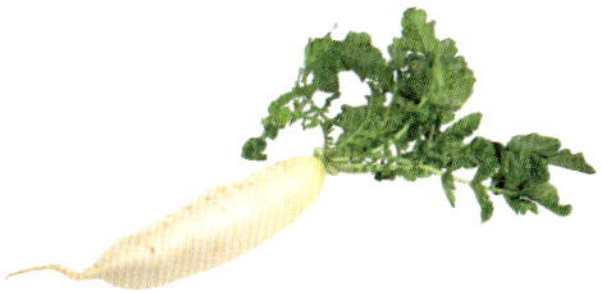

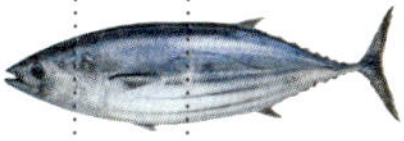

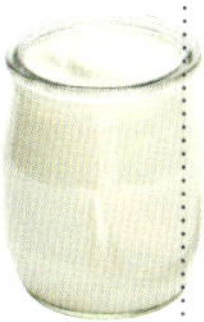

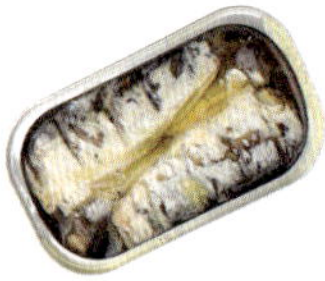

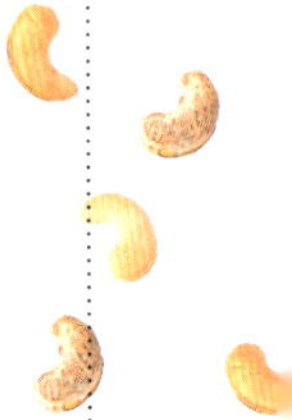

付録／必須栄養素事典
知っておきたい栄養の基礎知識

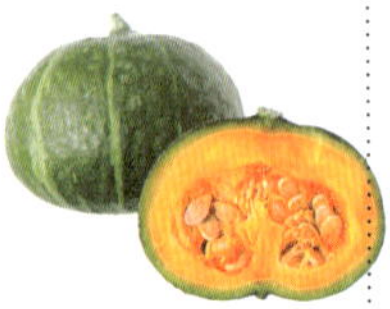

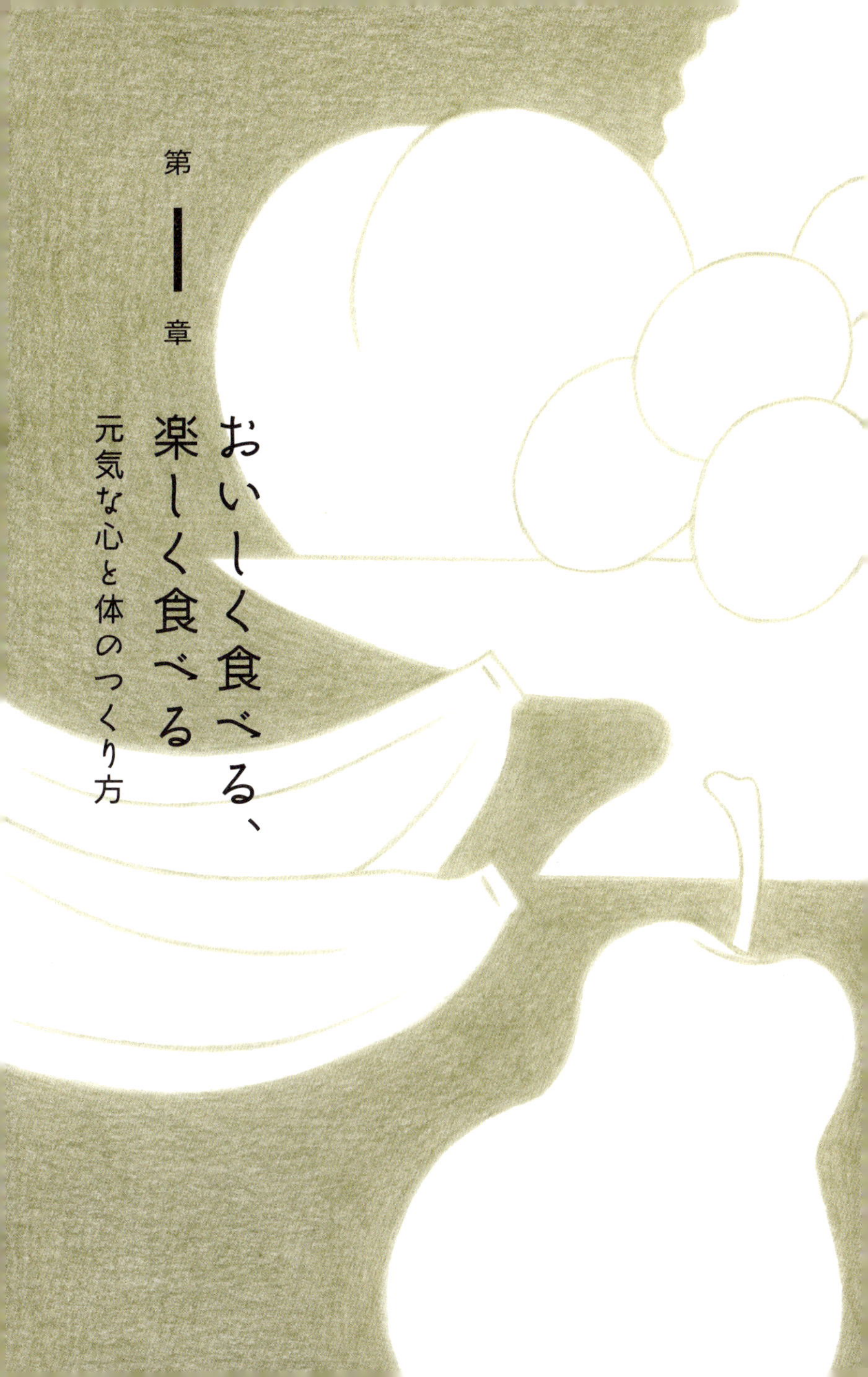

第1章

おいしく食べる、楽しく食べる

元気な心と体のつくり方

胃腸が弱くて不安だらけだった中高生時代

今でこそ何でもおいしく食べられて、朝から晩まで元気いっぱいな私ですが、10代の頃は真逆でした。ストレスがかかるとすぐに胃が痛くなり、食欲不振や極度の便秘に悩まされる日々。「これを食べたらまたお腹が痛くなるかな……」と思うと、なかなか食事が進まないこともしばしば。眠りが浅く、寝返りを全く打たなかったため、10代にしてひどい肩こりがありましたし、電車の中で体調を崩して途中下車し、母や兄に迎えに来てもらうこともありました。

何を食べればお腹は痛くならないのか。いつも「安全なもの」を探して食事をしていました。そのため私が食べるものは、野菜や芋類、お米、菓子パンなどの炭水化物中心。また、やせ型だった私は「やせている」と言われたくない一心で、スイーツを食べて足りないカロリーを補っていました。

これは10代の私が本気で考えた結果の食事だったのですが、今思うと、ものすごく逆効果なことばかりです。

当時の私は、**ストレスの影響で胃腸の動きが悪く、食べる量が減り、それがまた胃酸不足や消化酵素不足を招き、食事に偏りが出るという悪循環に陥っていた**と考えられます。それであれば、たんぱく質をコツコツ食べ続けることで改善につながった可能性が大きいはず。でも、栄養の知識も生化学の知識も全くなかった私はそんなことを知る由《よし》もなく、ただ「食べられるものを食べる」ということしかできませんでした。

飲食店でバイトをして「食を楽しむ」をはじめて体感

そんな私に変化があったのは大学1年生のとき。大学で栄養学を学び、自分が食べるべきものも少し見えてきて、体調もよくなってきた頃にアルバイトを始めました。

おいしい料理を出すお店で働きたいと思い、選んだのは老舗の洋食屋さん。そこで働いている人は全員おいしいものが好きで、お洒落なイタリアンやフレンチ、個性あふれるビストロ、行列のできるパン屋さんなど、私が知らない味を教えてくれました。

そして「質がよいものをおいしいと感じる分だけ食べる」「みん

なで食べるからおいしい」「食は楽しむもの！」という、私が置き去りにしていた考え方に気づかせてくれました。

肉、魚、揚げ物問わず、おいしいと感じる分だけ食べるということを繰り返した結果、私の食事量はみるみる増えていきました。それと同時に「おいしいと健康を両立させたい。食べ物で人を元気にする仕事をしよう！」という夢も見つけることができました。

「食は健康を維持するためのもの」という考えは、もちろん間違いではありません。

でも、それだけではなく**「私たちの心を満たすもの」でもあり、「人と人をつなぐもの」でもある。**健康に気遣うあまり食べることにおびえてしまっては、人生はおもしろくありません。

だからこそ「**おいしいと健康の両立**」を目指す。

それは今もなお、私が追い続けている目標の1つです。

自分をおろそかにした管理栄養士時代
食べていないのに太っている⁉

日頃、えらそうに栄養について語っている私ですが、以前の食生活はひどいものでした。正直、「ひどい」という自覚もなかったのが恥ずかしいほどです。

社会人になり病院の管理栄養士として働いていた頃、外来栄養指導や糖尿病教室、がんケアチームなどを経験し、とても充実していました。

その半面、自分の力不足を感じて勉強を重ねる日々。仕事中心の生活だったこともあり朝食はシリアルだけ、お昼は自作のお弁当を10分程度で食べ、残業をしながらいただいたお菓子をつまみ、帰宅後は適当に野菜炒めなどを作って食べて布団に倒れ込む。栄養指導中はいつでもブラックコーヒー。飲まないと落ち着かず、1日で1ℓ近く飲んでいました。

そんな生活を2、3年続けていくとだんだん見た目に大きな変化が。体重は変わらないのに顔はパンパン、下っ腹が出て、太ももや二の腕も太くなったような……。そのときは戸惑いました。

それだけではありません。口角炎が頻繁にでき、しゃべるたびに口角が切れてしまうため1か月以上もまるで誰かに殴られたような顔でマスク生活。「野菜は食べているし、お弁当は手作りなのになぜ？　代謝が落ちたなら食べる量を減らすしかない」。そう考え、朝食や夕食を抜いたりしましたが全く効果はなし。逆にお菓子やパンが無性に食べたくなり、飲み物も甘いカフェラテが手放せなくなっていました。

マクロビオティックとの出合い
不調がみるみる改善

「どうしてこんなに甘いものが欲しくなるんだろう……。パンも食べ出すと止まらないし、私の体、おかしくなっちゃったのかな」。そう悩んでいたときに、とあるマクロビオティックの料理教室と出合いました。

当初は仕事で必要だから行ってみた、という程度だったのですが、お料理をいただいた翌日、**何年振りかのすっきりなお通じ、甘いものが全く欲しくならないという状態を経験しました。**まさに「魔法！」と感動したことを覚えています。

そこで見たのは、色とりどりの野菜を使い、私のイメージしていた「茶色い食事」とは程遠い、見た目もうつくしい食事。きれいな人がたくさん通っていて、先生方もみんなイキイキ輝いている。ここに通えば私の問題は解決できるかもしれない！　そう感じてこの料理教室に通い詰めました。

料理教室に通い続けるうちに私は1つの答えを見つけます。私には「主食」が足りていなかったのです。当時は糖質制限が流行り出した頃で、主食はそんなに食べないほうがいいと思い込んでいました。しかし、主食を抜くことによって食物繊維の摂取量が減り、腸内環境も悪くなって、むくみ、エネルギー不足で甘いものや小麦製品を欲していたのです。

そこから玄米と野菜をしっかりとおいしく食べるようになった私は、足や顔のむくみがとれ、口角炎も改善。「私は最高に健康だ！」そんな自信を持ちつつありました。

産後不調で気づいた理想的な食事の限界

一生、健康に暮らせる。病院を辞めてマクロビオティック講師の仕事をしていた当時の私は、そんな自信を持っていました。

そんなとき、自信が木っ端みじんになる出来事が起きます。産後の不調です。出産後は赤ちゃんと笑顔いっぱいな生活を送るのだとばかり思っていた私にとって、まさかの出来事でした。笑顔はおろか、めまい、些細なことでイラッとする、疲れているのに眠れないという緊張感と疲労にあふれた生活。コーヒーがないとやる気が出ず、マクロビクッキーを毎日食べないと落ち着かない状態。

「体にいいことをしているのに何で……」と戸惑いながらも、自分の不調を受け入れられず、「はじめての育児で疲れているんだ、玄米と野菜をしっかり食べていれば大丈夫」と言い聞かせ、よりよいお手当てを求めて東洋医学の知識を一層深めようと努力しました。しかし、そのときにふと気がついたのです。**よりよい生活を送ろうと学ぶほど生きづらくなる、と。**外食もスーパーも「食べちゃダメなもの」だらけ。ふくらむ食費、窮屈になる日常。本当はもっと前から気がついていた〝添加物も農薬も極力摂らず、安心安全な食生活を続けることへの限界〟を隠すことができなくなっていたのです。

生きづらい。ただ幸せになりたいだけなのに真逆の方向に進んでいる。どうしたらいいんだろう……。この当時の、暗いトンネルの中を歩いているような感覚は一生忘れられません。

これまでの学びの融合
栄養不足への気づきと回復

不調はそれだけではおさまりませんでした。

ある日、口の周りに赤く炎症が起き、風が当たるだけで痛いという症状が出たのです。ナッツを食べすぎた？　胃腸の調子が悪い？　思い当たることをやっても何の変化もない。マクロビオティックの知識では対応できないこの炎症。今までと同じことをしていても何の解決にもならない。そろそろ自分のポンコツさを受け入れないと。そう決心した私は、基本に立ち返ろうと「基礎栄養学」「生化学」など大学時代の教科書を引っ張り出してきて読み返しました。そして基本的な見落としに気づきます。

〝圧倒的なたんぱく質不足〟

体はすべてたんぱく質でできているといっても過言ではありません。私はそれをすっかり忘れ、炭水化物と野菜中心の生活を送り続けていたのです。その結果、圧倒的なたんぱく質不足に陥り、あらゆる不調が出ていた。それに気がついた私は**すぐに肉や卵を食事に取り入れました。すると2日後には口周りの炎症が落ち着き、1週間後にはきれいに治ったのです。**

これだ。私に必要なのは、体のしくみを知り、それに沿って食べることだ。そこから栄養を学び直していくうちに分子栄養学と出合い、鉄、亜鉛、ビタミンB群など、あらゆる栄養素が不足していたことを知ります。

こうして基礎栄養学、臨床栄養学、分子栄養学などを組み合わせていき、私の体調はみるみる回復していったのです。

体のつくりは人それぞれ
食事の正解はあなたが持っている

学びを深めていくうちに知った重要なことが1つあります。それは、**食事方法の正解は自分が持っている**ということです。

私たちはそれぞれに個性があります。これは体の中身においても言えることで、分子栄養学では「個体差」と言います。

栄養の必要量やどんな食べ物が体に合うかは、その方の体質や置かれた状況によって異なる。事実、たんぱく質は体にとって欠かせない栄養素ですが、ごくまれに、たんぱく質を代謝したときに生じるアンモニアをうまく処理することができない体質の方もいらっしゃいます。

そういう体質の方が「たんぱく質は重要！」とたんぱく質重視の食事をすると、逆に体調を大きく乱すことになります。

大切なのは、自分の得た情報を自分で試し、それが自分にとってプラスに働いているかを観察することです。

元気が出た、疲れにくくなった、自然と笑顔が増えた、おやつが減った、コーヒーがなくても元気、肌の調子がいい。こういったプラスの変化が起きているのであれば、自分に合った栄養補給ができているということ。

逆に、ニキビが増えた、胃が痛い、便秘や下痢をした、疲れが取れないまま……といった場合は、まだ食事改善に伸びしろがあるということ。

必ずしも「教科書通りの食事」が自分に合っているわけではないということを、ぜひ覚えておいていただきたいです。

「食べちゃダメ」ではなくボーダーラインを見つける

健康情報を集めていくと、世の中は食べちゃダメなものだらけのように見えてきます。小麦製品、乳製品、お菓子、ジュース、お酒、コーヒー、トランス脂肪酸、添加物、農薬、大型魚の水銀。これらは「食べちゃダメ」とよく言われるものたちですが、日本で暮らす限り完璧に避けることは不可能です。

これに加えて「糖質は摂らないほうがいい」「肉の脂はダメ」「植物性油脂もダメ」「たんぱく質は腎臓を傷める」という声をまじめに聞いていたら、本当に食べるものがなくなってしまいます。

現に、私のところには「体に悪いものを摂らないようにしていたら食べるものがなくなりました」という相談が数え切れないほど寄せられています。過去の私も「食べちゃダメ」に縛られていた1人なので、気持ちはとてもよくわかります。

こういった悩みを抱えているみなさんに考えていただきたいのが「どういう状態が本当に健康なのか」ということです。

私は、「何でも食べられること」が健康条件の1つだと思います。どんなものを食べても、いらないものを排出できる体を作ることが最も大切。そのためには、肉も魚もお米も野菜も食べなければなりません。時には体調を整えるために砂糖や小麦、乳製品を抜く必要もあるでしょう。でも、それらを抜いて体調が整ったあとは**「どれくらいなら食べても大丈夫かな」というボーダーラインを探す。**健康とおいしい時間を両立させるためには、この作業が重要だと思います。

週1、2回くらい不まじめなのがちょうどいい

人間は感情で動くもの。これは胃腸においても同様で、私たちがどういう気持ちで食べるかによって胃腸の働きは大きく変わります。そこで私は、何を食べるのか以上に「どういう気持ちで食べるのか」ということが重要だと思っています。

例えば、お祝いの席で出されたケーキを「これを食べたら太る」「体に悪そう」なんて考えて食べると、体はストレスを感じている状態なので胃腸の動きも悪くなります。すると、うまく消化吸収できず、余計に腸を荒らしてしまい体に毒素が溜まる原因にも

なりかねない。いろいろ考えすぎてしまうタイプの人は胃腸の動きが悪く、便秘や消化不良に悩む傾向があります。

逆に「おいしいわ〜、ありがとう」という気持ちが自然とわく状態で食べるだけで、胃腸の動きに雲泥《うんでい》の差が出て体への負担を減らせる可能性が高くなるのです。

「おいしいわ〜、ありがとう」という気持ちを自然と持つためには**「週1、2回くらい不まじめなのがちょうどいい」**と自分に刷り込んでおくといいと思います。「自分を少し許す状態」を作っておくと、自分への無意識のストレスを減らすことができ、食事を楽しむ気持ちのゆとりも出てきます。

私たちはおいしいものをたくさん知っています。それを我慢するのは難しい。だからこそ、週1、2回くらい不まじめになって、おいしいものたちと上手に付き合っていけたらいいのではないかなと思います。

毎日の食事を楽しんで本来の輝きを取り戻そう

ここまで私のポンコツ時代のお話や、そこで学び得た食に対する考え方をお話しさせていただきました。お付き合いいただきありがとうございます。

第1章の最後に、もう1つだけお伝えしたいことがあります。

それは、**食は、あなた本来の輝きである「あなたらしさ」を呼び覚ましてくれるもの**だということです。過去の私は本当に恥ずかしいくらいぐうたらで、でも人からよく見られたくて、必死にそのぐうたらを隠していました。お話しした通り、いろいろな不調を抱えて、食事も全く整っていない人間でした。

だからこそ言えます。今、朝に起きられず、仕事でミスを連発して上司に怒られ、パンや甘いものがないと生きていけなくて、肌荒れに悩み、更年期症状がつらくて、なかなか寝付けずに泣きそうな夜を過ごし、イライラして家族や同僚にひどいことを言ってしまう自分に嫌気がさしていたとしても、これらは**毎日の食事を変えていくことで改善される可能性があります。そしてその先に、あなた本来の輝きを手に入れて人生を楽しめる毎日が待っています。**「いつも穏やかで笑顔いっぱいな○○さんと私は違う」など人と比べる必要はありません。あなたにはあなたらしい輝きがあります。それが前面に出る生き方をする。そのために**『まいにちの栄養』を整える取り組み**をしていただけたらなと思います。

本書で、そのお手伝いが少しでもできれば、私は最高にうれしいです。

豆腐は鉄、たんぱく質のちょい足しになる

豆腐は遣唐使によって伝えられたと言われている食材ですが、江戸時代以降一般庶民に普及し、今や日本人の食卓になくてはならないものになりました。現在は凝固剤に「にがり」を利用した豆腐が主流ですが、昭和の時代は「すまし粉(硫酸カルシウム)」が主流。味も食感も凝固剤によって大きく左右されるため、昭和の豆腐と現代の豆腐はちょっと異なるようです。

豆腐は大豆を原料に作られることから、たんぱく質、マグネシウム、カルシウムなどを含みます。特に、水分を抜きながら固める木綿豆腐はたんぱく質が多く含まれています。胃腸の調子があまりよくないときでも豆腐は消化によく、風邪気味や夏バテ気味の方の栄養補給にも適しています。また、100gの木綿豆腐には1.5mg、絹ごし豆腐には1.2mgの鉄が含まれ、鉄補給のちょい足しにも◎。

豆腐は昔から日本人の体を支えてきた優秀食材です。冷蔵庫につねに入れておくと強い味方になると思います。

第2章

女性を元気にする栄養学

ゆらぎは栄養で解決できる

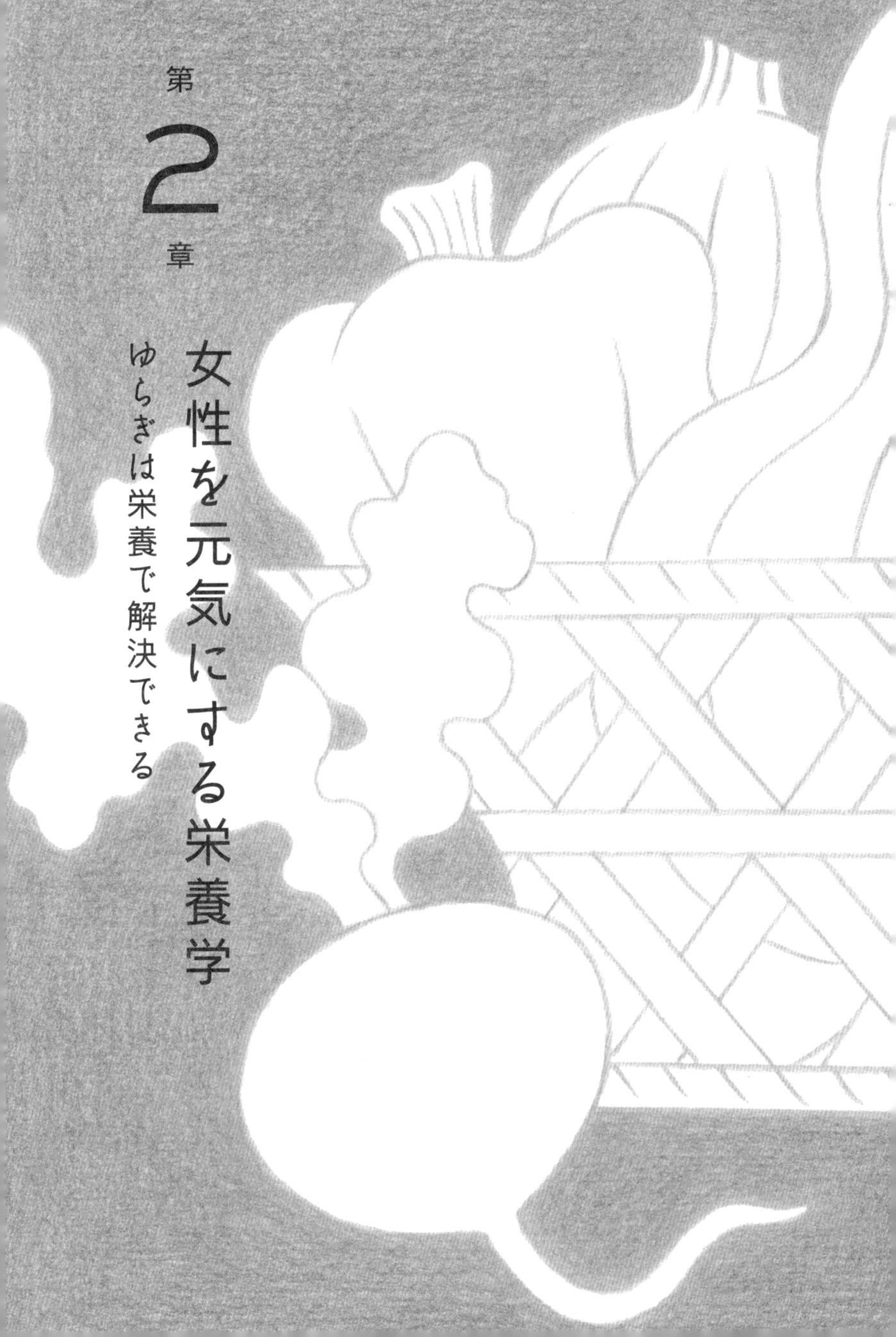

女性と男性は体のしくみが違う女性に合った食事を摂ることが大切

筋肉量の違いが生む糖質への欲求の差

男性より女性のほうが甘いものが好き。もちろん男性でもスイーツ好きな人はいますが、チョコレートの催事に女性がたくさん並んでいたり、カフェでスイーツとコーヒーを楽しんでいたりする女性が多い点を見ても何となく頷《うなず》けることです。実際、体のしくみから紐解《ひもと》いていくと、そこには納得の理由があるのです。

理由の1つは筋肉量の差。筋肉には糖質を貯金する能力があり、運動時に筋肉中の糖質（グリコーゲンと呼びます）が特に利用されます。しかし、女性は男性よりも筋肉量が少ないためグリコーゲンを貯蔵する能力も低くエネルギー切れを起こしやすいのです。そのため、ハイキングやジョギン

● 男女の筋肉量の違い

成人女性	成人男性
平均 18.2 kg	26.5 kg

8.3kgの差

➡ 男性のほうがエネルギーを貯める力がある

● 鉄の働き

鉄
➡ 血中：全身に酸素を運ぶ
➡ 肝臓：糖質と一緒にエネルギーを作る

グをしたり、ウインドウショッピングでいつもより多めに歩いたりすると「お菓子やパンが食べたいな」と感じやすくなります。

鉄が不足するとさらに糖質が欲しくなる

また、女性は月経があるために、鉄の消費が男性より激しいのも大きな理由の1つ。有経女性の場合は1か月で50㎎前後もの鉄を損失することがあります。鉄は糖質をエネルギーに変えるために必須です。鉄が不足していると食べた糖質から十分なエネルギーを生み出せず、またすぐに糖質を欲するようになります。よって、女性がすぐにカフェでお茶をしたくなるのも、ドラッグストアやコンビニでお菓子をつい買ってしまうのも自分を守るための大切な反応。とは言え、お菓子を好きなだけ食べるのもまた不調の原因になってしまうので、「男女の体のしくみの差」をしっかりと認識し、適度な運動をしつつ女性に合った食事を身につけていくことが、元気に軽やかに日々を過ごしていくためには必要だと考えています。

「食べない」選択は不調を引き寄せる女性の健康はまず食べることから

ファスティングの成功には条件がある

筋肉量や鉄必要量の差の影響もあり、男性と女性は「合う健康法」も異なります。その代表例はファスティングや糖質制限。この2つは、あえて自分に負荷をかける「攻めの健康法」です。

特にファスティングは、一定期間食事を摂らないことによりオートファジー（細胞の中にあるいらない物質を分解するしくみ）を促し、細胞を若返らせるというすばらしい健康法ではあるのですが、この健康法で効果を得られるのは、次のような条件などをクリアした方だけです。

①鉄不足がない

女性はそもそも鉄不足

	1日に必要な鉄	平均摂取量
一般の人	10.5mg	7.3mg
経血量が多い人	16mg	

一般の人は
3.2mg不足!
経血量が多い人は
8.7mg不足!

（厚生労働省.令和元年「国民健康・栄養調査報告」より）

②筋肉がしっかりとある
③日頃から糖質・たんぱく質を適度に摂取している
④BMIが20以上ある
⑤空腹時に手の震えや冷や汗が見られない

この5つだけでも、日本人女性の多くはすべてクリアするのは難しい。

これらの条件をクリアしないままにファスティングをしても、うまく脂肪をエネルギーに変換することができず体は飢餓状態になってしまい、頭痛や吐き気に悩まされたり、ずっと食べ物のことを考えて、つい甘いものに手が出てしまったりします。

また、たんぱく質が不足すると消化酵素が減少するため、ファスティングによりたんぱく質不足に拍車がかかった場合、食事を再開すると胃が重

酵素はたんぱく質から作られる

栄養素の分解を促す触媒《しょくばい》のような役割を持つ酵素。おもにたんぱく質で構成されるため、たんぱく質が不足すると酵素がきちんと作られず、消化不良を起こします。

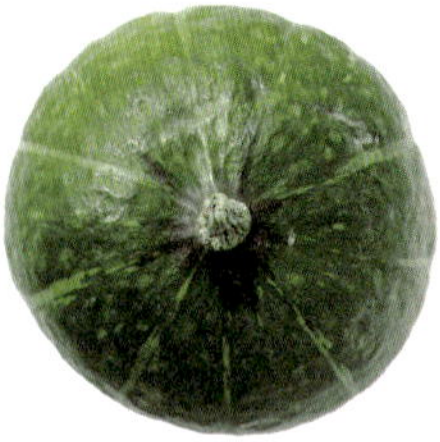
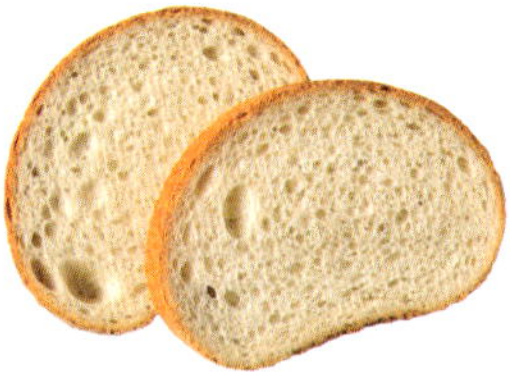
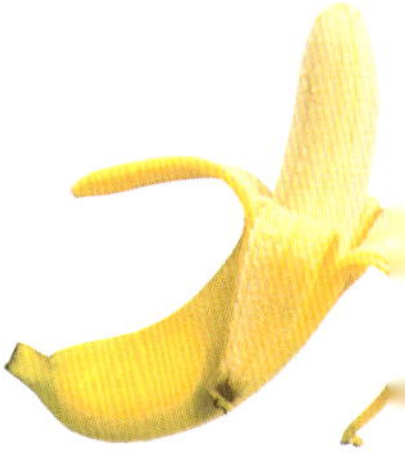

たい、胃痛がするといった体調不良も出てきます。そのため、女性がファスティングをする際には十分な体作りが必要で、安易にやるべきではない健康法だと考えています。

糖質は生きるエネルギー源

糖質制限についてもあまりおすすめしません。その理由は、肝臓や赤血球のように「エネルギーとして糖質しか利用できないもの」が存在するから。糖質制限は一気に体重が減る一方で、リバウンドしやすい健康方法でもありますし、糖質制限食を続けると、心筋梗塞による死亡リスクが上がるという研究結果も報告されています（＊1）。

女性はまず、自分の体に必要な栄養をこまめに取り入れる。そして何でも食べることができ、がっつり筋トレができてうつくしい筋肉がつくくらいになったらファスティングにチャレンジしてみる。この順序をぜひ覚えておいていただきたいなと思います。

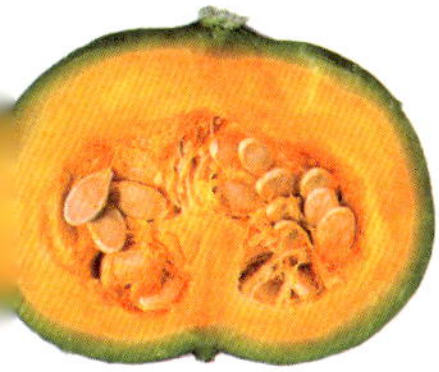

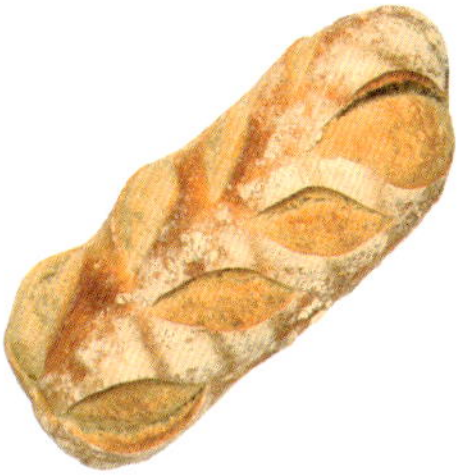

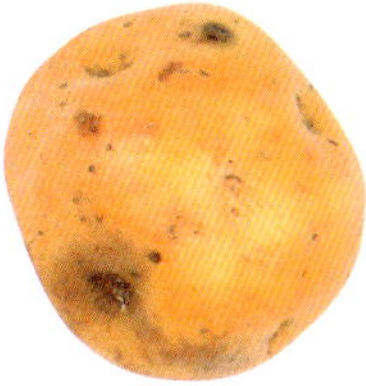

糖質制限のデメリット

思考力・睡眠の質が下がる

脳のおもなエネルギー源は糖質。さらに脳は1日中、糖を燃焼して活動していると言われており、糖質が不足すると脳の働きも低下。その結果、思考力が低下したり、睡眠の質が悪くなったりする。

肝臓に負担がかかる

肝臓は貯蔵《ちょぞう》多《た》糖《とう》をエネルギーに変えて全身に供給する。糖質量が減ると、代わりにたんぱく質を糖質に変換。その際、有毒なアンモニアも作られてしまい、肝臓はそれを解毒することになり負担がかかる。

胃腸に負担がかかる

たんぱく質や脂質の摂取量が多くなると胃腸への負担が大きくなり、消化吸収に支障が出やすくなる。その結果、腸内環境が乱れ有害物質が体内に取り込まれやすくなり、肝臓の負担も増す可能性がある。

疲れやすくなる

赤血球の燃料は糖質のみ。糖質が不足すると酸素を全身に運べなくなり、体は酸欠状態に。疲れやすさやだるさ、息切れが現れるほか、細胞の修復が追いつかなくなる。

現代人は栄養不足
女性のダイエットは
食べたほうが
うまくいく

手軽においしいものが
手に入ることで栄養が偏る

「じゃあ、やせたい女性はどうすればいいの？」

そうですよね。体重を適切に管理して「きれいでありたい！」というのはすべての女性の願いだと思います。

私がおすすめしている体重管理方法の1つが「食べるダイエット」です。

特に、40歳を過ぎたら絶対に食べるのがおすすめ。なぜなら代謝が落ちてくる分、食べたものを効率よく代謝させる必要があり、代謝をスムーズに回すために必要なのが栄養素だからです。

食を自分で選んで食べられる時代になった今、私たちは無意識のうちに

現代人の栄養状態

炭水化物	たんぱく質	脂質	ビタミン	ミネラル
△	△	○	×	×

○：充足している
△：不足している人、していない人の差が激しい
×：ほとんどの人が不足している

鉄、亜鉛、マグネシウム、カルシウムなどをミネラルと呼ぶ。

手軽でおいしいものを選びがちです。そのため、現代人の多くは栄養不足（新型栄養失調）だと言われています。

また、健康意識が高いことで逆に栄養に偏りが出ているパターンも増えています。現代人は特に食物繊維を含めた炭水化物や、ビタミン、ミネラルの不足が目立ち、女性の場合は食物繊維、鉄、亜鉛、マグネシウム、カルシウム、ビタミンB群やビタミンDなどが不足しがちだと言われています。これらの栄養素は代謝と関係しているものが多く、さらには腸内環境や血糖コントロールにも影響を与えます。

不足すると代謝がうまく回らないだけでなく、血糖値が乱高下《らんこうげ》したり、腸内環境が乱れる原因にもなります。

血糖値や腸内環境は体重管理にも関わっているため、この状態を改善することが女性のダイエットには最適です。

ただ、食べるといっても何でも適当に食べてよいということではありません。どんなものを食べたらよいのかについては第3～6章で解説していきます。本書でご紹介するものを、腹7、8分目でいただき、お腹をペコペコにさせないことが女性本来のうつくしさを保つ秘訣です。

女性に多い冷え・低体温は糖質＋肉魚卵で根本解決

冷えはエネルギー不足からくる

ダイエット同様、女性の悩みとして多いのが「冷え」です。

私も10～20代の頃はひどい冷え・低体温に悩まされていました。当時は平熱が35度台で、真冬の夜は寒くて寝られないことも多く、紅茶に生姜を入れて飲んだり、根菜類を食べたり、半身浴をしたりもしましたが、一向に改善されませんでした。でも今は平熱36・5度以上。冷え知らずの体になりました。

冷えの根本解決のために私がしたことはとてもシンプルです。それは、ごはんと主菜を食べること。冷えで悩む人はエネルギー不足に陥っていることが多々あります。18～64歳の女性の場合、1日で1850～2000

2000kcalってどれくらい？

朝食

- ごはん1杯（150g）
- 野菜と豆腐のみそ汁
- 目玉焼き
- みかん1個

合計約1968kcal

昼食

- ごはん1杯（150g）
- ぶりの照り焼き（添え：白ネギ）
- 野菜サラダ
- 肉じゃが（小鉢）

間食

- ドライイチジク2個
- くるみ6粒

夕食

- ごはん1杯（150g）
- 野菜のみそ汁
- 豚の生姜焼き（豚ロース80g）（添え：千切りキャベツとトマト）
- かぼちゃの煮物
- わかめときゅうりの酢の物

kcal程度（＊2）のエネルギーが必要です（身体活動レベル「ふつう」の場合）。このエネルギー量から下回れば下回るほど、熱を生み出すエネルギーが不足してしまうため、体は冷えやすくなります。

エネルギーのうち、5、6割程度は糖質から摂取するのが望ましいので、まずは、ごはんをお茶碗1杯（150g程度）食べましょう。そのうえで、たんぱく質、ビタミンB群、鉄を意識的に食品で補うことが大切です。

たんぱく質、ビタミンB群、鉄は体で熱を生み出すのに必要なほか、赤血球の柔軟性を保ち、体の末端まで血液を届けるために必要です。これらは肉類や魚介類、卵に含まれる栄養素なので、肉魚卵を主菜とした料理を意識して食べることが冷え性の根本解決につながります。

年齢を重ねるにつれ消化力が低下することもあり、女性は肉魚卵の摂取を無意識に控えがちです。ぜひ意識して主菜を摂取していきましょう。

身体活動レベルって？

「ふつう」に該当するのは、デスクワークなどが中心で、軽い運動や散歩などをする方です。「低い」の場合、1日のうち座っていることがほとんどの方を指します。

月経前の食欲暴走は「栄養補給してね」のサイン

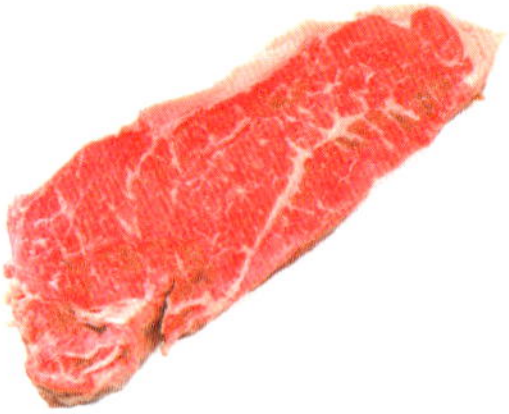

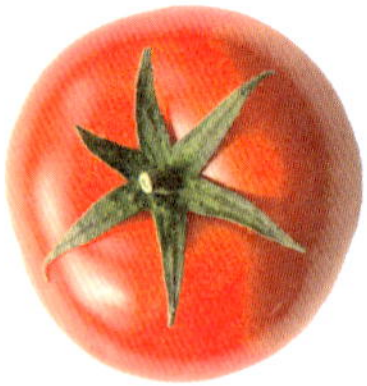

鉄不足＝燃費の悪い体になる

女性は月経前や月経中に「食欲が止まらない！」ということを一度は体験したことがあるのではないでしょうか。私ももちろん、あります。これも実は栄養と関わりがあると考えられます。

43ページでお話ししたように、月経のある女性は1か月に50㎎前後の鉄を損失することがあります。鉄は糖質や脂質をエネルギーに変換するときに必ず必要になるもの。しかし、月経で鉄が不足するとエネルギーを生み出すための鉄も不足するので、エネルギー切れを起こしやすくなります。いわゆる燃費が悪い状態です。食べ物をたくさん食べないとエネルギー（ATP）が足りなくなり、つねに食べ物を欲する状態になります。

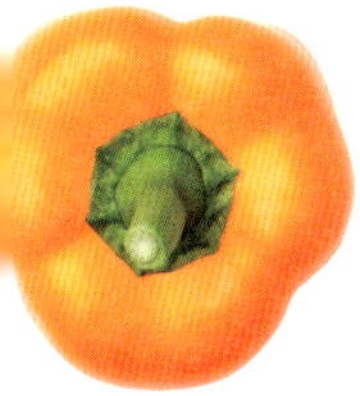
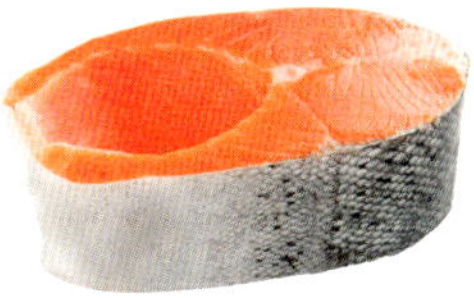
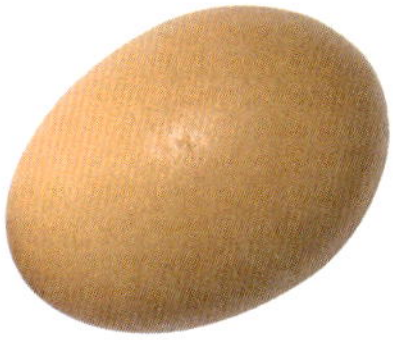

そして女性は排卵期から鉄の需要量が増加します。月経中だけでなく、月経前から鉄は枯渇しやすいということです。だから生理前は食欲が暴走しやすいのです。

栄養不足は月経前の食欲増加に拍車をかける

また、ダイエットや体調不良により食事量そのものが減少している場合も、月経前に食欲が暴走しやすくなります。月経は鉄だけを消費するイメージがありますが、実は、糖質、たんぱく質、亜鉛、マグネシウム、ビタミンA、Eなどたくさんの栄養素が関わっているのです。

そのため、日常的に栄養不足に陥っている場合、月経前に理性ではコントロールできない食欲暴走が起こりやすい。月経前の食欲暴走は体から出される「栄養補給してね」のサインです。

そのサインを力ずくで抑えず、ごはん、肉魚卵、大豆製品、緑黄色野菜を意識して摂取し、サインに寄り添った食事を摂っていきましょう。

生理痛も栄養不足？痛みや妊娠に悩む女性こそ栄養を考える

体は食べたもので作られる

現代女性に増えている生理痛や妊娠に関する悩み。まだまだ原因のわからないことが多い問題ですが、栄養不足が一因であると考える医師たちが増えてきました。

ホルモンや子宮内膜、卵子や精子は自分たちが取り込んだ栄養素の代謝によって作られるものです。特にマグネシウムは、ヒトの体の４００以上の働きに関与し、月経や妊娠時に多く利用されます。食べたものでホルモンや卵子が作られる。栄養が不足すると、それらがうまく作られない可能性が出てくる。これは当たり前のことのようですが、過去の私を含め多くの方は「人の体は食べたもので作られる」という原点を忘れがちで、つい

朝食を摂る人は生理痛が軽い（＊3）

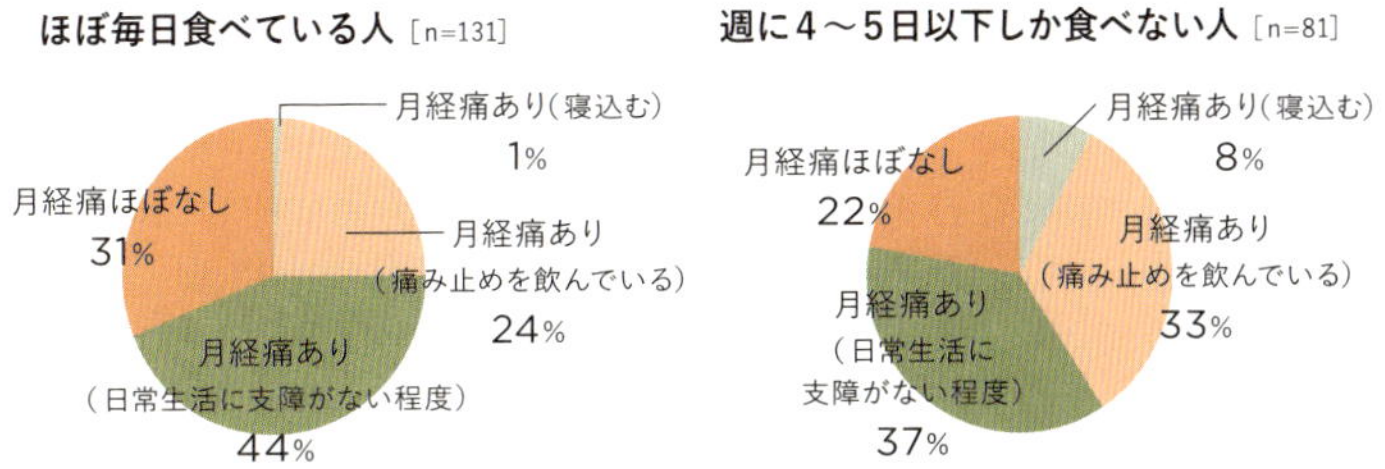

仕事やダイエットを優先した生活を送ってしまいます。特に妊娠には、たんぱく質、鉄、亜鉛、マグネシウムなどが重要で、これらの不足がある場合は妊娠率が低下する可能性があります。

大切な命を授かる準備はやはり仕事やダイエットよりも優先したい。だからこそ、女性には「食べない健康法」より「食べる健康法」を意識してほしいと思っています。

もちろん、すべての生理痛や妊娠の悩みが栄養摂取で解決できるわけではありませんが、解決の糸口になる可能性はあります。ストレスや睡眠不足、過剰な嗜好品の摂取を控えて栄養のムダ使いを減らし、たんぱく質や鉄、亜鉛、マグネシウムなどを摂取する。ありふれた健康情報のように感じるかもしれませんが、当たり前のことを当たり前にできていることこそが、悩みを解消するうえで重要なのかもしれません。

ストレスや睡眠不足は栄養のムダ使い

ストレスがかかると脳はエネルギー消費量を上げてストレスに対抗。あわせてエネルギー産生に必要なビタミンB群やマグネシウムの消費量も上がります。

産後の栄養ケアは欠かせない。三大栄養素で体をメンテナンス

ホルモンも母乳も、三大栄養素から作られる

出産。それは、女性にとって体が大きく変化する重大なライフイベントです。出産時には200㎖以上、双子の場合は1000㎖以上の出血をともなうこともあります。体の内側も外側も傷だらけで、まさにボロボロ。そんな中でも女性は赤ちゃんを守り、育てなければなりません。この状況を乗り切るためには、やはりしっかりと栄養を摂取する必要があります。

ホルモンの原料はたんぱく質や脂質、母乳の主成分は糖質です。そして、出産で失われた血液を作るためには、鉄だけでなく糖質やたんぱく質も必須。つまり、体が大きく変化する産後こそ三大栄養素の需要がより高まるのです。

1食のたんぱく質目安量

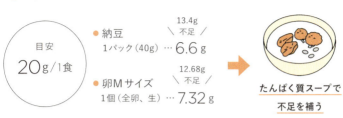

目安
20g/1食

- 納豆
  1パック（40g）… 6.6g
  ＼13.4g 不足／
- 卵Mサイズ
  1個（全卵、生）… 7.32g
  ＼12.68g 不足／

→

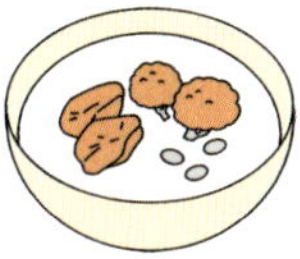

たんぱく質スープで不足を補う

栄養不足の放置は更年期まで影響する

出産を終え退院後は納豆ごはんだけ、シリアルや菓子パンで生きている、というSNS投稿を見かけますが、この食事だと栄養が足りず、お母さんの体が回復しにくかったり母乳の栄養バランスが悪くなったりする可能性があります。産後の栄養不足を解消しないまま生活をしていると、骨密度が著しく低下したり、更年期にひどい症状で悩まされたりすることもあるので、時間を見つけて栄養補給をしていただきたいところです。

そこで産後女性に提案したいのが、日々の食事にスープをプラスすること。たんぱく質食材と家にある野菜を寄せ集めて1日分のスープを作り、納豆ごはんや卵かけごはんにプラスしましょう。ポイントは、スープにもたんぱく質食材を加えること。そうすることで、納豆1パックや卵1個だけでは不足する栄養素を強化することができます。

また、状況によってはサプリメントやプロテインを取り入れてもよいので、手作りにこだわりすぎず気楽に栄養摂取を考えていきましょう。

更年期症状の緩和は血糖コントロールがカギを握る

血糖値の乱高下はホルモンバランスを乱す

更年期症状と血糖コントロールなんて無関係でしょ？　と思う人が多いかもしれませんが、意外と関係があると言われています。

更年期を過ぎると女性ホルモンを作っている卵巣は萎縮し、女性ホルモンの量は減っていきます。その代わりに副腎《ふくじん》皮質《ひしつ》（腎臓のそばにあり、ホルモン分泌を担う副腎の外側）から出される男性ホルモンが女性ホルモンに変換されます。

副腎は脳からの指令を受けてさまざまなホルモンを出す場所で、血糖コントロールにも関わっています。更年期以前から血糖値が乱高下していると、脳がお疲れ気味になります。そうなってしまうと更年期以降のホルモ

血糖値の乱高下は体に悪影響

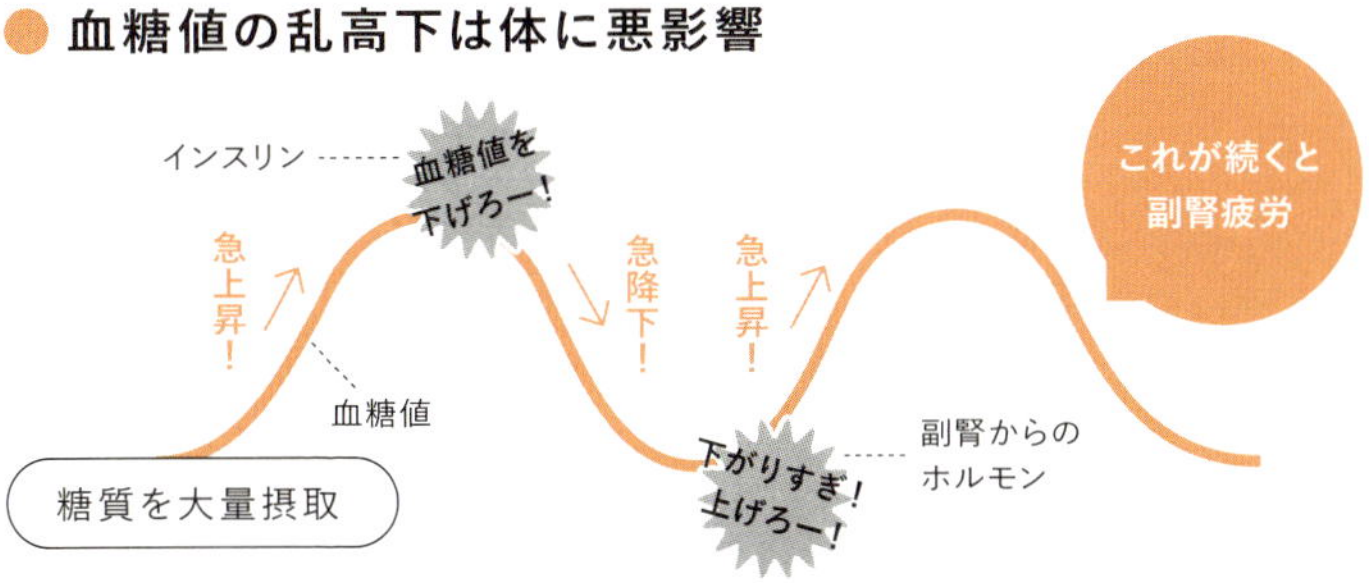

ンバランスはさらに悪くなり、自律神経が乱れやすく、不調を感じやすくなります。場合によっては、更年期を過ぎても体調不良をずっと感じる人もいます。更年期症状を緩和させるためには、血糖値が急激に上がる食べ物を控えておくことや、炭水化物を極端に抜いた食事をしないこと、逆に炭水化物に偏った食事にならないことが大切です。

ホットフラッシュや動悸については、血糖値の急上昇・急降下、どちらでも感じることがあるため、血糖コントロールがうまくいく（安定する）ようになると、人によってはこれらの症状が減ることもあるようです。

このほか、低体重やたんぱく質不足、ビタミン不足も更年期症状を強くさせる要因だと考えられています。40代に差し掛かったら、たんぱく質や野菜の摂取量を見直し、炭水化物に偏った食生活は改善していきましょう。

副腎疲労が起こる理由

血糖値の急上昇はインスリンの大量放出を招きます（血糖値を下げるため）。すると副腎がホルモンを分泌し、下がりすぎた血糖値を上げようとします。そこにストレスが加わると副腎疲労（ＨＰＡ軸の機能障害）が起こります。

閉経しても鉄は必要
良質な睡眠や
心の安定に
欠かせない栄養素

閉経前の鉄不足は閉経後も引き継がれる

これまで何度も登場している「鉄」。女性にとってはとても重要な栄養素です。一方で、よく「閉経後は鉄をそれほど意識しなくて大丈夫ですか？」という質問をいただきます。

たしかに、女性は月経による鉄損失が大きいため、閉経後は鉄をそれほど意識しなくていいようにも感じます。ですが、やはり食事から鉄を摂取する意識は閉経後も必要だと私は考えています。

なぜなら、鉄はエネルギーを生み出すために必須の栄養素だから。また、幸せホルモンのセロトニンや睡眠ホルモンのメラトニンを作り出すためにも鉄は必須です。さらに、閉経前に鉄が不足していた場合は閉経後も

鉄の含有量（＊4）

- ぶり（100g）…1.3mg
- しじみ（100g）…8.3mg
- あさり（100g）…3.8mg
- 納豆（1パック）…1.32mg
- 牛ヒレ（100g）…2.5mg
- 豆乳（100mℓ）…1.2mg

1日6～10mgを目安にコツコツ摂取しよう

鉄不足を引きずっている可能性が大いにあります。

毎日6mgの鉄摂取を意識する

閉経後の女性の場合は、1日あたり6mgの鉄摂取が目安となります。鉄は微《び》量《りょう》元《げん》素《そ》（物質の中に、ごく少量しか含まれない元素）であり、食材にあまり多くは含まれていません。だからこそ、血合いのある魚や貝類、大豆製品など、鉄を含むものを意識的に摂取する必要があるのです。

おすすめの食材は、かつお、ぶり、あさり、しじみ、赤身の肉、納豆、無調整豆乳などです。

鉄のサプリメントは鉄欠乏性貧血（体内に蓄えられている鉄の量が足りなくなることで起こる貧血。めまいや頭痛、疲労感といった症状が出る）などでは必要になりますが、閉経後は鉄を含んだ食材をぜひコツコツと摂取し、ぐっすり眠れる、いつでも元気な心身を保っていきましょう。

カルシウムだけでは足りない！骨を強くする栄養素たち

骨の中身はコラーゲンが主成分

骨（歯）を強くするにはカルシウムを摂る。これは一般常識化している栄養の知識だと思います。でも、私のところには「牛乳を毎日飲んでいるのに骨粗しょう症になりました」「乳製品の摂取を心がけているのに骨密度が上がりません」という嘆きの声が寄せられます。なぜなのでしょうか。

その理由は、骨がカルシウム「だけ」でできているわけではないからです。骨のフレームはカルシウムが主成分ですが、中身はコラーゲン（たんぱく質）が主成分です。それ以外にも骨にはマグネシウムや鉄、亜鉛、セレンなどの栄養素も含まれています。また、カルシウムの吸収にはマグネシウムやビタミンD_3、胃酸なども必要です。そう考えると、ストレスフル

骨を強くするために必要な栄養

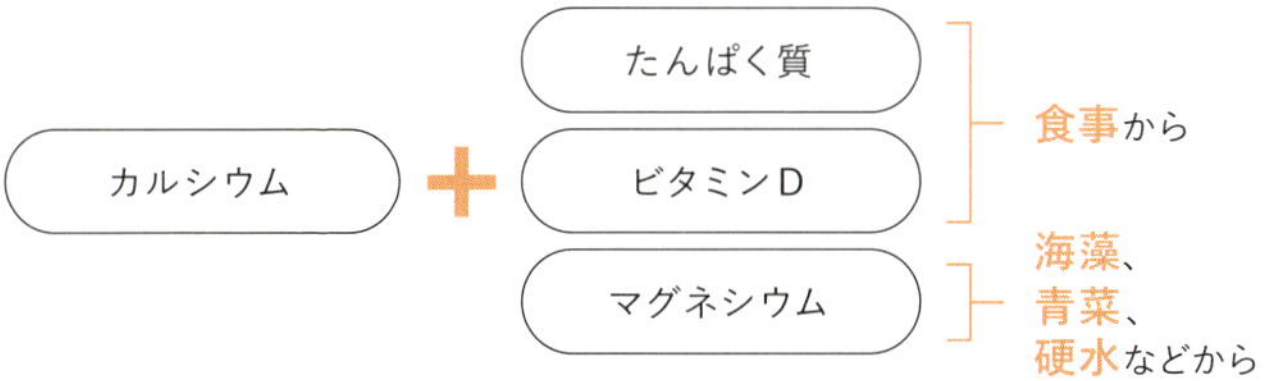

な生活をしてマグネシウムやたんぱく質が不足している人、エネルギー不足でたんぱく質の異化《いか》（たんぱく質を分解すること）が起こっている人、野菜中心の食生活を送っている人はいくらカルシウムを摂取しても、その他の栄養素が不足しているため骨密度は上がりません。骨を強くするには、少なくともカルシウム、たんぱく質、ビタミンD、マグネシウムが必要なのです。

乳製品にはビタミンD強化をうたうものもありますが、マグネシウムが不足してしまうため骨を強くするには至らない可能性があります。カルシウムとマグネシウムはセットで摂るべき栄養素です。乳製品からカルシウムを摂る場合は、海藻や種実類、雑穀や青菜類、硬水などからマグネシウムを摂る意識を持ち、食事からたんぱく質やビタミンDをしっかりと摂りましょう。

骨は3～5年ほどかけて生まれ変わっています。今、骨密度が低くて骨粗しょう症が不安な人は、136ページを参考にしてみてください。

大丈夫、骨はいつからでも強く生まれ変わることができます。

食べながらうつくしく在り続ける「あなたを輝かせる3つのルール」

憧れの誰かになろうとするのをやめる

「女優さんのようになりたいです。何を食べたらいいですか？」と相談されたとき、私は「それは無理です」と答えます。ちょっとひどい言い方のように聞こえていたらすみません。

私が伝えたいのは〝あなた本来の輝きに気づいて〟ということです。食事は「憧れの姿」を作ってくれるものではなく、自分自身が持つ本来の「うつくしさ（長所）」を輝かせるものです。

食事が整うと、充血して疲れていた目が輝き出し、肌にハリが戻り、パサパサな髪がしっとりつややかになり、パッと輝く明るい笑顔が戻ってくる。誰もがうつくしさを持っていて、各年代でそのうつくしさの在り方も

しっかりと噛むメリット

太りにくい	抗菌作用	若返る
食べ物をしっかり噛み砕くことで十分消化され、代謝に必要な栄養素が体の中で使われやすくなる。	唾液の分泌が促され、体の中に雑菌が侵入しにくくなる。	ハリを保つ成長ホルモンの分泌が促され、肌のターンオーバーが進む。

いつもの咀嚼より5回多く噛もう

変化します。外（憧れの誰か）に目を向けるのではなく、内（自分）に目を向けて自分を労わり輝かせる。そのために食事を整えてほしいと思っています。

あなたを輝かせる3つのルール

内（自分）に目を向けるためには、何を食べるかよりも「どう食べるか」を大切にしてほしいです。そこで、私が大切にしている3つのルールをお伝えします。

①しっかりと噛む
②腹8分目で食べる
③できるだけ決まった時間に食べる

「なーんだ、またそれか」という声が聞こえてきそうですが、この3つは

腹8分目で食べるメリット

消化がスムーズに進む

食べすぎることが減るため、消化がスムーズに行われ、胃や腸の負担が減る。

中性脂肪過剰を防ぐ

食べすぎを防ぎ、中性脂肪が過剰に蓄積することを防げる。

意外と難しく、実践できている人が少ない印象です。ですが、私が出会ってきた、輝いている女性たちは全員これを習慣化しています。

私も感じているのですが、食事内容に気遣っていても繁忙期で早食いになったり、時間がまちまちな食生活を送ったりしていると、一気に顔のハリがなくなり、何だか垂れ下がったような顔つきになります。食べ物は口に入れたらそれが自動的に使われるのではなく、消化吸収できたものが概《がい》日《じつ》リズム（サーカディアンリズム）に合わせて適切な量だけ使われているのだなと感じさせられます。

この3つのルールを習慣化させることが、あなたらしいうつくしさをいつまでも保つことにつながると思います。

体には1日周期のリズムがある

人の体には概日リズムが備わっています。体内時計によって刻まれる1日周期の生体リズムです。眠りや体温、ホルモン分泌、自律神経を調整する働きを持ちますが、外部刺激や食事、季節、行動などによってリズムは変化し、体内時計が乱れると不調につながります。

できるだけ決まった時間に食べるメリット

体内時計の
リズムが整う

臓器に備わっている体内時計は食事によって時間を調節している。特に朝は時計をリセットする大切なタイミング。食べる時間がバラバラになると体内時計はどんどん狂い、不眠や肥満などを招く。

効率よく栄養を
代謝できる

〈朝〉

朝に体内時計を動かすのはでんぷん。朝は糖質が消費されやすいほか、たんぱく質を摂ると基礎代謝が上がりやすい。

〈昼〉

栄養素は朝から昼までによく代謝される。昼食を適切な時間に食べると、セカンドミール効果が得られ夕食時の血糖値の急上昇を防ぐことができる。

〈夜〉

夜は体も体内時計も休む時間。遅い時間に夕食を摂ると、体内時計とともにホルモン分泌も乱れ、老化を招いたりすることも。

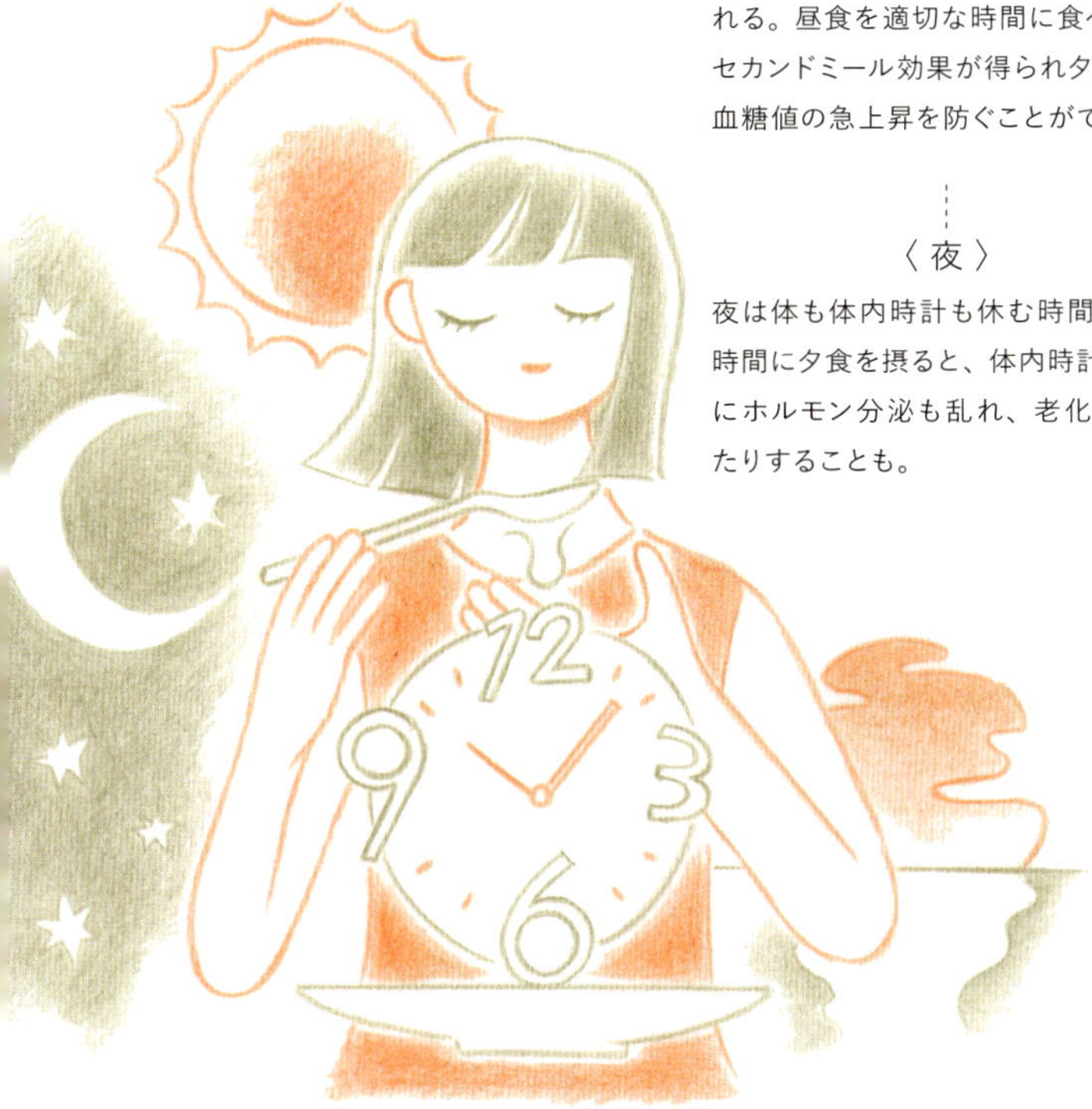

納豆はごはんにのせずに食べる

日本人の朝食の定番、納豆。納豆にはたんぱく質のほか、鉄、マグネシウム、カルシウム、ビタミンB_2などの栄養が豊富に含まれ、これ1つで複数の栄養素が摂取できる食材です。ビタミン・ミネラルによっては、発酵することで大豆そのものよりも納豆のほうが栄養素が増えているものもあります。

納豆で忘れてはならない機能成分が「ナットウキナーゼ」。ナットウキナーゼはたんぱく質分解酵素の一種で、血栓予防作用や血流改善作用、血圧降下作用があると言われています。ただ、このナットウキナーゼは熱に弱いため、加熱調理をした場合は失活してしまいます。ほかほかのごはんの上にのせただけでも一部失活してしまうため、ナットウキナーゼをしっかりと摂取したい場合はごはんの上にのせず、別の器に盛り付けていただくことをおすすめします。

納豆は発酵食品であるうえに食物繊維も含んでいるため、腸内環境を整える効果も期待できます。納豆×キムチ、納豆×梅など、お好みの食べ合わせを見つけてみて。

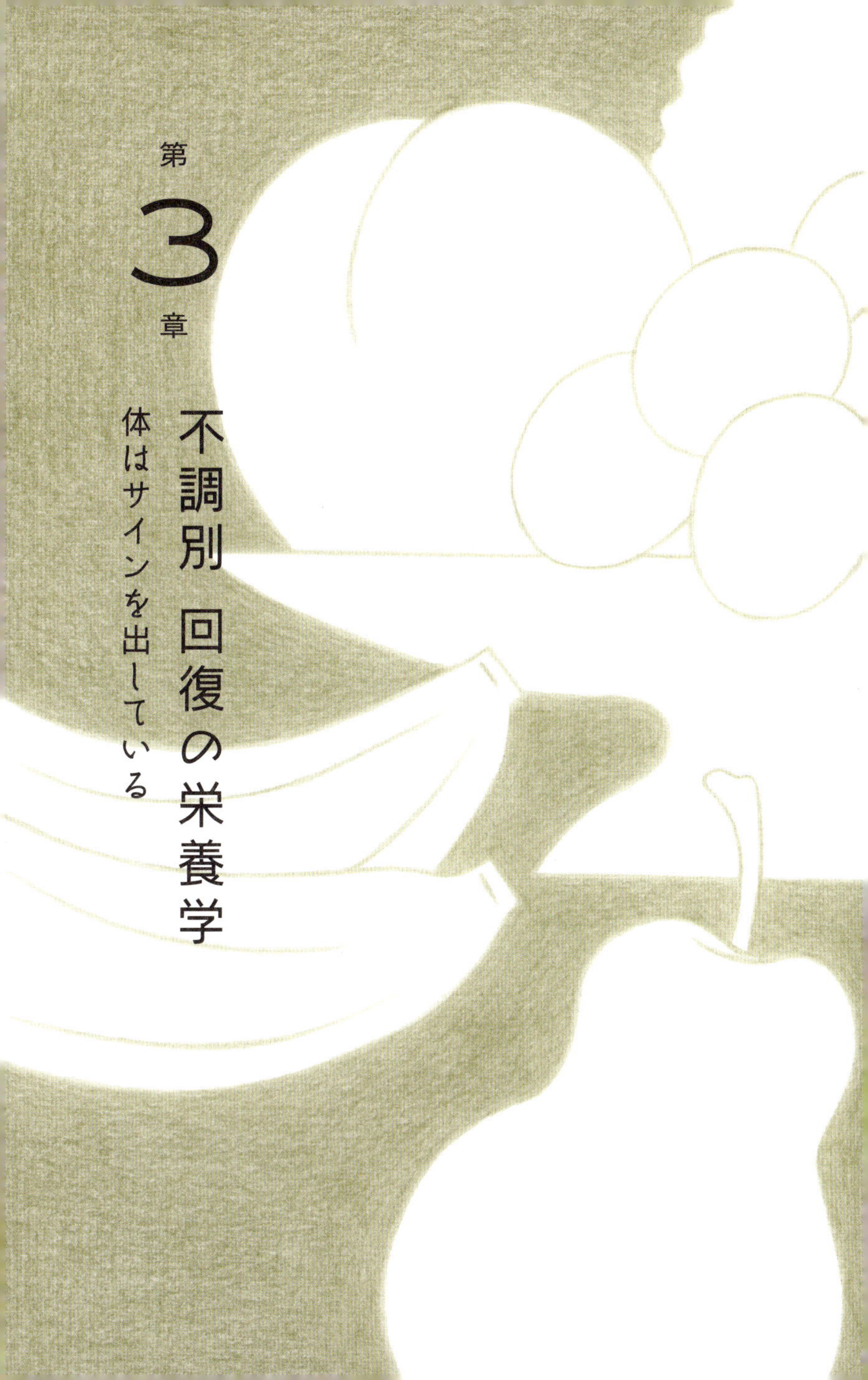

第3章 不調別 回復の栄養学

体はサインを出している

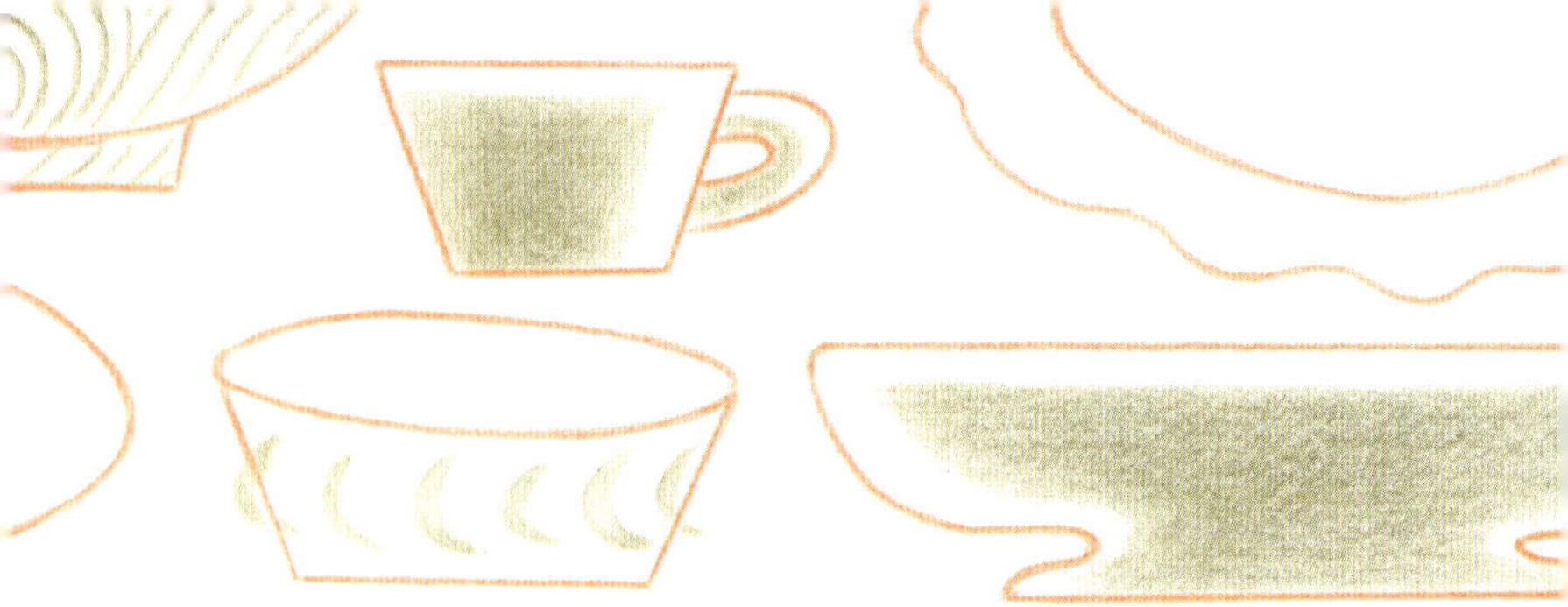

何となく不調を引き起こす「栄養不足のタイプ」がある

ここからは、より実践的な内容をお話ししていきます。

第2章までを読んで「何を食べたらいいの?」「バランスよく食べるって難しいよね」と感じている方もいらっしゃると思います。

そういった方は、本章の項目の中でも**自分に当てはまりそうな「状態」のトピックから読み進め、そこに載っている栄養素や食品をまずは意識してみてください。**本章では、おすすめの栄養素や食品を4つのタイプ別に解説しています。これは、組み合わせると効果的な栄養素が症状ごとに少し異なることがあるからです。

今は65歳を超えても仕事をする方や、共働き、ワンオペ育児の方も増えている世の中。多忙の中でたくさんの食材を組み合わせて、

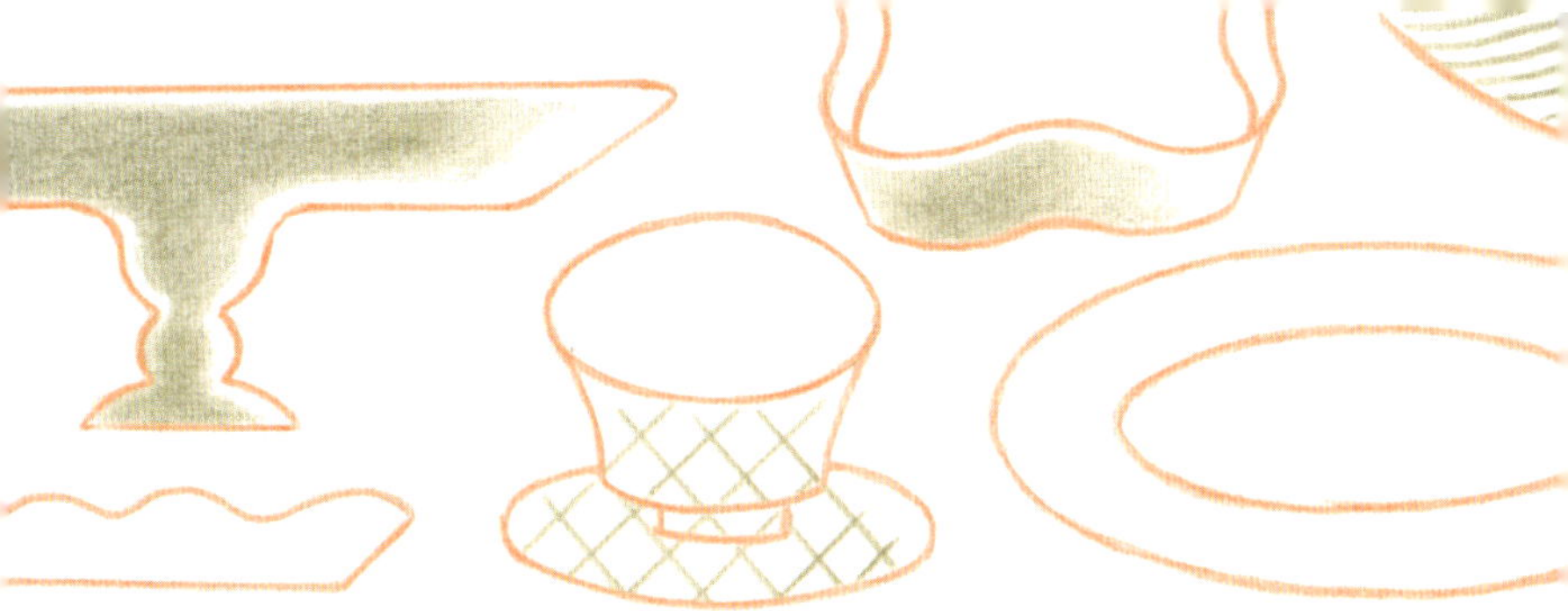

栄養バランスを考えながら食事を摂るのは正直、大変です。そこに慢性的な疲労や寝不足が重なれば、なおさら食事を整えるのは難しくなります。ですので、**本章で紹介する内容をすべて実践しようとせず、まずは自分に合わせて食材を選択し、栄養を摂取しましょう。**

ただ、覚えておいてほしい重要なことがあります。それは、**どの状態であっても糖質とたんぱく質は絶対に必要だということ。**糖質は脳だけでなく肝臓や赤血球のエネルギー源になりますし、たんぱく質は消化酵素、解毒酵素、ホルモンや筋肉などのもとになります。体はたんぱく質でできているといっても過言ではありません。

この2つの栄養素が不足すると、栄養を貯蔵する能力が低下したり、ビタミン・ミネラルを補給しても体調が回復しなかったりします。そういったことを回避するためにも、**各タイプに記載の栄養素にプラスして、糖質とたんぱく質を摂取しましょう。**糖質とたんぱく質が健康作りのベースになることをぜひ覚えておいてください。

毎日へとへとタイプ

ビタミンB群 鉄 マグネシウム

が不足気味

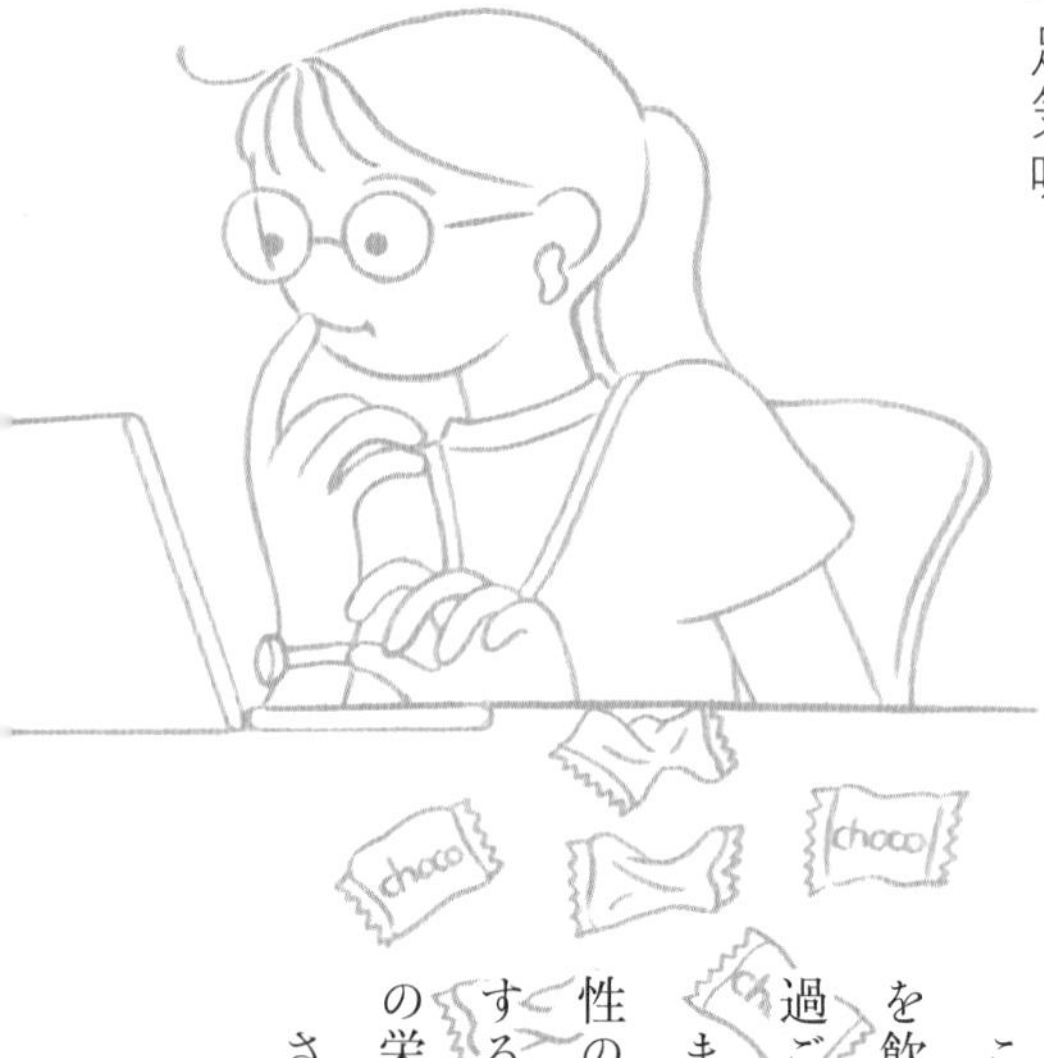

「甘いものが好き」「朝はコーヒーだけ」は要注意

ビタミンB群、鉄、マグネシウムは**エネルギーを生み出す3点セット。**糖質やたんぱく質に加えてこの3点が不足すると、つねに疲れている、寝ても寝足りない、甘いものがすぐに食べたくなるといったことが出てきます。

このタイプは朝に食欲がないことも多いため、コーヒーを飲んで無理やりエンジンをかけ、どうにか午前中をやり過ごすという方もいらっしゃいます。

また、「食べない系」の健康法を取り入れている方や植物性の食品中心で生活されている方、仕事や家事育児に熱中すると食事を忘れてしまう方も、いつの間にかこのタイプの栄養不足に陥っていることがあります。

さらに、毎日へとへとタイプによくある性格も栄養不足

〈 不調の傾向 〉

- □ つねに疲れている
- □ 睡眠の質が悪い
- □ 朝に食欲が出ない
- □ 自分を肯定できない

〈 こんな人は注意 〉

- □ 甘いものが食べたくなる
- □ 食べない健康法を取り入れている
- □ 植物性の食品中心の生活を送っている
- □ 仕事や家事育児に熱中して食事を忘れがち

CHECK!

と関わっていることがあります。

このタイプの性格的特徴は「頑張り屋さん」「完璧主義」。人から「頑張っているね」と言われても自分では頑張りが足りないと思っているので、賞賛の言葉を受け取ることが苦手です。逆に「こんなの普通」「自分は人一倍頑張らないと成果が出ない」と思い込んでいることも多く、他人の期待にも応えようと一生懸命努力します。そういった**無意識のプレッシャーやストレスがビタミンB群やマグネシウムなどの栄養素を消費させ**、時には限界に達して布団から起き上がれず、学校や仕事に行くことができないという状況に陥ることもあります。

そのため、**栄養補給とあわせて「私はすごく頑張っているよ」「他人の期待に応えなくていいんだよ」という自分への声掛けも必要**だと感じます。

お悩み1

慢性疲労・朝起き上がれない

大豆製品や魚介類の摂取を意識

ビタミンB群、鉄、マグネシウムはエネルギー産生に必須の栄養素。糖質やたんぱく質に加えてこれらの栄養素が不足すると、細胞内でのエネルギー産生が難しくなり、つねにガソリンが足りない状態になります。これは体にとって大きなストレスです。長期化すると脳の視床下部や脳下垂体の機能が低下し、ホルモンバランスが乱れ、疲労が慢性化して朝起きることができなくなる方も出てきます。ストレスが大きいときは特に、たんぱく質やビタミンB群、マグネシウムの消費量が上がります。意識的に大豆製品や魚介類などを摂取しましょう。また、ホルモンバランスを整えるために7時間程度、睡眠を確保することも重要です。

エネルギーを作るには ビタミン・ミネラルも必要

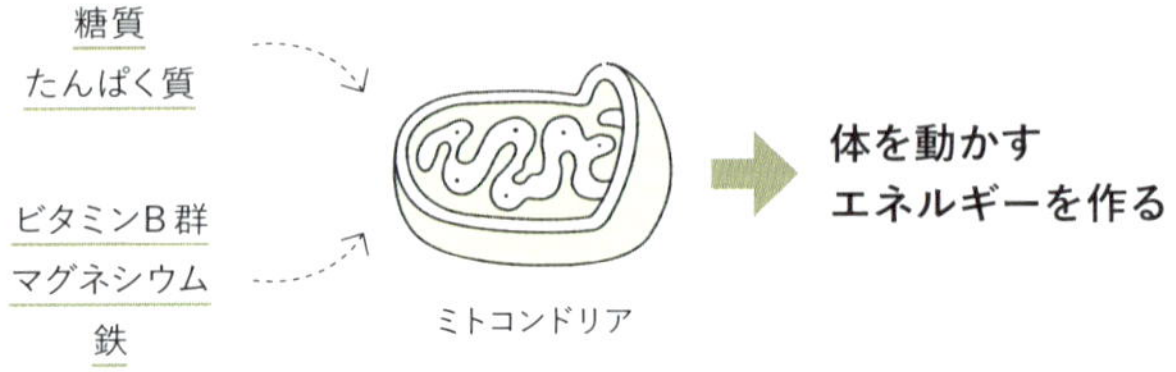

きょうの処方せん

回復アイテム

ほたて（貝柱）

たんぱく質 ＋ 鉄

ほたては、たんぱく質や鉄を比較的しっかりと持っている食材。ビタミンB群も複合的に含むうえに、肝機能改善や代謝改善(＊5)、コレステロール値改善にも一役買ってくれるタウリンやコハク酸が含まれています。1回に1、2個を食べるだけで栄養が豊富に摂れます。

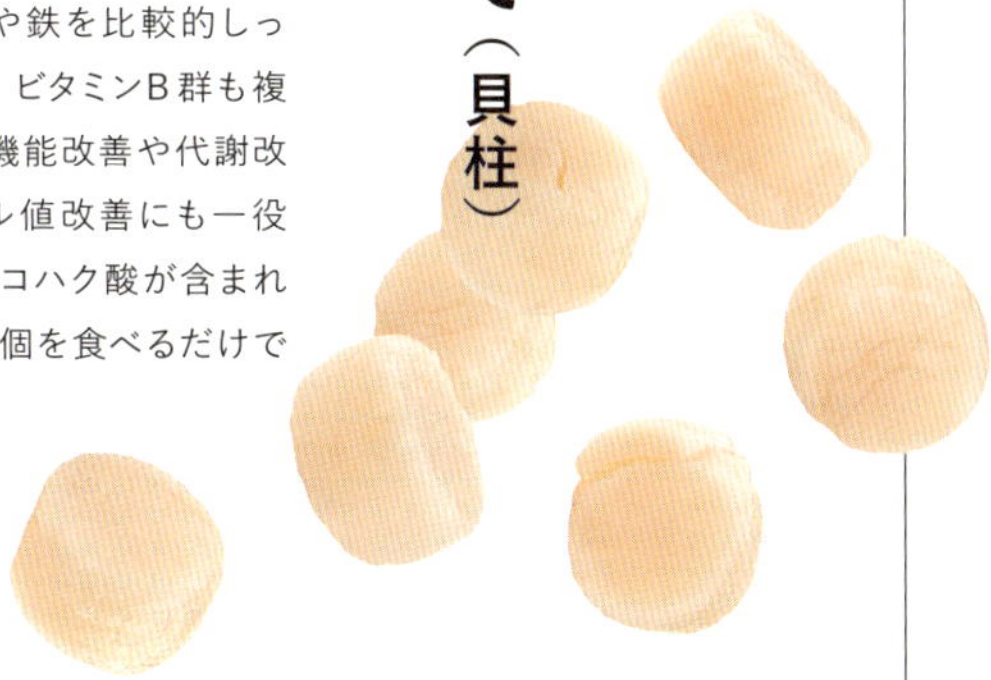

回復アイテム

青菜のきなこ和え

マグネシウム ＋ 鉄

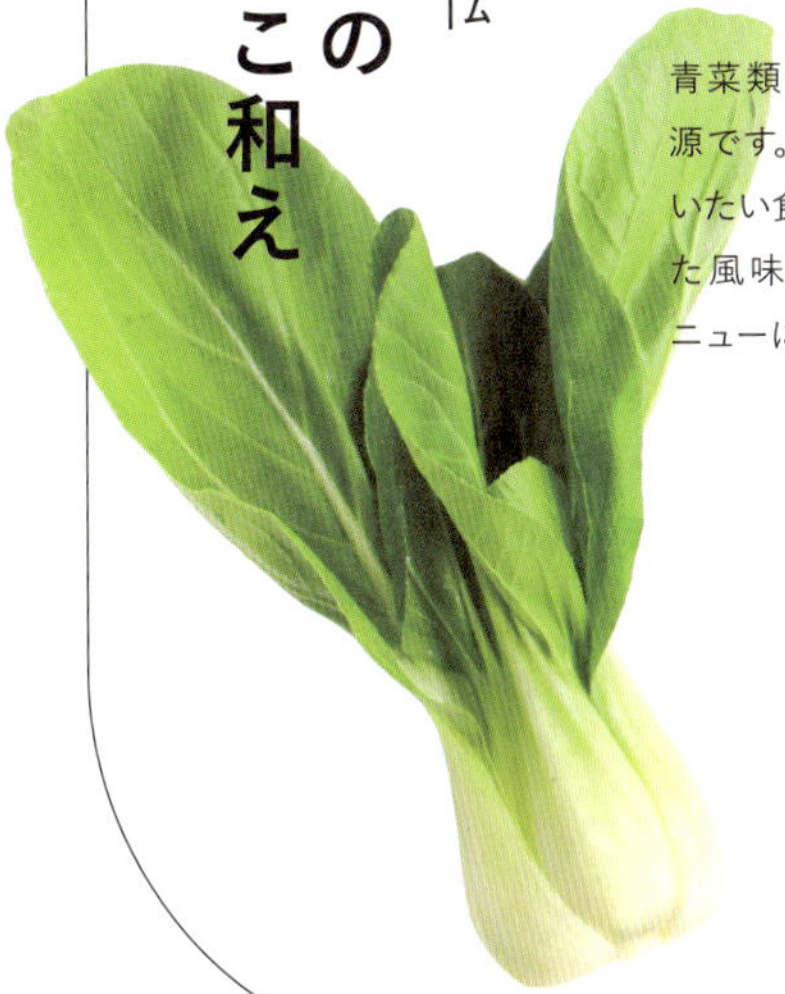

青菜類やきなこは大切なマグネシウム供給源です。鉄も含むため、料理で積極的に使いたい食材。きなこ和えは、ごま和えと違った風味が楽しめるので、ご家庭の定番メニューに加えていただけたらうれしいです。

〈作り方〉

きな粉大さじ1、みそ（合わせみそや麦みそなど）・てんさい糖（きび糖でも可）を各小さじ1/2、しょうゆ少々を混ぜ合わせて和え衣を作る。ゆでて食べやすい長さに切り、水けをしぼった青菜1/2袋を和える。

お悩み2

夜間覚醒・眠りが浅い・眠れない

栄養＋ライフスタイルの見直しを

睡眠の問題はさまざまな要因が絡み合っていますが、原因の1つはメラトニンを作る栄養素が不足していること。睡眠ホルモンと呼ばれるメラトニンはたんぱく質（アミノ酸）をもとに、ビタミンB群、鉄、マグネシウムの助けを借りて生成されます。そのため、これらの栄養素が不足してしまうと寝付けない、何度も目が覚める、小さな物音ですぐに目が覚めてしまうといったことが起こります。

睡眠の質は、日中に日光を浴びていない場合や、夜遅くまで勉強・仕事をしている場合も低下しますので、食生活と合わせてライフスタイルの見直しも行っていきましょう。

睡眠ホルモン「メラトニン」ができるまで

- トリプトファン（必須アミノ酸の1つ）
- → ＋**鉄**を得て代謝
- 5-HTP（アミノ酸の1つ）
- → ＋**ビタミンB群**と反応
- セロトニン（神経伝達物質の1つ）
- → ＋**マグネシウム**で合成
- メラトニン

きょうの処方せん

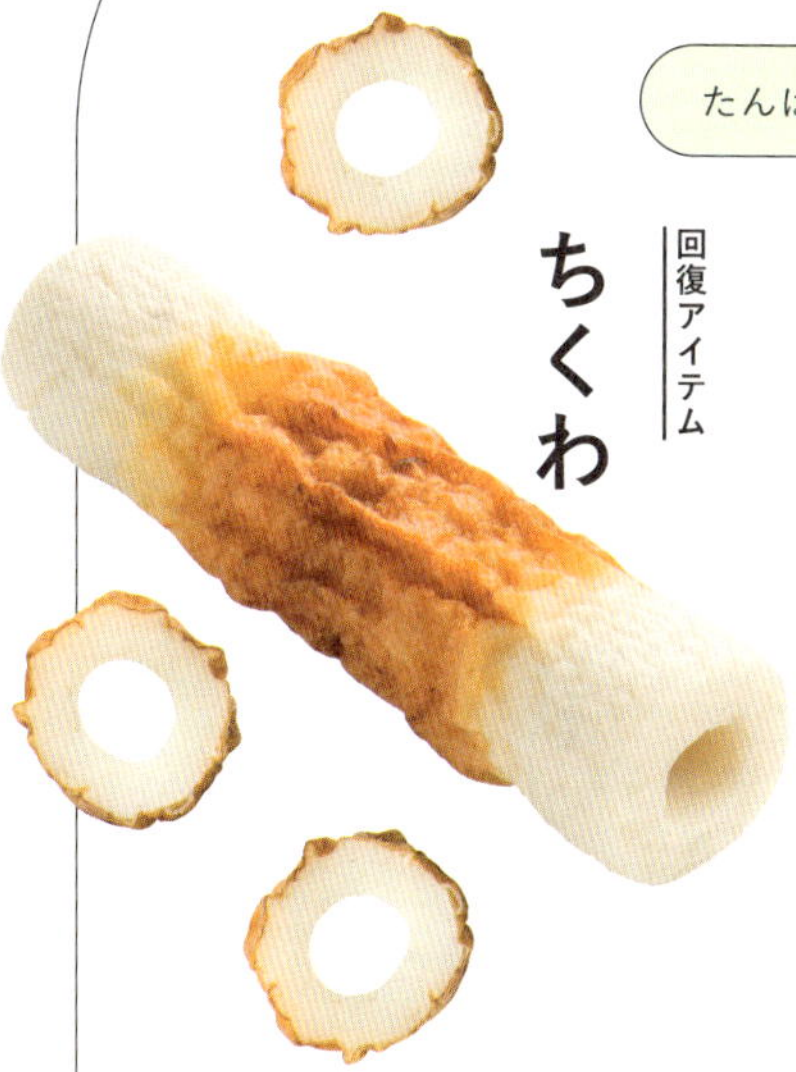

たんぱく質 ＋ ビタミンB群

回復アイテム

ちくわ

魚に含まれるペプチドは、大豆製品や乳製品のたんぱく質と比べて吸収効率がよいです。今までたんぱく質をあまり食べてこなかった方や年齢を重ねるごとに消化力が落ちていると感じる方は、練り製品をうまく活用してたんぱく質補給をしていきましょう。ちくわは脂質量が低いため、少量でも効率よくたんぱく質を摂取することができます。

たんぱく質 ＋ マグネシウム

回復アイテム

煮干し粉

煮干しはカルシウム以外にもたんぱく質やマグネシウム、鉄を含む優秀食材。粉末状に砕いてある煮干し粉ならスープやふりかけに利用するなど、手軽に栄養補給ができます。眠れないときに煮干し粉を入れたみそ汁をいただくのもおすすめです。

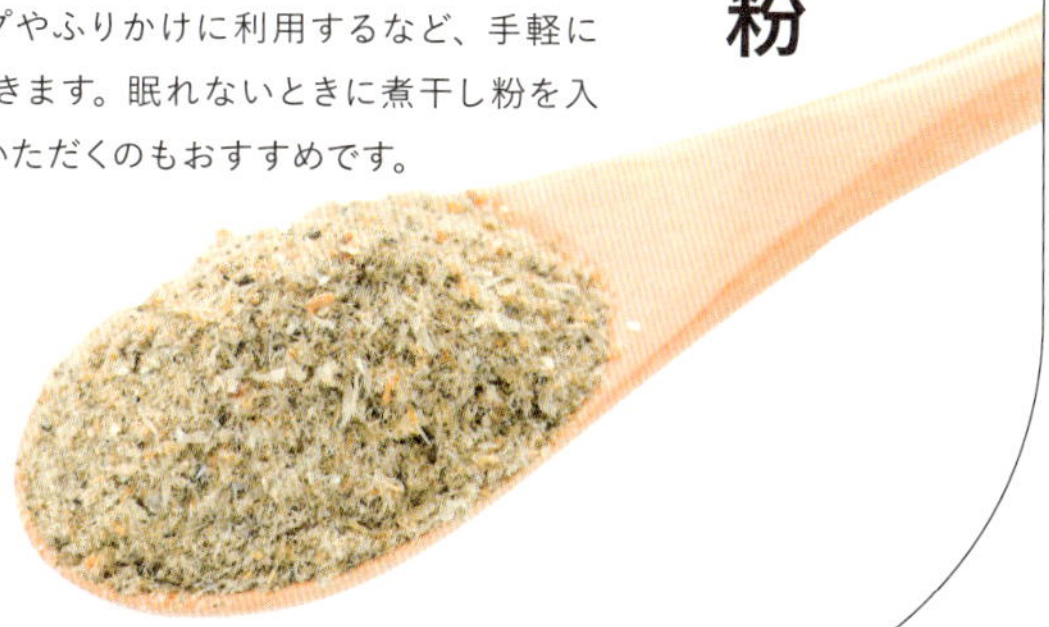

お悩み３

食いしばり・寝汗・夜間頻尿

睡眠にたんぱく質は欠かせない

もう１つ、睡眠と関わっているのがエネルギーやたんぱく質の不足。ビタミンＢ群や鉄が不足してエネルギーをうまく生み出せない方、エネルギー摂取量が少ない方、たんぱく質摂取量が少ない方などは、エネルギー貯蔵能力・貯蔵量ともに低下してしまうため、寝ている間に血糖値が下がり気味に。すると体は、血糖値維持のためにアドレナリンやノルアドレナリンなどのホルモンを出します。このホルモンは体を緊張状態にさせるため、力が入り、食いしばりや寝汗・手汗が見られるようになり、膀胱《ぼうこう》（筋肉）の柔軟性も低下するため夜間頻尿の症状が出ることもあります（夜間頻尿は疾患が隠れていることもあるため、まずは専門医に相談しましょう）。

体を奮い立たせるホルモンが睡眠中に出ている!?

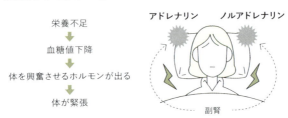

栄養不足
↓
血糖値下降
↓
体を興奮させるホルモンが出る
↓
体が緊張

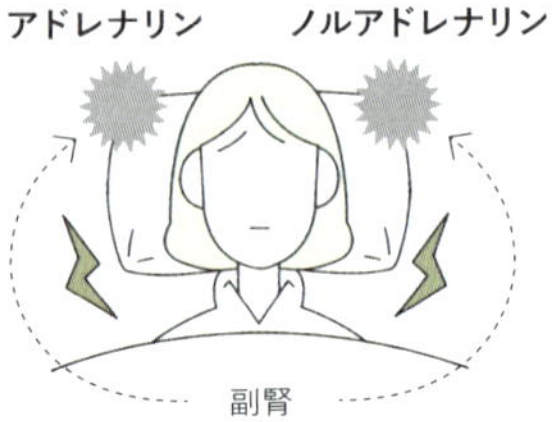

きょうの処方せん

マグネシウム＋たんぱく質

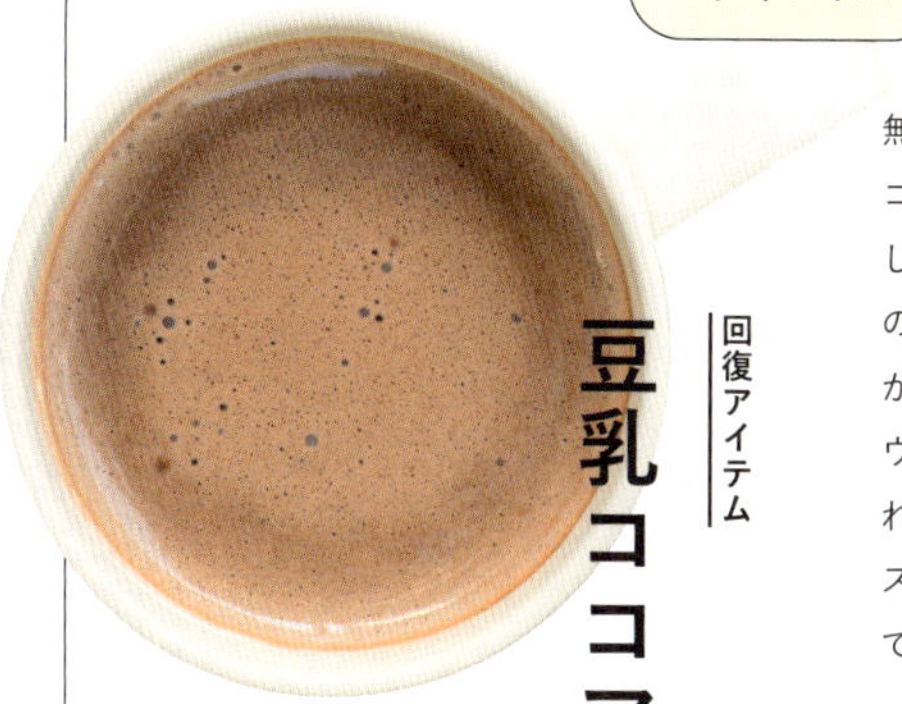

回復アイテム
豆乳ココア

無調整豆乳150mlにピュアココア小さじ2、はちみつ小さじ1～2を入れて溶かしたもの。ココアにはマグネシウムが含まれ、豆乳にもマグネシウムやたんぱく質、鉄が含まれるので、寝る前のリラックスタイムに飲むのもおすすめです。

たんぱく質＋鉄＋ビタミンD

回復アイテム
いわしのたたき身（つみれ）

いわしの骨や皮を取り除いたたたき身は、消化もしやすく、たんぱく質やマグネシウム、鉄やビタミンDなどの栄養も摂ることができます。何となくたんぱく質摂取が進まない人でも比較的食べやすいです。忙しい人は冷凍のいわしのたたき身をストックして。

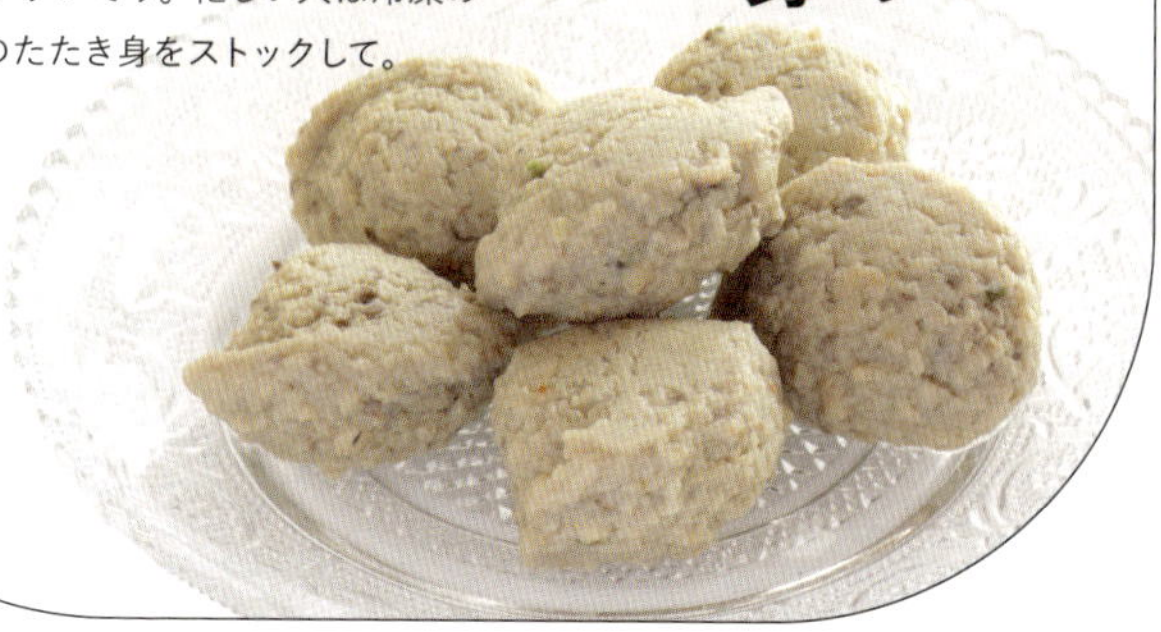

お悩み４

体や手足がとにかく冷える

砂糖の摂取量が多い人は要注意

体が冷える場合、①体が熱を生み出せない、②砂糖の過剰摂取、③血流が悪い、といった状態が予測されます。

エネルギー摂取量が足りないうえに鉄が不足していると、体は筋肉をエネルギーとして使うため、結果として筋肉が減少して熱を生み出せなくなります。さらに不足分のエネルギーを補うため、手っ取り早くエネルギーになる砂糖を過剰摂取するようになり、それが原因で体は冷えやすくなります（82ページ参照）。

また、動物性食品の摂取量が少ない場合は、ビタミンB_{12}の不足から赤血球の柔軟性が低下して血流が悪くなり、体の末端が冷えやすくなります。

赤血球はビタミンB_{12}がないと作れない

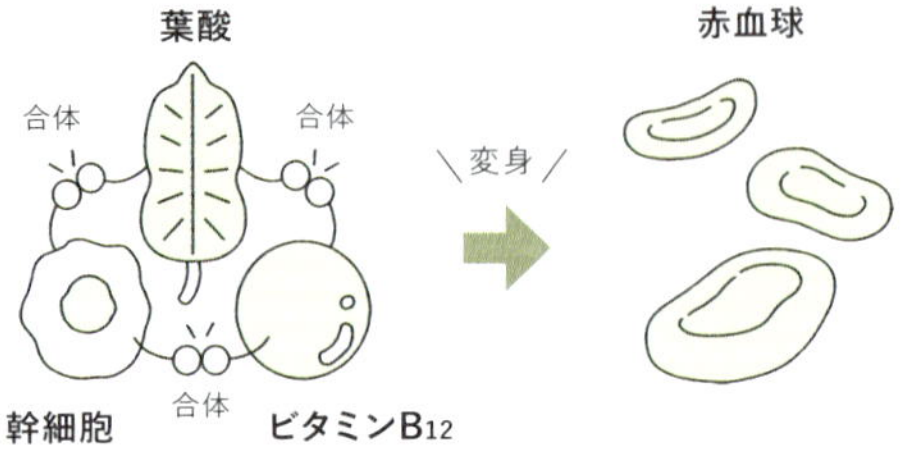

ビタミンB_{12}と葉酸は協力して赤血球の合成を促す。そのため「造血ビタミン」とも呼ばれる。

きょうの処方せん

ビタミンB群 ＋ 鉄 ＋ マグネシウム

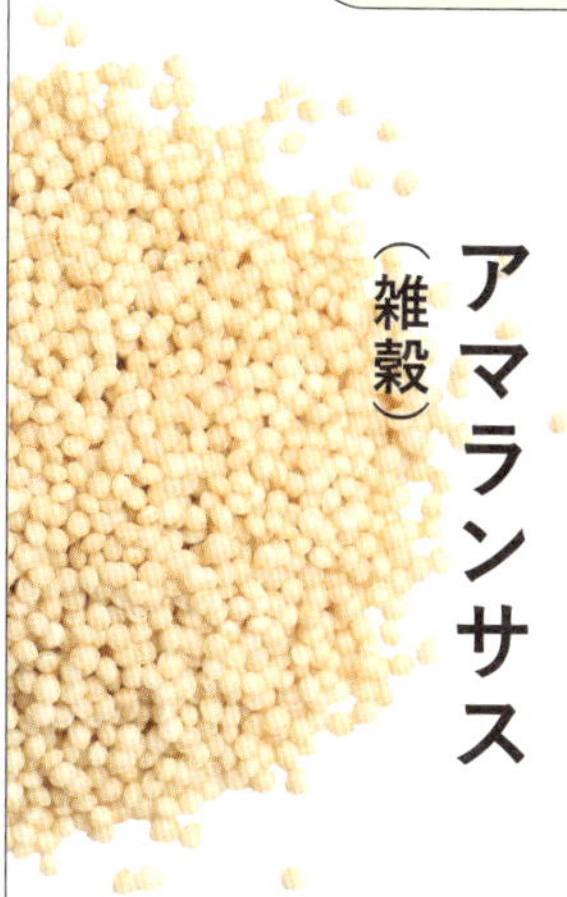

回復アイテム

アマランサス（雑穀）

アマランサスは、鉄、マグネシウム、カルシウム、ビタミンB群などを含んでいる雑穀です。その栄養の豊富さからNASAの宇宙食にも採用されています。糖質を摂取するとき、糖質代謝に必要なビタミンB群、鉄、マグネシウムを一緒に摂ると体でスムーズに代謝されるため、体も熱産生（食事誘発性体熱産生：TEM）をしやすくなります。

ビタミンB_{12} ＋ 鉄 ＋ たんぱく質

回復アイテム

鶏レバー

鶏レバー100g中には44μgのビタミンB_{12}が含まれ、成人に推奨される2.4μgを簡単にクリアすることができます。また鉄は9mgも含まれているうえ、たんぱく質も摂取できる「冷え解消」に最適な食品です。週1回程度を目安に取り入れていきましょう。

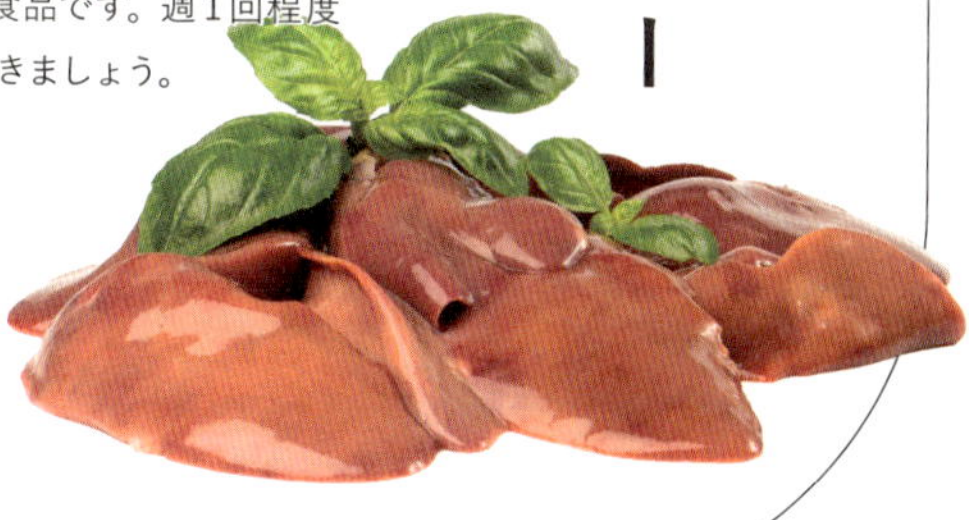

お悩み5

塩分を控えてもむくむ

むくませるのは塩分よりも糖質

むくみ＝塩分の摂りすぎと考える方も多くいらっしゃいますが、女性によく見られるのは砂糖の過剰摂取とたんぱく質不足です。糖質は体内で余るとグリコーゲンという貯蔵糖として蓄積されますが、グリコーゲンは3gあたり1gの水と結合するため、糖質が余るほど体は水分を保持しやすくなり、冷えやすいうえにむくみやすくなります。糖質が過多になるおもな原因はお菓子（砂糖）の摂取量が多いこと。むくみで悩む方は、まずお菓子の量を見直すことが重要です。また、たんぱく質が不足すると血管内の水が血管外に出やすくなるため（細胞外液）、慢性的なたんぱく質不足は慢性的なむくみにつながります。

糖が余るほどむくむ

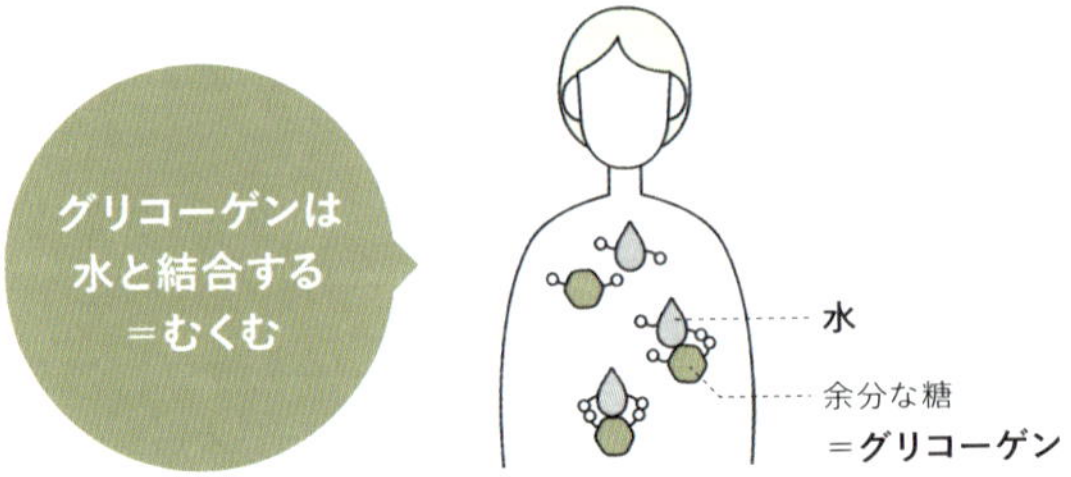

きょうの処方せん

たんぱく質 ＋ ビタミンB_6

回復アイテム

鶏むね肉

100ｇあたりのたんぱく質量が多く、たんぱく質の代謝に必要なビタミンB_6も含む鶏むね肉は、たんぱく質不足解消におすすめのアイテム。むね肉の塊よりもミンチのほうが消化されやすいため、これまで肉・魚の摂取量が少なめだった方はミンチから始めてみましょう。生姜やにんにくを効かせてそぼろを作っておくと、朝食やお弁当に便利です。

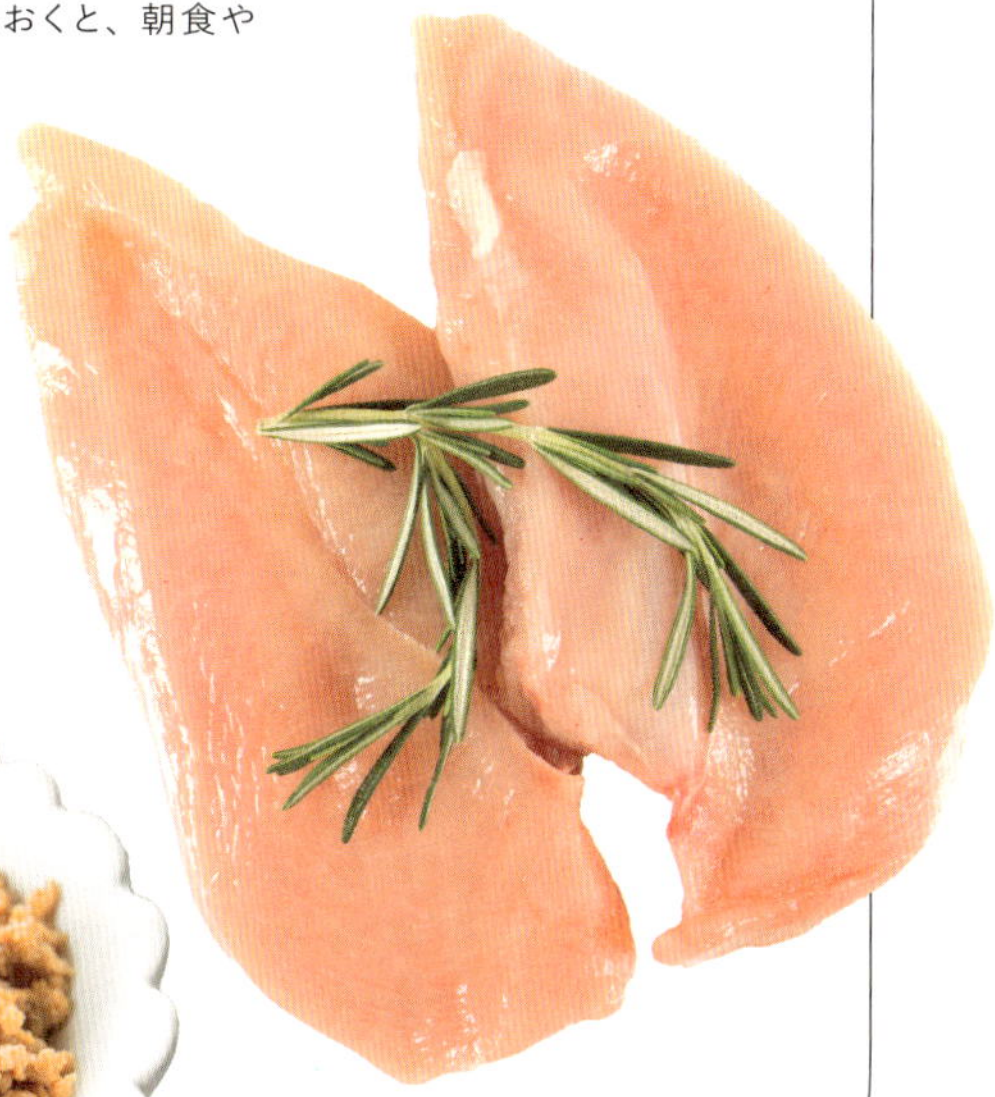

魚・肉の摂取量が少ない人は消化にいいそぼろから

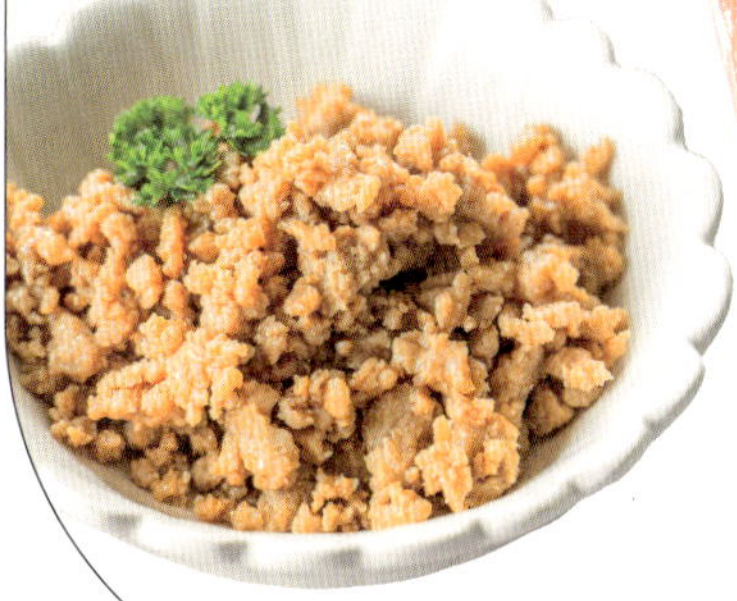

お悩み6

食事量は変わらないのに太る

体は冬眠モードかも

食べる量は変わっていないのに太るのは、加齢やストレスによるもの以外に長年の食習慣が影響していることもあります。糖質制限、菜食（野菜たっぷりで肉魚卵が少しの食事）、ファスティング（プチ断食含む）などの食生活を長年繰り返してきた場合、体はエネルギー不足に対応するためにわざと代謝を落とし「冬眠モード」に入ります。こうなると太りやすい、疲労感、倦怠感、低体温や乾燥肌などの症状が出ます。冬眠モード解除には長期間を要することがありますが、まず糖質とたんぱく質を3食摂ること。そして、コーヒーや紅茶、緑茶などで毎日カフェインを摂っている人は、いったんお休みすることをおすすめします。

エネルギー不足で代謝が落ちる

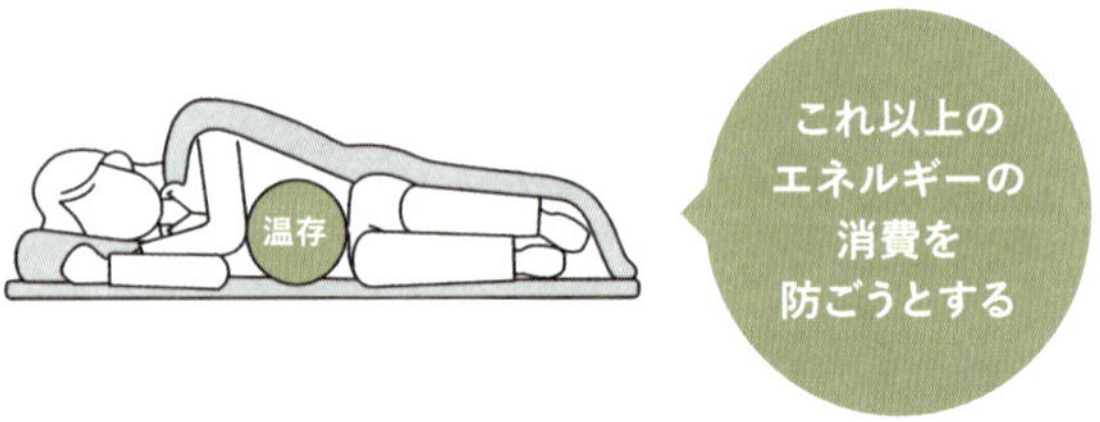
温存
これ以上の
エネルギーの
消費を
防ごうとする

きょうの処方せん

回復アイテム

カモミールティー

カフェイン飲料の常飲や過度のストレスは、脳（視床下部、下垂体）や副腎の連携を乱すことがあり、冬眠モードのスイッチをONにする要因。冬眠モードONで太りやすい方は「人の期待に応えよう」という意識が強く、頭がいつも忙しいと感じているかもしれません。カフェイン飲料をカモミールティーに変更し、脳も心もリラックスさせて自分を労わってくださいね。

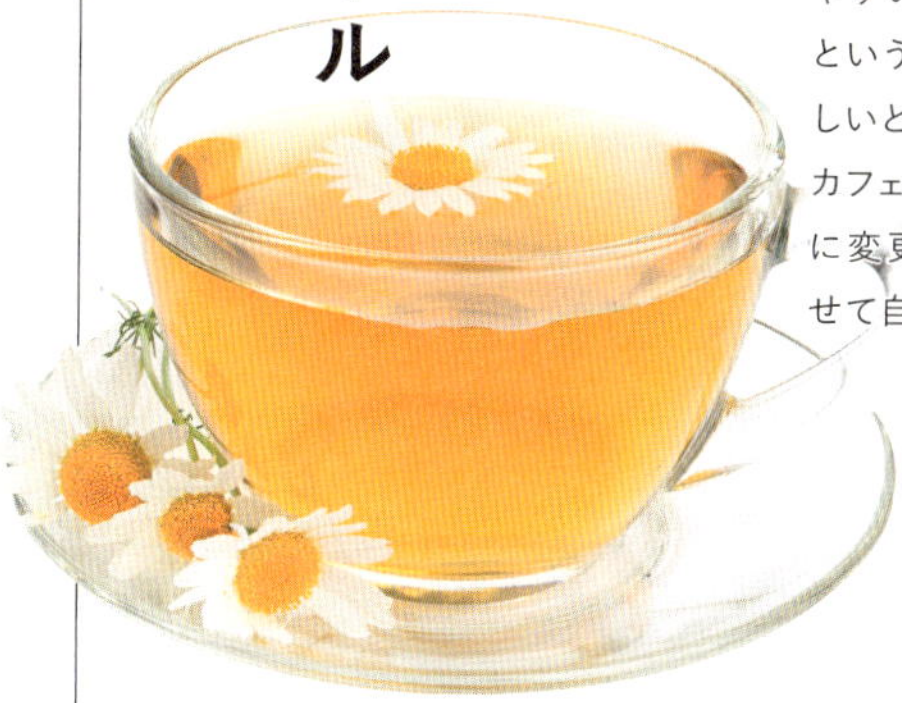

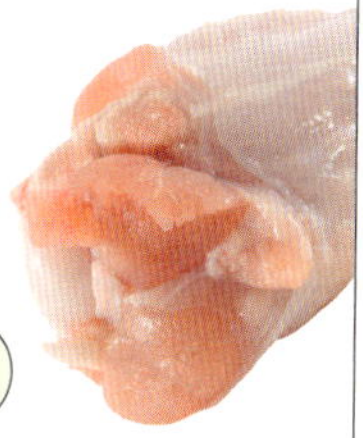

たんぱく質 ＋ ビタミンB群 ＋ 鉄

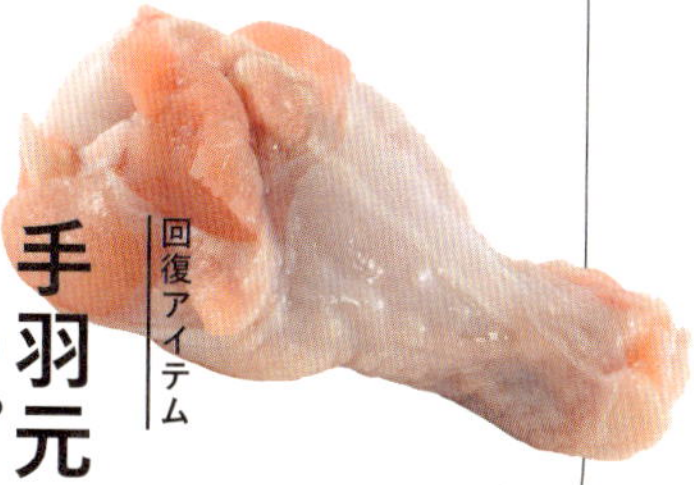

冬眠モードのスイッチがONになっている方は、胃酸分泌量が少ない傾向が見られます。そんなときに活用したいのがお酢。お酢は胃酸分泌を促してくれる食品です。さらに、胃酸のもととなるたんぱく質の摂取も心がけたいため、手羽元をお酢で煮るさっぱり煮はとてもおすすめ。

回復アイテム

手羽元のさっぱり煮

お悩み7

甘いもの（お酒）が無性に欲しい

ホルモンバランスが乱れているかも

炭水化物の摂取量が極端に少ない場合は、エネルギー不足からお菓子やお酒に手が伸びやすくなります。また、たんぱく質やビタミンB群、鉄、マグネシウムが不足していると、ホルモンバランスが乱れて食欲が暴走しやすくなったりエネルギーを十分に生み出せなくなったりすることもあり、手っ取り早くエネルギーになる砂糖やお酒を欲するようになります。甘いものやお酒は睡眠不足によって欲求が高まりやすいため、できるだけ早く就寝する心がけも必要です。

ただ、お酒については、どんどん飲酒量が増えて昼間でも飲んでしまう場合は専門医に相談しましょう。

ホルモンは栄養素から作られる

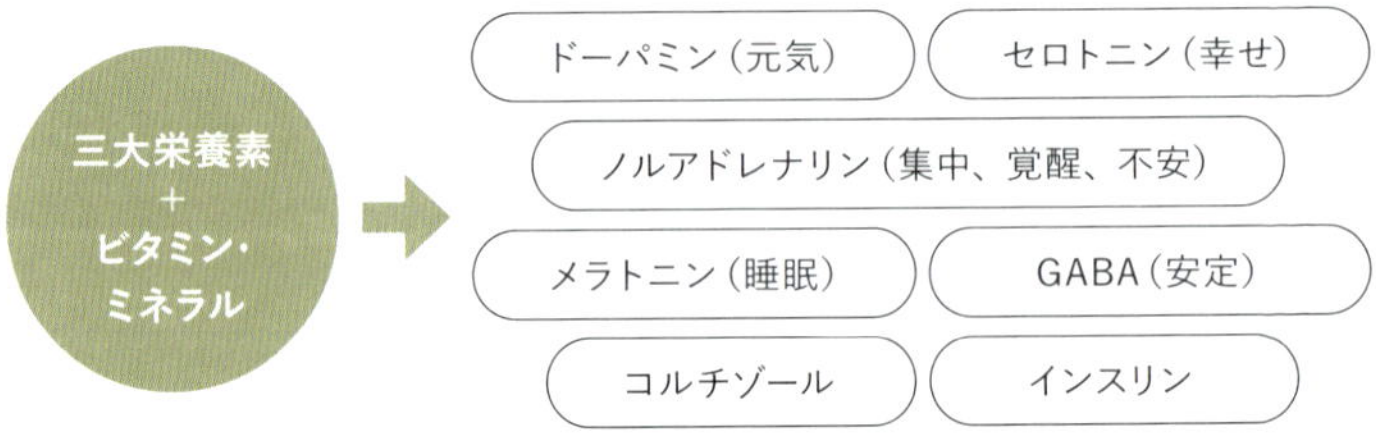
三大栄養素
＋
ビタミン・
ミネラル
ドーパミン（元気）
セロトニン（幸せ）
ノルアドレナリン（集中、覚醒、不安）
メラトニン（睡眠）
GABA（安定）
コルチゾール
インスリン

きょうの処方せん

たんぱく質 ＋ ビタミンB群 ＋ 鉄 ＋ マグネシウム

回復アイテム

さば（さば缶）

さばには、たんぱく質、ビタミンB群、ビタミンD、鉄、マグネシウムなどが含まれるため、甘いものがやめられない方にぜひ愛用していただきたい食材。特に朝食のたんぱく質摂取は、血糖値を安定させるためにも必要です。朝食こそ手軽なさば缶や、パウチパックになったさばのみそ煮などを活用して、手軽に栄養を補給しましょう。

朝は缶詰

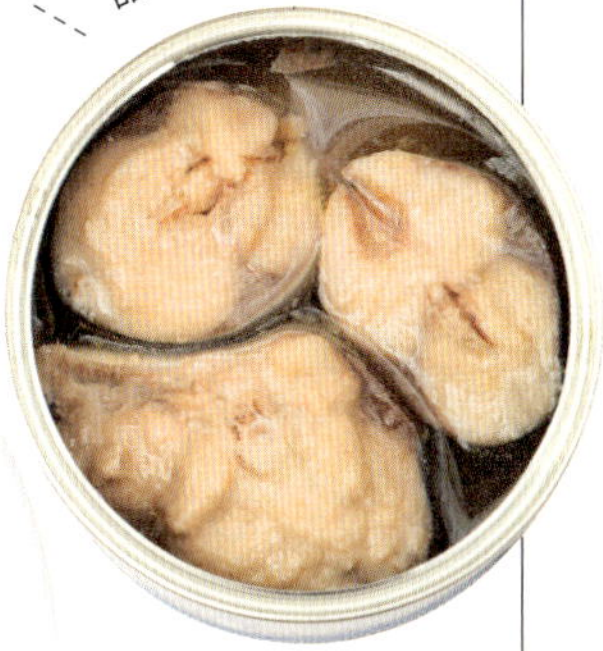

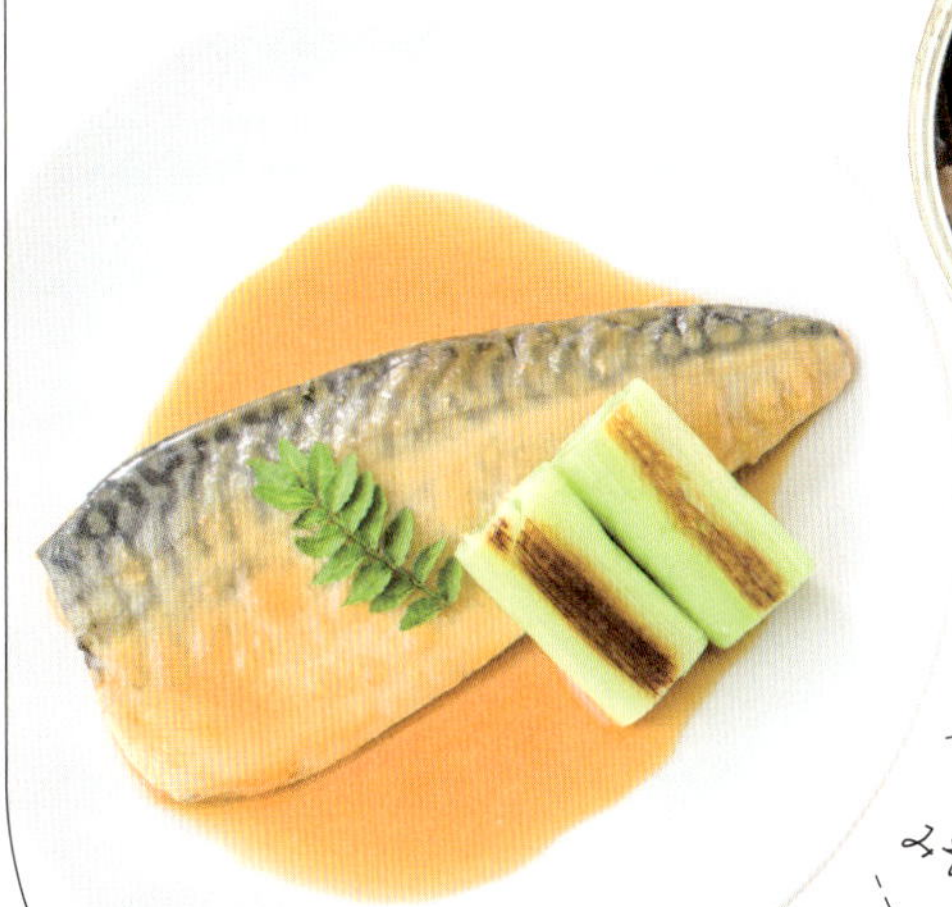

パウチのみそ煮でもOK

お悩み8

胃もたれ（消化不良）

食品のチカラで負担を軽減

病院で「異常なし」と言われながらも胃もたれを感じる場合は、ストレスが一番の要因として挙げられます。そこで、胃もたれの根本解決に大きなストレスからの解放が必要ですが、なかなかそうもいきません。

そういったときに提案したい食事ケアが、胃の修復に必要なたんぱく質を少量ずつ摂取すること、そして酵素を持つ食品を摂って消化の負担を軽減させることです。生大根や山芋などの野菜、そしてぬか漬けや甘酒などの発酵食品で少しでも負担を軽くしてあげましょう。

胃もたれ中は脂っこいものは中止して、よく噛んで食事を摂ることも重要です。

消化酵素を持つ食品

糖質分解酵素	大根、生姜、山芋、麹（発酵食）など
たんぱく質分解酵素	大根、パイナップル、リンゴ、生姜、マイタケ、麹（発酵食）など
脂質分解酵素	大根、かぶ、山芋、アボカド、麹（発酵食）など

きょうの処方せん

たんぱく質 ＋ ビタミンB群 ＋ 鉄

回復アイテム 卵

ビタミンCと食物繊維以外の栄養を含む卵。卵雑炊などにして、やわらかく半熟状態でいただくと胃の負担も重くなく、栄養補給もできます。胃もたれのときの食事は炭水化物に偏りやすいため、卵でたんぱく質やビタミンB群、鉄を少しずつ補って。

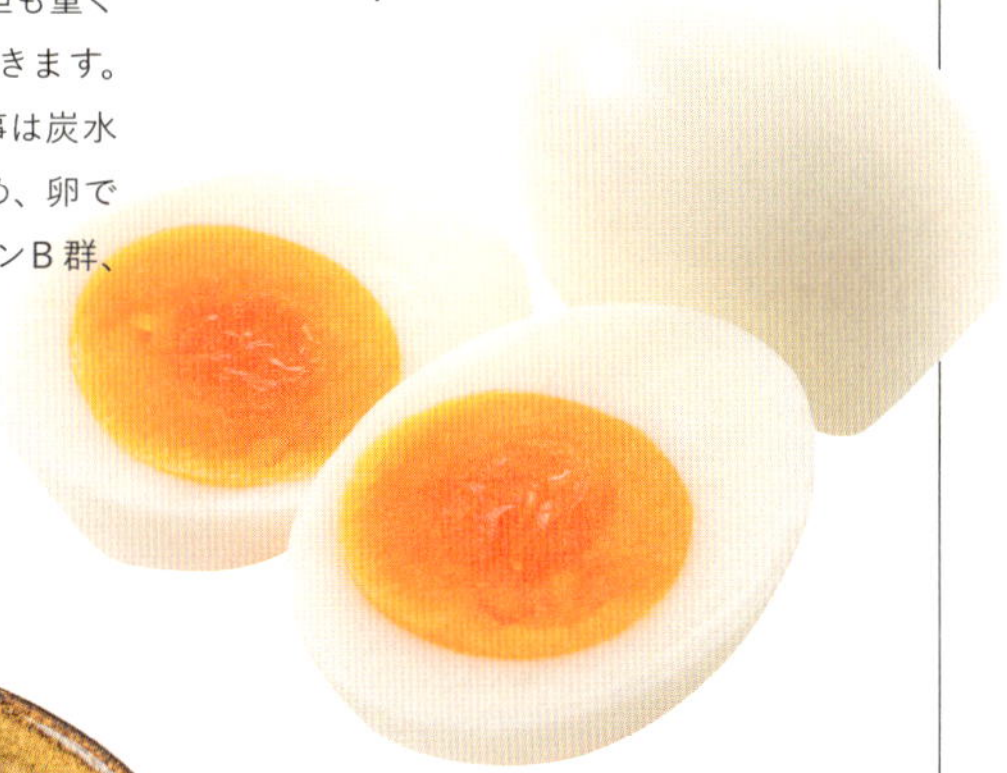

消化促進

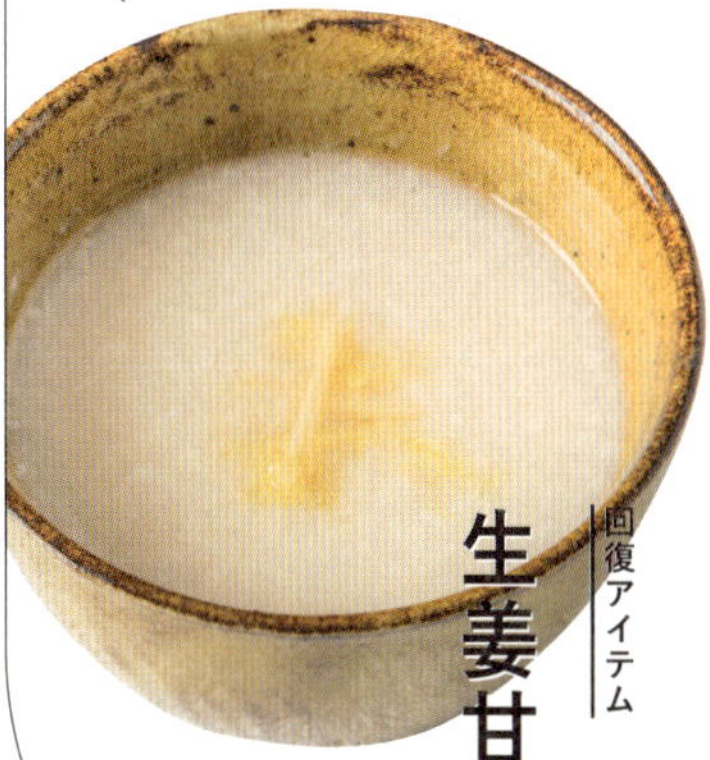

回復アイテム 生姜甘酒

麹を発酵させて作った甘酒は、消化を促進してくれる効果が期待できます。生姜は抗炎症作用があるため、消化不良や胃もたれを感じたときに、甘酒大さじ2、40度くらいのぬるま湯大さじ1～2、生姜のしぼり汁少々を混ぜ合わせていただくのがおすすめです。

お悩み9

口内炎・口角炎

お菓子やコーヒーの摂りすぎかも

体内でビタミンB群、鉄、マグネシウムなどの栄養素が不足すると、口腔の粘膜代謝に支障が出て、口角炎や口内炎に悩まされることがあります。これらの栄養素は糖質やたんぱく質、カフェインやお酒の過剰摂取などで不足するため、まずはお菓子の食べすぎや、ジュースやお酒、コーヒーの飲みすぎの改善が第一。そのうえで豚肉や青魚、海藻類、雑穀（きび、あわ、アマランサスなど）をよく噛んでいただきましょう。

注意したいのが、悪性貧血によって口内炎や口角炎が発生している方も少なからずいらっしゃること。口内炎や口角炎が長期間治らない場合は医師の診察・採血検査を受けましょう。

ビタミンB群は代謝を助ける

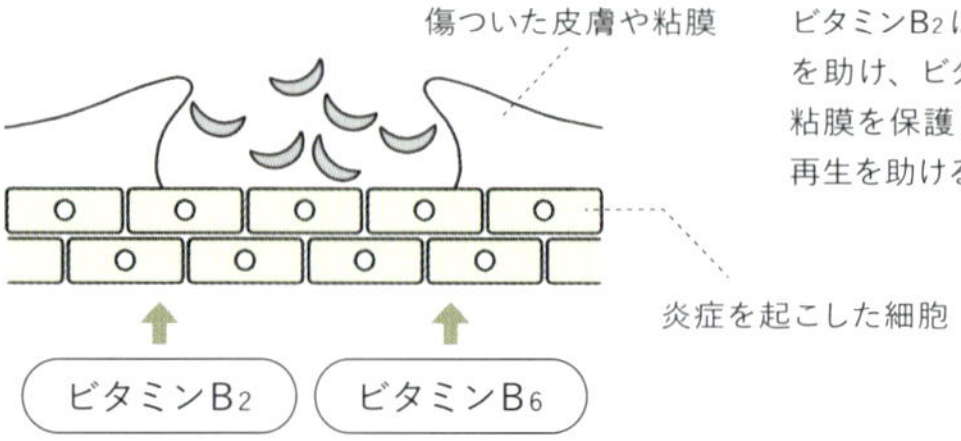

ビタミンB2は肌の代謝を助け、ビタミンB6は粘膜を保護して細胞の再生を助ける。

きょうの処方せん

回復アイテム

しらす納豆

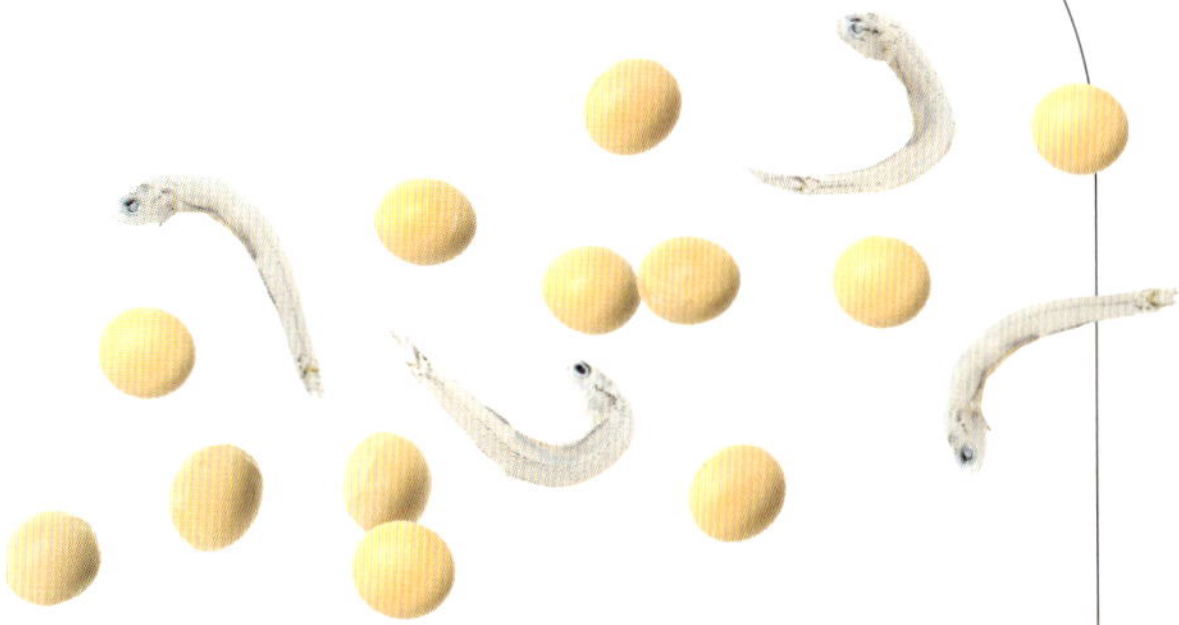

ビタミンB群 ＋ 鉄 ＋ マグネシウム

納豆は発酵の過程でビタミンB群が増加するため、水煮大豆よりも栄養豊富。非ヘム鉄も含むので、女性は毎日食べたい食品です。納豆に含まれないビタミンB_{12}は、しらすをたっぷりと加えることでカバーすることができます。

〈作り方〉
納豆にしらすを加え、好みで小ネギを散らす。うずらの卵をのせていただいても◎。

「発酵」がポイント

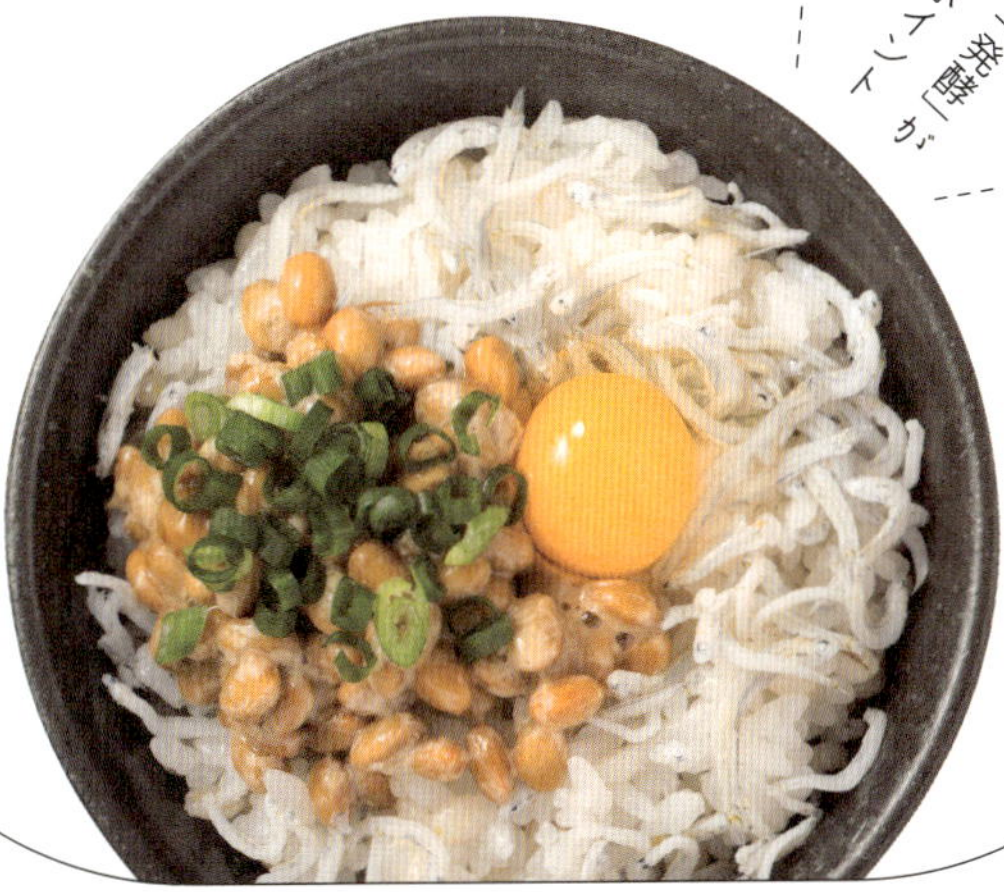

お悩み10

カフェインを摂取しないと目が覚めない

ブラックコーヒーは1日1杯に

カフェインを摂らないと目が覚めない場合は、コルチゾールという副腎皮質ホルモンが乱れている可能性があります。コルチゾールは朝6時頃に分泌量が最大になり、私たちに心地よい目覚めをもたらしてくれますが、朝にうまく分泌されないとなかなか目が覚めず、やる気も出ません。そこで、カフェインを摂取するとアドレナリンが分泌されて、やっとエンジンがかかります。

一方、アドレナリンの作用は一時的なので、カフェインが切れるとまただるくなります。朝の目覚めが悪い人は、あえて朝のカフェインを避け、日中もブラックコーヒー1杯程度を目標に過ごしてみてください。

100mlあたりのカフェイン含有量（＊6）

- エスプレッソコーヒー … 212mg
- 玉露 … 160mg
- ドリップコーヒー（ブラック）… 60mg
- 紅茶 … 30mg
- ほうじ茶・煎茶 … 20mg
- 玄米茶・番茶 … 10mg
- 麦茶 … 0mg

※健康な成人日本人の場合、1日200mgのカフェインは安全とされている（食品安全委員会より）

きょうの処方せん

回復アイテム ミルクチョコレート

ちょっと意外かもしれませんが、血糖値が下がってきたタイミングでミルクチョコレートを1日10g程度（タブレット型2枚程度）を取り入れるとカフェインへの欲求が弱まります。ただし、チョコレートにも少量のカフェインが含まれ砂糖も使われているため、たくさん食べるのは控えましょう。

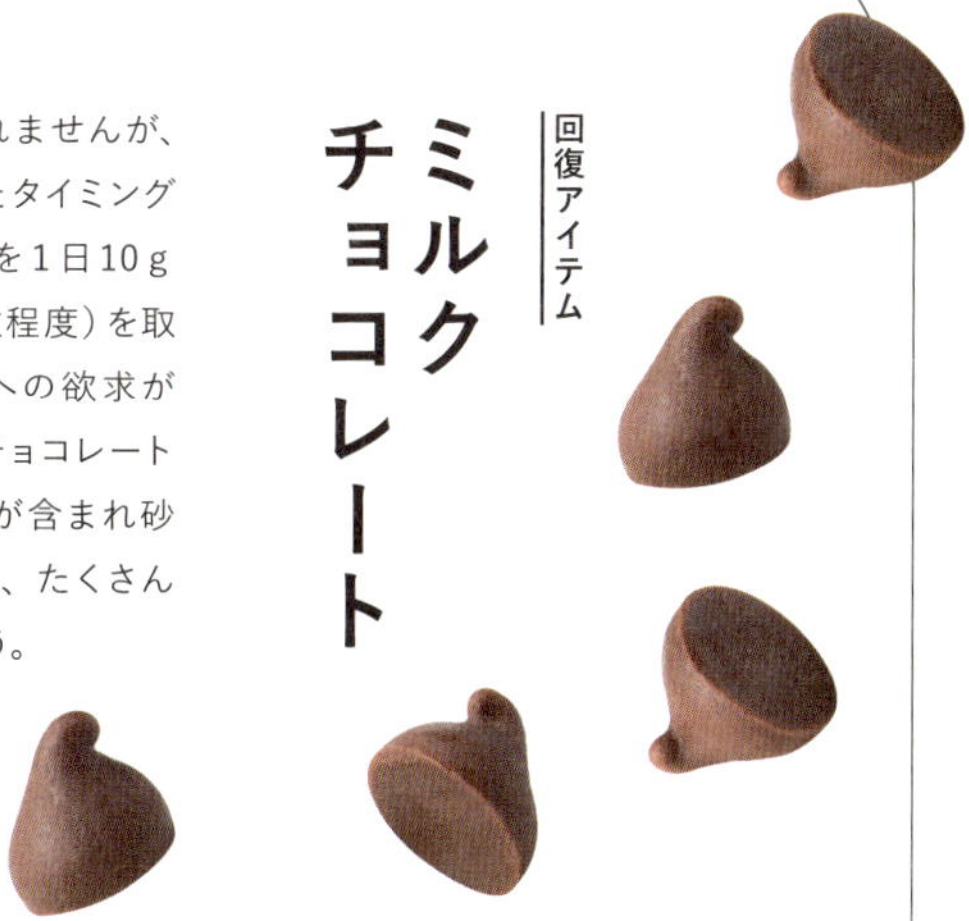

炭水化物 ＋ たんぱく質 ＋ ビタミンB群

回復アイテム さけおにぎり

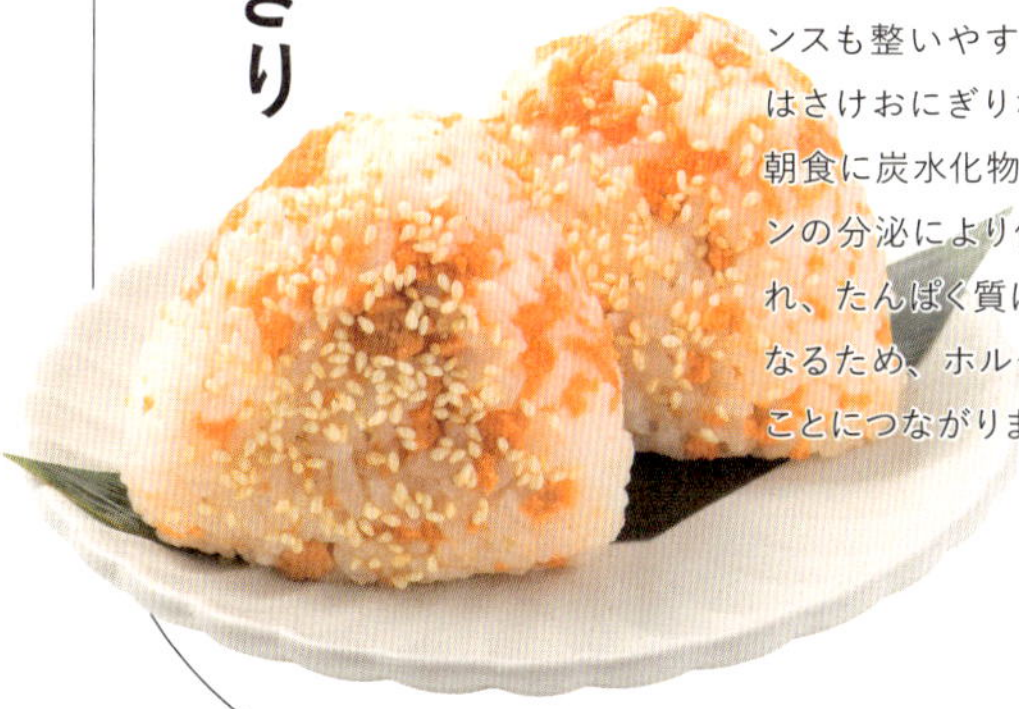

カフェインを摂取しないと目が覚めない方は、まず朝食を食べる習慣を徹底しましょう。朝食を食べることによって体内時計とともにホルモンバランスも整いやすくなります。忙しい人はさけおにぎりなどで手軽に朝食を。朝食に炭水化物を摂取するとインスリンの分泌により体内時計がリセットされ、たんぱく質はホルモンの原材料になるため、ホルモンバランスを整えることにつながります。

ほたてのごま豆乳スープ

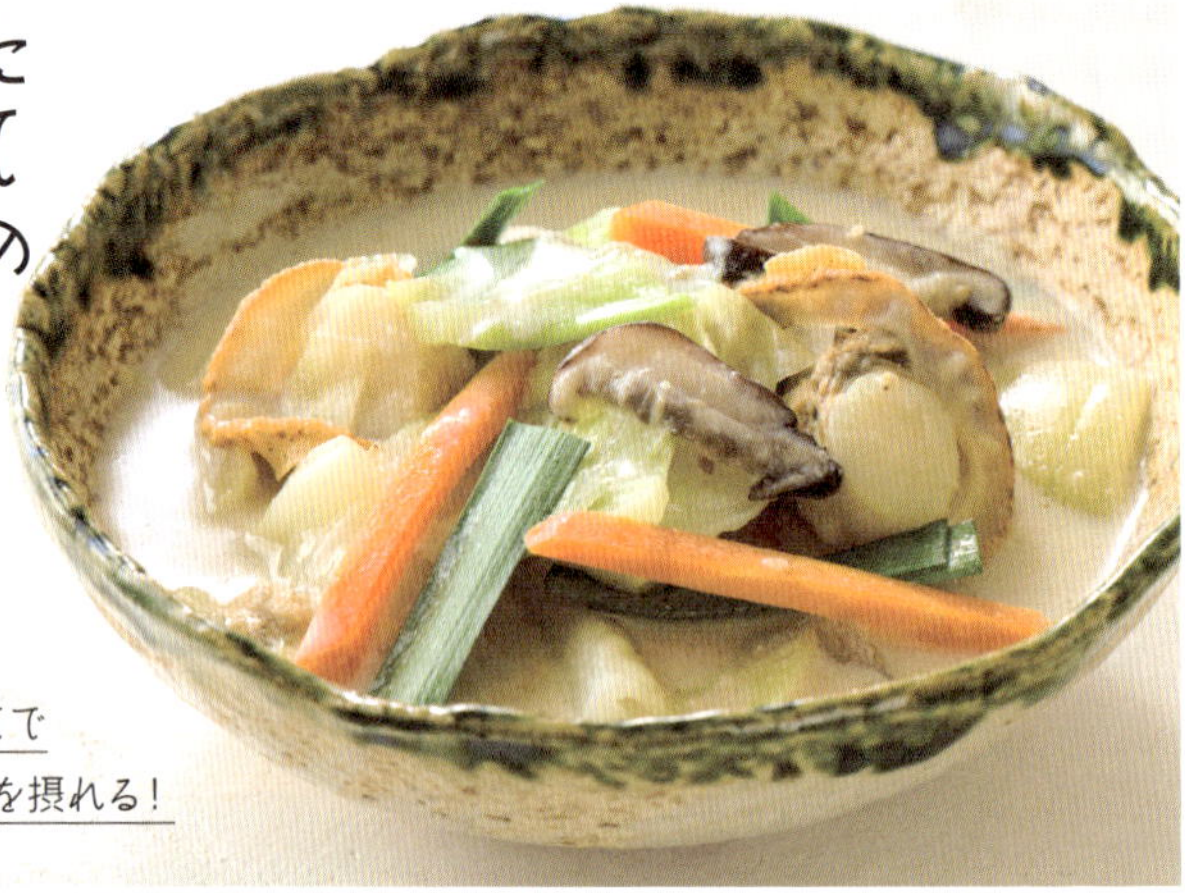

ベビーほたてで
手軽に栄養を摂れる！

材料（5〜6杯分）

ベビーほたて … 100〜120g
キャベツ … 150g程度（白菜でも可）
玉ねぎ … 1/2個（白ネギでも可）
にんじん … 1/3本
生シイタケ … 2枚
ニラ … 2本
水 … 300ml
無調整豆乳 … 200ml

調味料A

みそ … 大さじ3
水 … 大さじ2
白練りごま … 大さじ1
白すりごま … 大さじ1
塩 … 小さじ1/4

作り方

1 野菜は食べやすい大きさに切る。Aを混ぜ合わせておく。

2 鍋に**1**の野菜（ニラ以外）と水を入れてふたをし、中火にかけて沸騰したら弱火で10分煮込む。

3 **2**に豆乳とほたて、**A**を加えて混ぜ、中火で加熱する。ふつふつしてきたらニラを加えて弱火で3分煮込む。

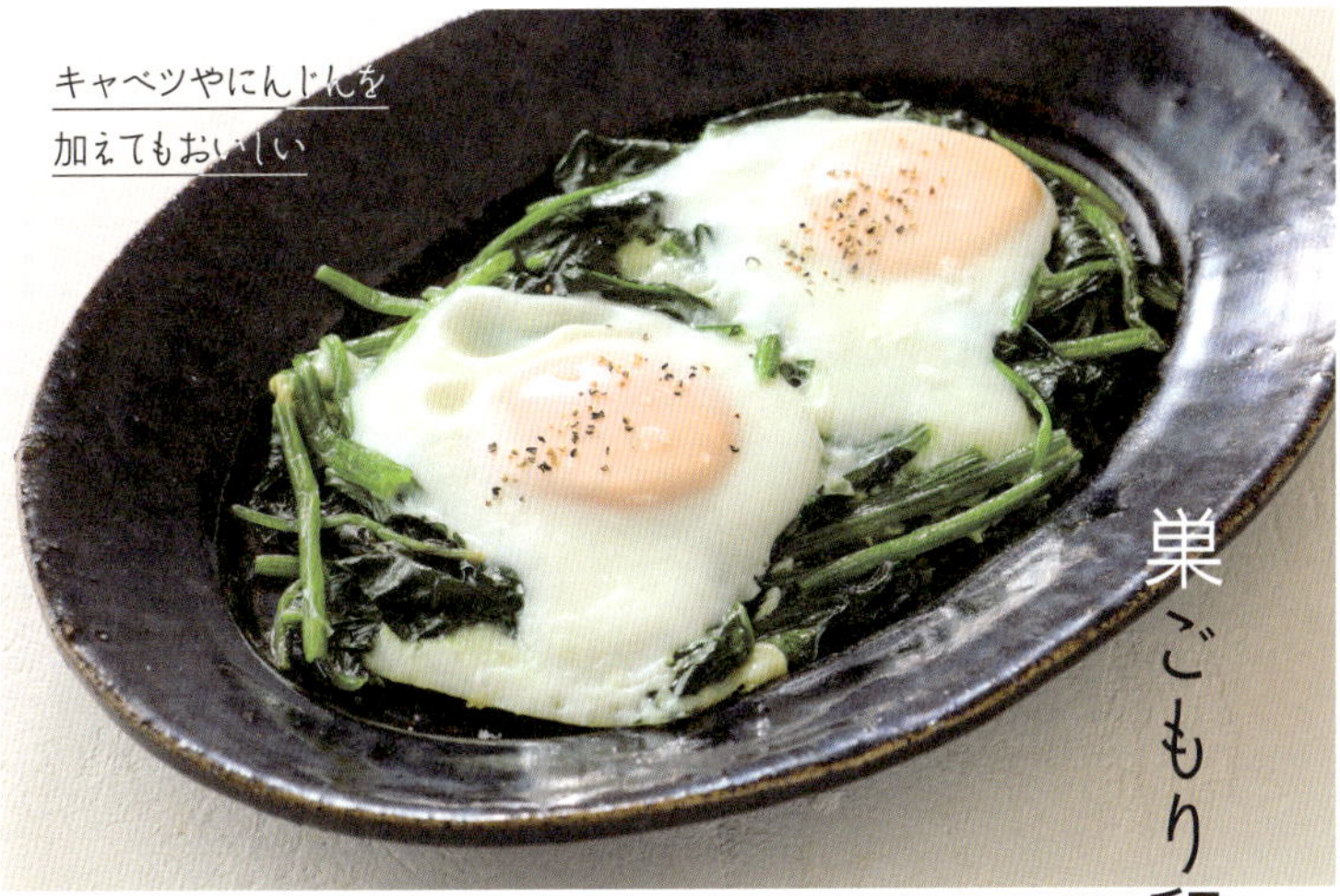

巣ごもり卵

材料 （2人分）

卵 … 2個
ほうれん草 … 100g
塩 … 適量
こしょう … 少々
米油 … 大さじ1

作り方

1 ほうれん草は洗って根を切り落とし、3cm長さにカットする。

2 フライパンに米油を熱し、**1**を加えて炒める。しんなりしてきたら塩を2つまみ程度加えて炒め、下味をつける。

3 **2**に卵を割り落とす。ふたをして1～2分蒸し焼きにする。

4 卵が白っぽくなってきたらふたを取って塩、こしょうを振る。

キャベツスープ

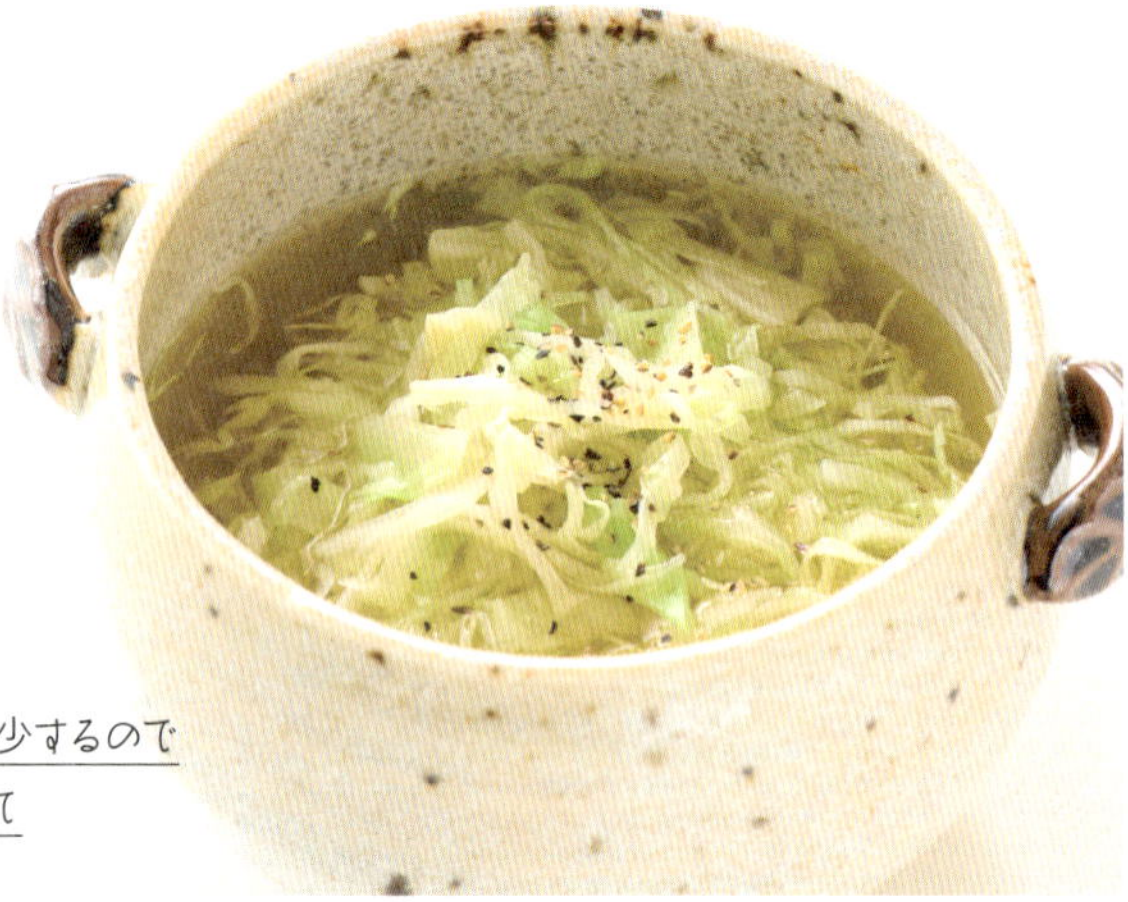

加熱しすぎると
ビタミンUが減少するので
サッと火を通して

材料（3〜4人分）

キャベツ … 300g
粉末だし※ … 大さじ1
（無添加顆粒だしでも可）
水 … 500ml
塩 … 小さじ1
しょうゆ … 小さじ2
こしょう … 好みで

※私は『カラダがよろこぶ出汁』（株式会社ビーバン）を愛用。自然素材を丸ごと使用し、体に必要なアミノ酸19種類を吸収しやすい状態で摂ることができる。

作り方

1 キャベツは千切りにする。

2 鍋に水と粉末だしを加えて沸騰させる。

3 **1**、塩、しょうゆを加えて1分煮込み、好みでこしょうを振る。

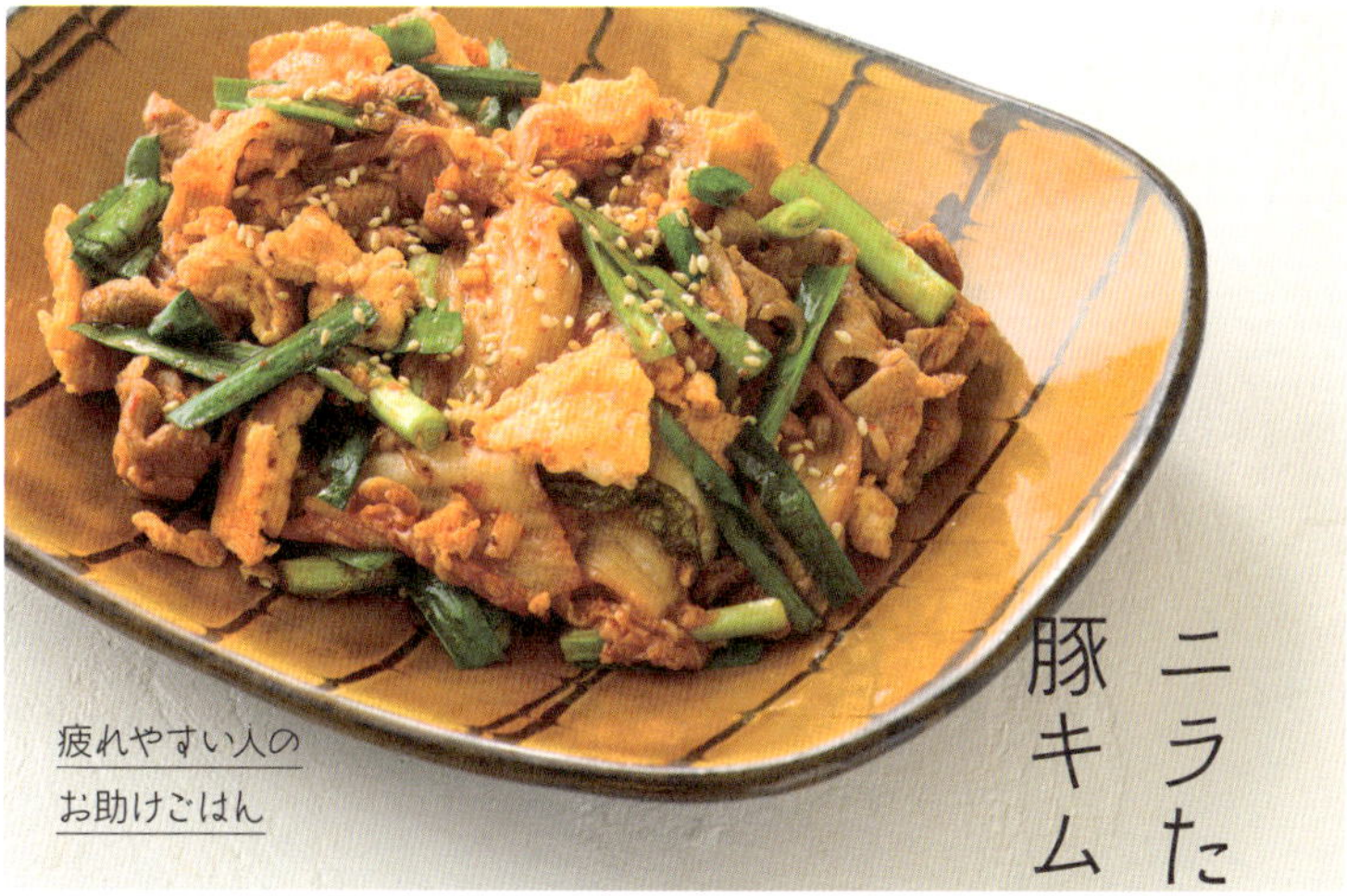

疲れやすい人の
お助けごはん

ニラたま豚キムチ

材料（3〜4人分）

豚肩ロース … 200g
にんにく … 1片
キムチ … 150g
ニラ … 1束
卵 … 2個
米油 … 大さじ1
炒りごま … 適量

調味料A

しょうゆ … 大さじ1
みりん … 大さじ1
塩 … 1つまみ

作り方

1. 豚肉は食べやすい大きさに切る。にんにくは芽を取ってみじん切りに、ニラは3cm長さに切る。卵はボウルに割りほぐす。
2. フライパンに米油とにんにくを加えて熱し、香りが立ったら豚肉を加えて炒める。
3. 豚肉に火が通ったらニラとキムチを加えて炒め、**A**を加えて混ぜ合わせる。
4. 塩少々（分量外）で味を調え、卵を加えてさらに炒める。器に盛り、ごまを振る。

メンタルふらふらタイプ

ビタミンB群　鉄　亜鉛
が不足気味

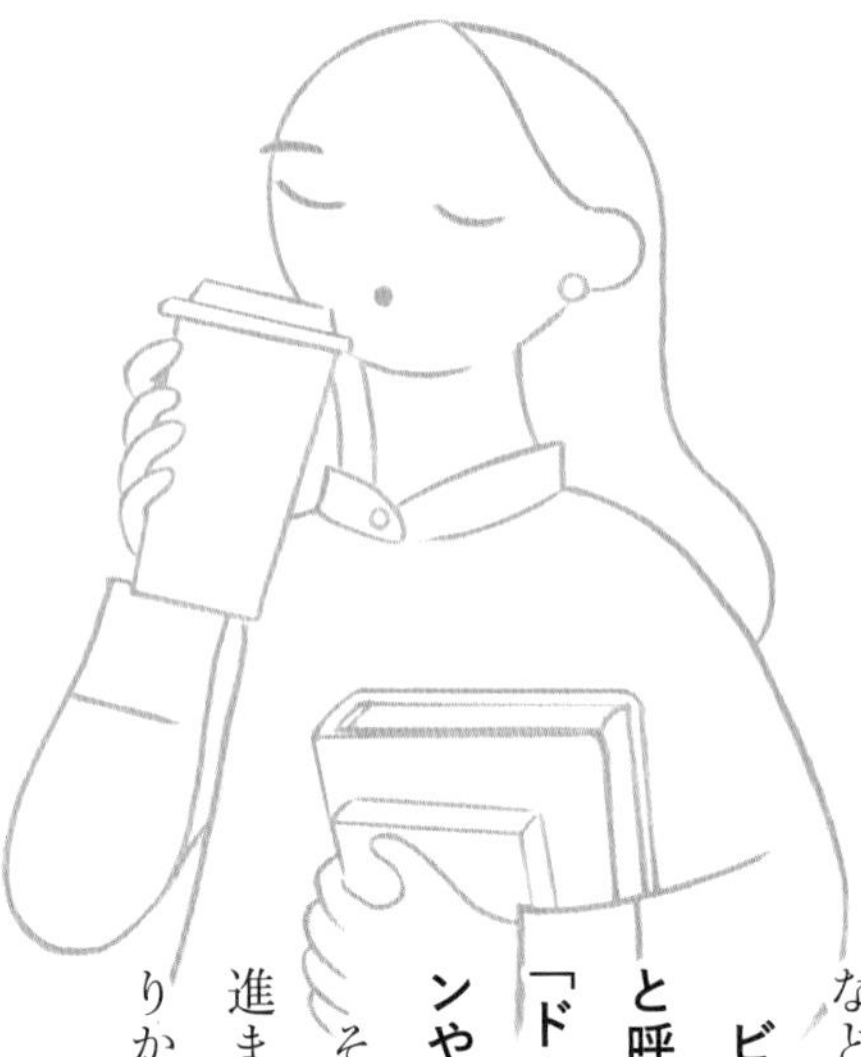

怒りすぎる「性格」これも栄養不足のしわざ?

「あんなに怒るつもりはなかったのに怒りすぎてしまった」「気分のアップダウンが激しい」。感情の浮き沈みは女性ホルモンの影響も受けますが、ビタミンB群や鉄、亜鉛などの栄養素とも関係しています。

ビタミンB群と鉄、亜鉛が不足すると、幸せホルモンと呼ばれる「セロトニン」や、やる気ホルモンと呼ばれる「ドーパミン」の生成がうまくいかなくなり、アドレナリンやノルアドレナリンが過剰になることがあります。

その結果、毎日せかせかと忙しく、スケジュール通りに進まないとイライラし、時に人に当たってしまう半面、周りからのちょっとした一言に落ち込みやすく感情の起伏が

CHECK!

〈 こんな人は注意 〉

- ☐ 朝食はヨーグルトだけ
- ☐ 朝食はコーヒーだけ
- ☐ 糖質制限をしている
- ☐ レトルト食品やインスタント食品を食べがち

〈 不調の傾向 〉

- ☐ イライラしやすくなる
- ☐ 他人の言動で落ち込みやすくなる
- ☐ 髪の毛がパサつき、抜けやすくなる
- ☐ 爪がもろくなる

激しいと感じることも。血糖値の乱高下も感情の浮き沈みに関係しているため「朝食はヨーグルトやコーヒーだけ」「糖質制限ダイエット」などの食生活で耐糖能（血糖値を正常に保つためのブドウ糖処理能力）が低下すると、気分はさらにジェットコースターのように変動してしまいます。

たんぱく質や鉄、亜鉛の不足は髪の毛のパサつきや抜け毛、爪がもろくなるなど見た目にも影響を与えるため、人によっては「急に老けた」と感じることもあるでしょう。

メンタルふらふらタイプの方は決して気が短く落ち込みやすい「性格」というわけではなく、栄養のアンバランスのしわざである可能性があります。**このタイプの方こそ、平日でも休日でもできるだけ決まった時間に食事を摂り、レトルト食品やインスタント食品に頼りすぎる食生活に注意し、お米を主食とした和の食卓を意識していきましょう。**

お悩み1

イライラ(ヒステリックに怒る)

イライラは亜鉛不足のせいかも

産後の女性は性格が変わる。昔からよく言われる言葉ですが、性格が変わったのではなく「亜鉛不足の影響」かもしれません。

産後の女性はエストロゲン減少の影響を受けて亜鉛が不足しやすく、神経伝達物質であるノルアドレナリン・アドレナリンの生成が過剰になり、恐怖心を持ちやすく、怒るとヒートアップしてヒステリックに怒鳴ってしまうことがあります。これは産後の女性だけでなく、亜鉛が不足したら誰にでも起こり得ること。イライラしやすく、些細なことで怒ってしまうときは亜鉛補給を意識しましょう。

亜鉛不足で体を闘争モードにするホルモンが過剰に

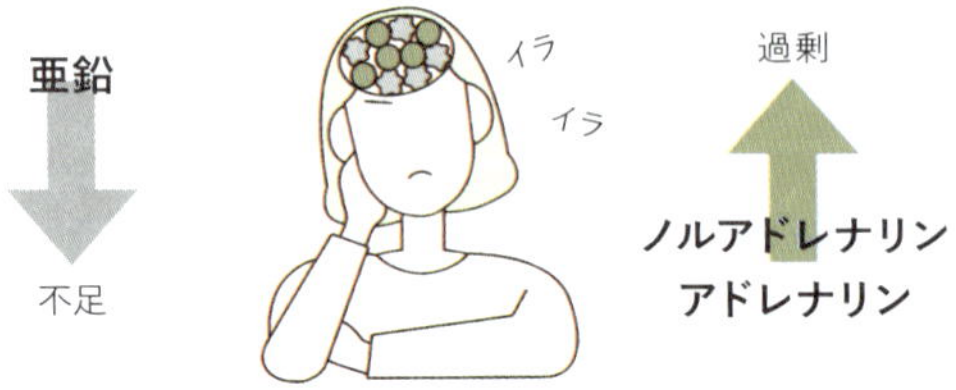
亜鉛
不足
イラ
イラ
過剰
ノルアドレナリン
アドレナリン

きょうの処方せん

亜鉛 ＋ ビタミンB群 ＋ たんぱく質

回復アイテム

牡蠣の缶詰

亜鉛の含有量NO.1の食材が牡蠣。牡蠣は亜鉛以外にもビタミンB_1、B_2、B_{12}が比較的多く含まれるほか、たんぱく質も含む食材です。最近では牡蠣の燻製やしょうゆ漬けなどが缶詰で売られているため、これらをストックしておくと簡単に亜鉛補給ができます（手作りできる牡蠣のオイル漬けのレシピは105ページ参照）。

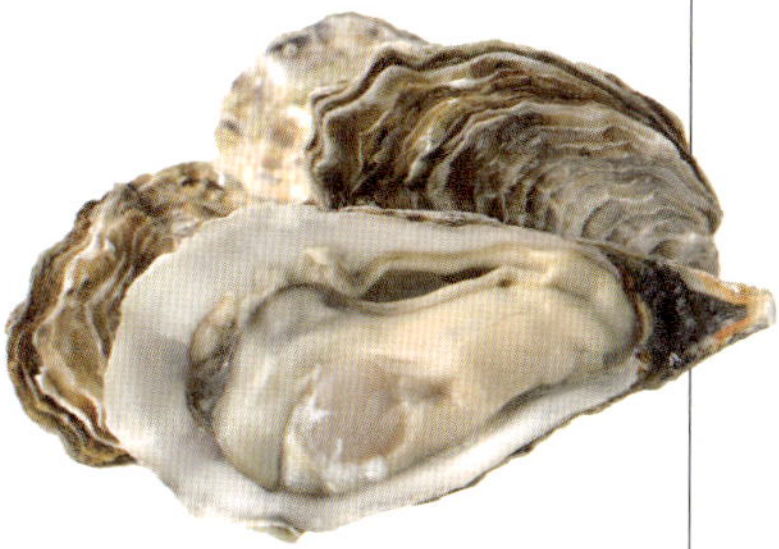

回復アイテム

すりごま

鉄 ＋ 亜鉛 ＋ マグネシウム

東洋医学では、産後に黒ごまを食べるとよいと言われていますが、これはごまに鉄や亜鉛、マグネシウムなどが含まれているからだと考えられます。ビタミンEも豊富で酸化を予防してくれます。すりごまのほうが消化によくベスト。和え物や汁物、ごはんなど何にでもかけていただきましょう。

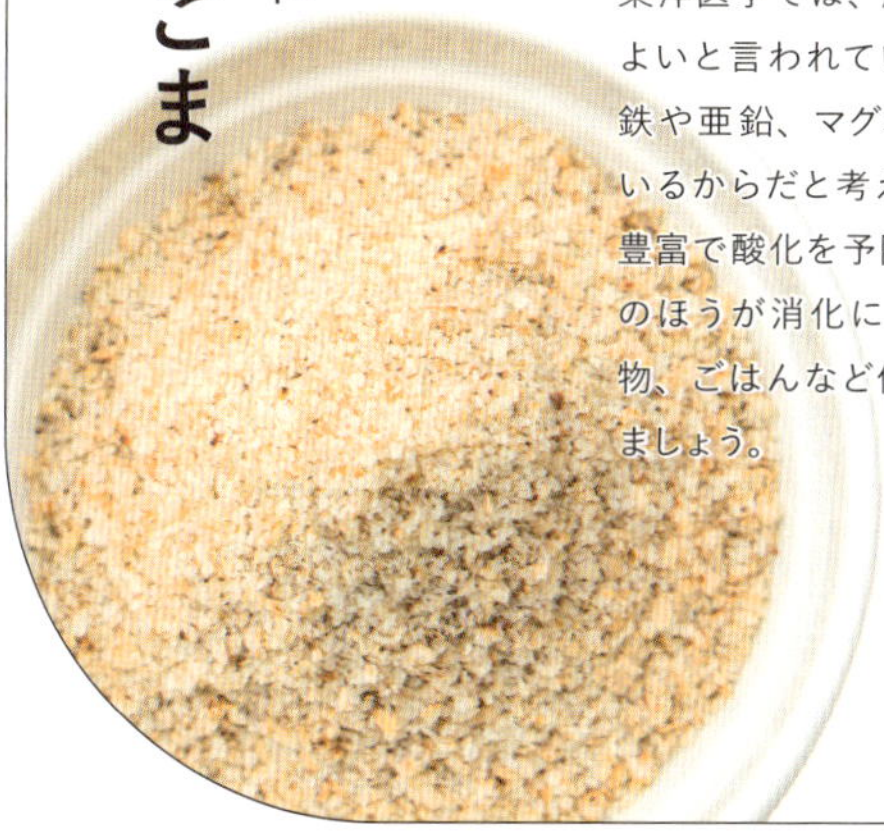

お悩み2

気分の落ち込み

ビタミンB群不足で幸せも不足

鉄やビタミンB群が不足すると、幸福を感じさせるホルモン「セロトニン」が減少する可能性が出てきます。セロトニンが減少すると、些細なことで落ち込みやすく自分を責めがちになります。自分を認めることができないため「完璧」を求めてしまい、1つでも失敗すると「ダメなヤツ」と感じてしまいがち。セロトニンが不足しやすい人の食生活の特徴として、炭水化物に偏った食事や、みそ汁とごはんのみの食事など、たんぱく質が不足している傾向があります。魚介類や卵、鶏肉や納豆などを活用してたんぱく質食材を摂取していくと、おのずと一緒に含まれるビタミンB群や鉄も補給されていきます。

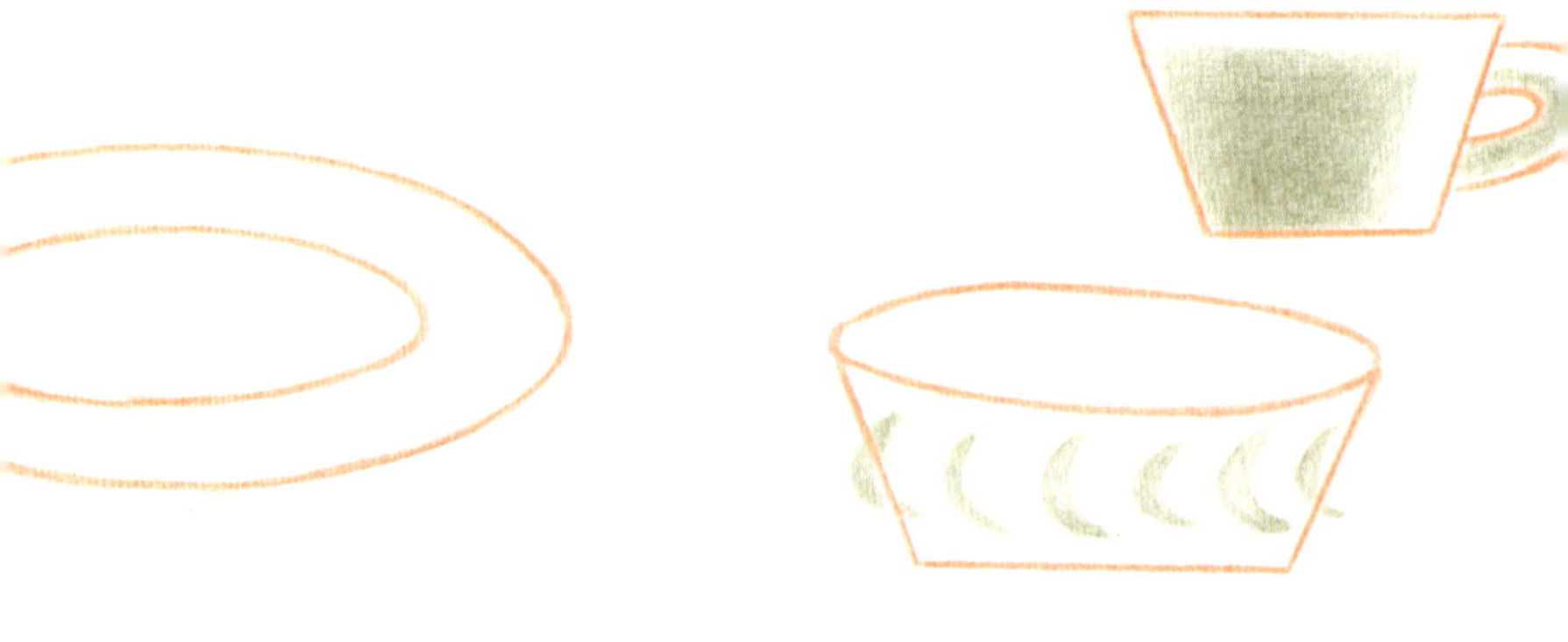

きょうの処方せん

たんぱく質 ＋ ビタミンB群 ＋ 鉄

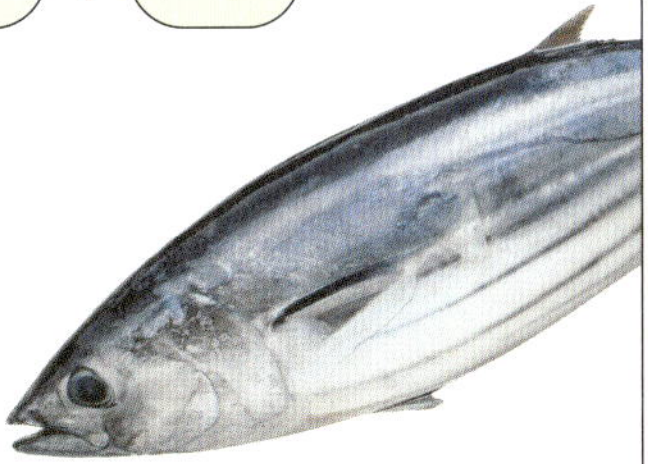

かつおには良質なたんぱく質、ビタミンB群、鉄がしっかりと含まれています。刺身のように生の状態でいただくとDHAやEPAといった良質な脂質も摂取することができ、脳によりよい影響をもたらします。

回復アイテム

かつおのしょうゆ漬け

〈作り方〉

「しょうゆ：みりん＝1：1」で混ぜ合わせた調味料にかつおの刺身を30分以上漬けておく。臭みも感じにくく、とても食べやすくなる（お子さまや妊娠中の方、お酒が弱い方は火を入れてアルコールを飛ばしたみりんを使ってください）。

生で食べるのがおすすめ

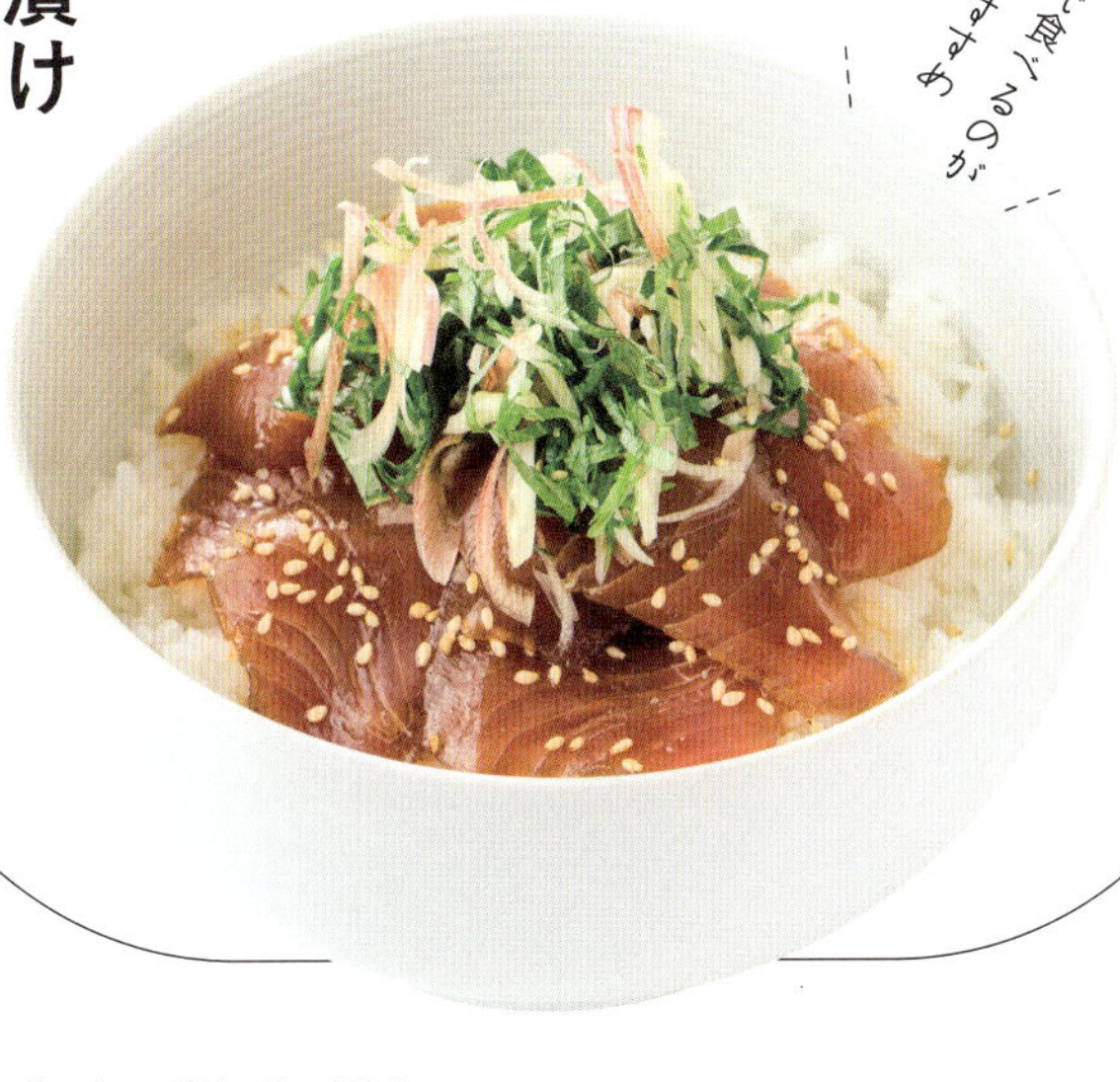

お悩み3

やる気が出ない

やる気を生むのは「ドーパミン」

神経伝達物質であるドーパミンはビタミンB群や鉄、亜鉛などが不足することで分泌量が低下します。ドーパミンは「やる気ホルモン」とも呼ばれるため、低下すると無気力で何もやる気が起こらない状態になります。

特に亜鉛が不足した場合は、ドーパミンからノルアドレナリンやアドレナリンへの代謝が進むため、無気力に不安感や恐怖心も重なってしまいます。

亜鉛の消化が激しい思春期に無気力になり、わけもなく不安や恐怖が強くなり、人を信じられなくなったり、急に攻撃的な言動をとるようになったりするのはまさにこのパターンです。

体内でドーパミンができるまで

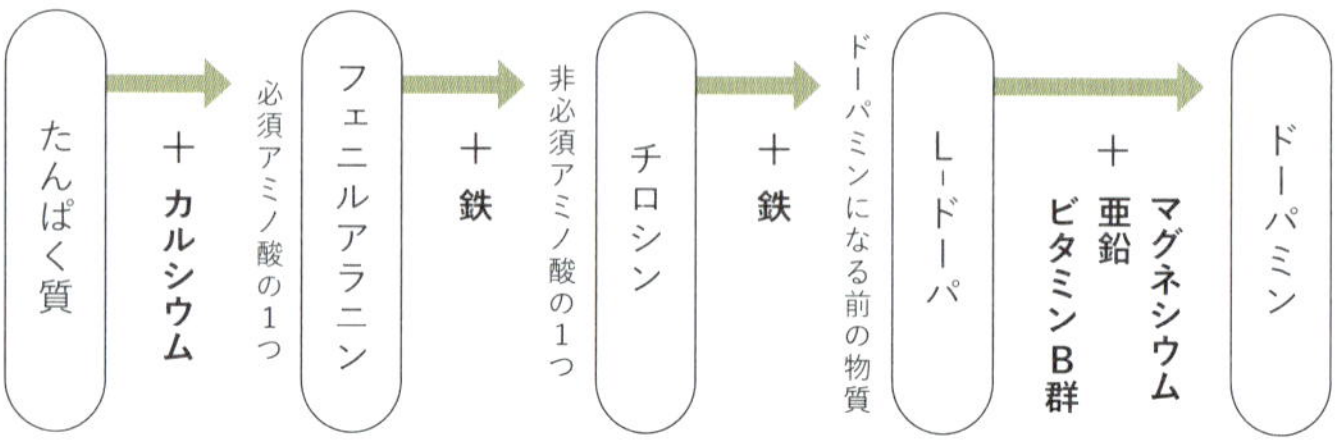

きょうの処方せん

回復アイテム

かぼちゃの種

亜鉛 ＋ 鉄 ＋ マグネシウム

かぼちゃの種100g中には亜鉛が7.7㎎含まれています。また、鉄は6.5㎎、マグネシウムは530㎎含まれており、手軽なミネラル補給を可能にしてくれるアイテムです。毎日20～30gを目安に、おやつやサラダのトッピングなどにぜひ活用してください。

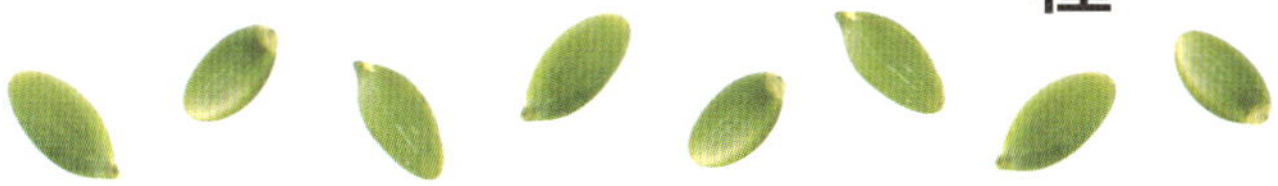

亜鉛 ＋ 鉄 ＋ ビタミンD・E

回復アイテム

手作り牡蠣のオイル漬け

牡蠣は自宅でオイル漬けにすると比較的日持ちがして便利です。亜鉛や鉄が手軽に補給できるほか、オイルと組み合わせることで牡蠣に含まれるビタミンD・Eの吸収もよくなります。

〈作り方〉
牡蠣（加熱用）300gを３％の塩水に浸けて汚れを落としたあと、水けをペーパーで拭き取る。フライパンにオリーブオイルを適量ひいて牡蠣を両面しっかりと焼く。煮沸消毒した瓶に牡蠣を詰め、芽を取ったにんにく、種を取り除いた鷹の爪１～２本を入れ、牡蠣が浸るくらいオリーブオイルを加えて密閉し、１日漬けてからいただく（保存期間は冷蔵で２週間ほど）。

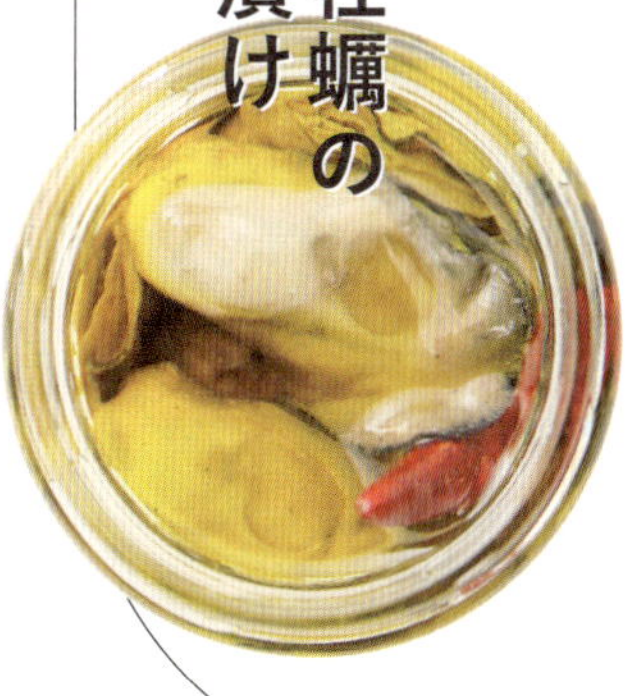

お悩み４

抜け毛の増加

加齢による抜け毛はコラーゲン不足

加齢による抜け毛は、毛包幹細胞《もうほうかんさいぼう》のＤＮＡにダメージが蓄積し、コラーゲンが減少して起こることが東京医科歯科大学の研究（＊７）で示されています。ＤＮＡの合成には亜鉛、コラーゲンの生成には鉄やビタミンＣ、ケラチン（髪の毛や爪などを作るたんぱく質）の生成にはビタミンB_6も重要なので、これらを含む肉魚卵、そして野菜の摂取が重要です。

また、年齢問わず抜け毛が増える要因の１つとして挙げられるのが亜鉛不足。亜鉛は細胞分裂に欠かせない栄養素であるため、不足すると新しい髪を作り出すことができず抜け毛が目立つようになります。その他、睡眠不足や過度のストレス、遺伝的要素でも抜け毛は増えると考えられます。

亜鉛は新しい髪を作るのに欠かせない

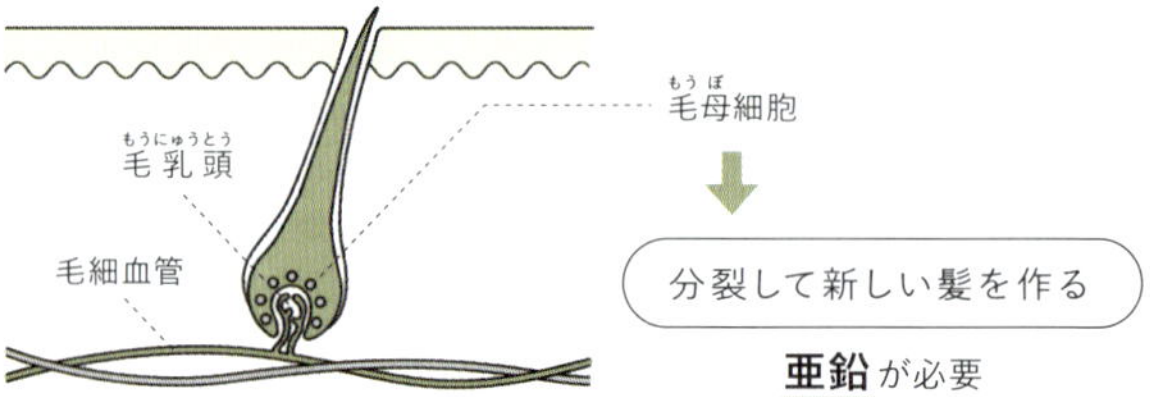

きょうの処方せん

回復アイテム

豚レバー

亜鉛 ＋ 鉄

豚レバーは亜鉛、鉄、たんぱく質、ビタミンB6いずれもしっかりと含んだ食材。ビタミンAも豊富で目の働きを助けてくれるので、スマートフォンやパソコンを常用する現代人には欠かせない食材とも言えます。自分で調理するにはハードルが高いと感じる場合は、ぜひ外食時にレバニラを。レバー料理に挑戦したい場合は113ページのレシピを参考にチャレンジしてみてください。

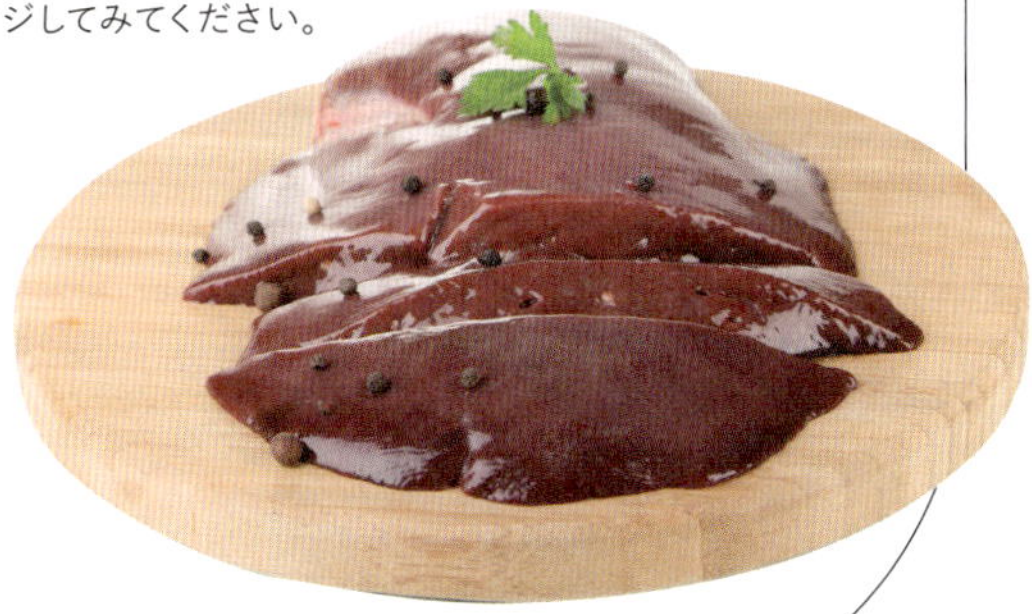

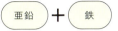

栄養豊富な
頼れる味方！

豚レバーは栄養の宝庫（＊4）

（100gあたり）

	豚レバー	牛レバー	鶏レバー
鉄	13.0 mg	4.0 mg	9.0 mg
亜鉛	6.9 mg	3.8 mg	3.3 mg
ビタミンB6	0.57 mg	0.89 mg	0.65 mg

お悩み5

髪のパサつき・爪がもろい

髪も爪もたんぱく質から作られる

私自身も野菜中心の食生活を送っていた時代は髪のパサつきに悩み、いろいろなシャンプーを試していましたが一向に改善せず。一番効果的だったのが食事改善でした。

髪の主成分はたんぱく質（ケラチン）です。そしてケラチンを作り出すのに必須なのがビタミンB_6。そのため、たんぱく質とビタミンB_6が不足すると髪の毛はパサつきやすくなります。たんぱく質は高ストレス下や成長期、妊娠出産・授乳期に需要が高まり、年齢とともに消化力が低下する影響で、高齢になるほど摂取量が減ります。ケラチンは爪の主成分でもあるため、爪がもろい方もたんぱく質とビタミンB_6の摂取を意識していきましょう。

髪の主成分はたんぱく質

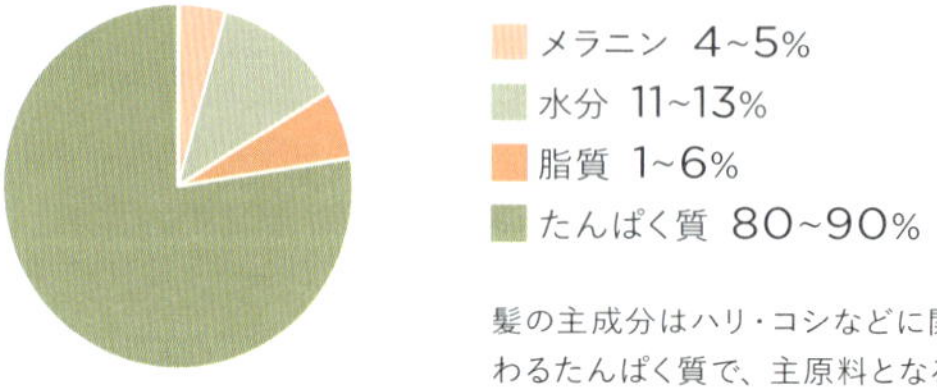

〈髪の構成〉

髪の主成分はハリ・コシなどに関わるたんぱく質で、主原料となるたんぱく質はケラチン。

きょうの処方せん

たんぱく質 + ビタミンB6

鶏ささみにはたんぱく質とビタミンB6が豊富に含まれています。比較的少量でもたんぱく質を摂取できるため、食事量が多くない方にも重宝します。「ささみと三つ葉のわさび和え」はさっぱりしていて食べやすく、肉類が苦手な方にも試していただきたい1品です。

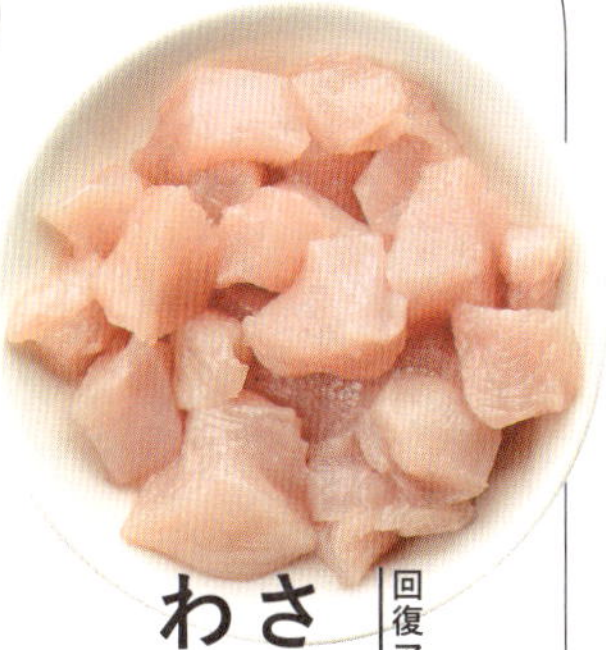

回復アイテム

ささみと三つ葉のわさび和え

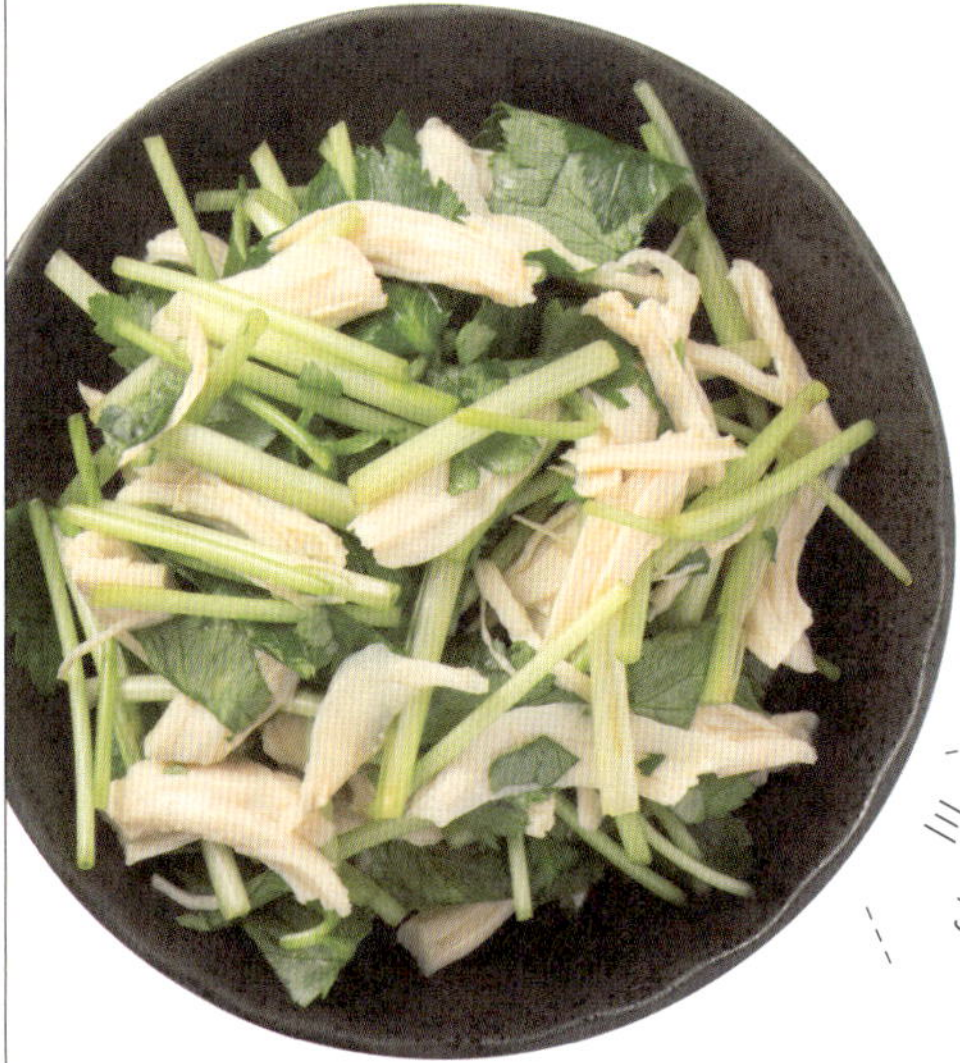

三つ葉とささみでさっぱり!

〈作り方〉

ゆでてほぐしたささみとサッと湯通しして水けをしぼった三つ葉をしょうゆとわさび少々で和える。

お悩み6

しみ・しわ

血糖コントロールでしみ・しわを防ぐ

しみやしわの一因はＡＧＥｓ（終末《しゅうまつ》糖《とう》化《か》産物《さんぶつ》）が体内で蓄積することです。中でも特に注意したいのが食後高血糖。ＡＧＥｓが体内で増加する一番の原因だからです。食後高血糖が起こる理由はさまざまですが、たんぱく質や亜鉛の不足はインスリン（血糖値を下げるホルモン）の効きを悪くしたり、インスリン自体の分泌量を減らしたりします。糖質制限やカロリー制限食（1日1200kcal以内など）の長期間の実施も血糖コントロール能力を衰えさせるため、食後高血糖につながる可能性があります。

また、鉄が不足すると活性酸素を消去してくれるカタラーゼという含鉄酵素が不足するため、しみが増加します。

AGEsは糖の摂りすぎで作られる

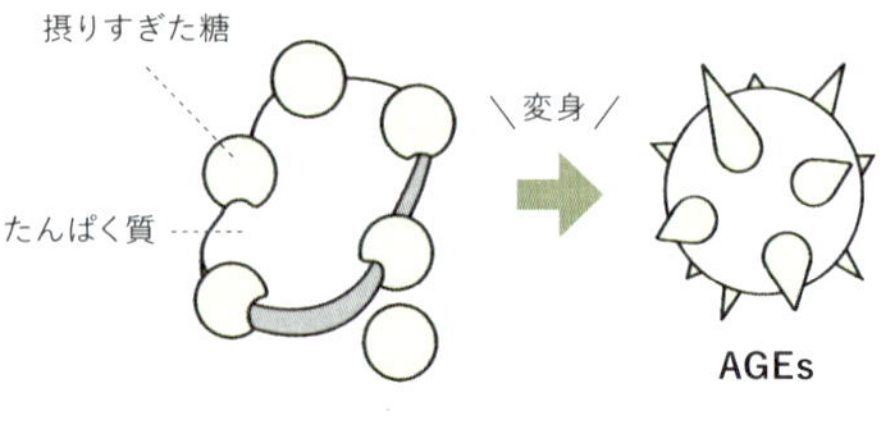

糖が体内で過多になると、たんぱく質と合体してAGEｓに変身する。体を老化させると言われている。

きょうの処方せん

たんぱく質 ＋ ビタミンA・C・E ＋ 亜鉛

回復アイテム

アボカドごまやっこ

アボカドは抗酸化作用があるビタミンA・C・Eや食物繊維を補うことができます。さらにごまを使うことで亜鉛のちょい足しにもなる、手軽で栄養豊富な副菜です。

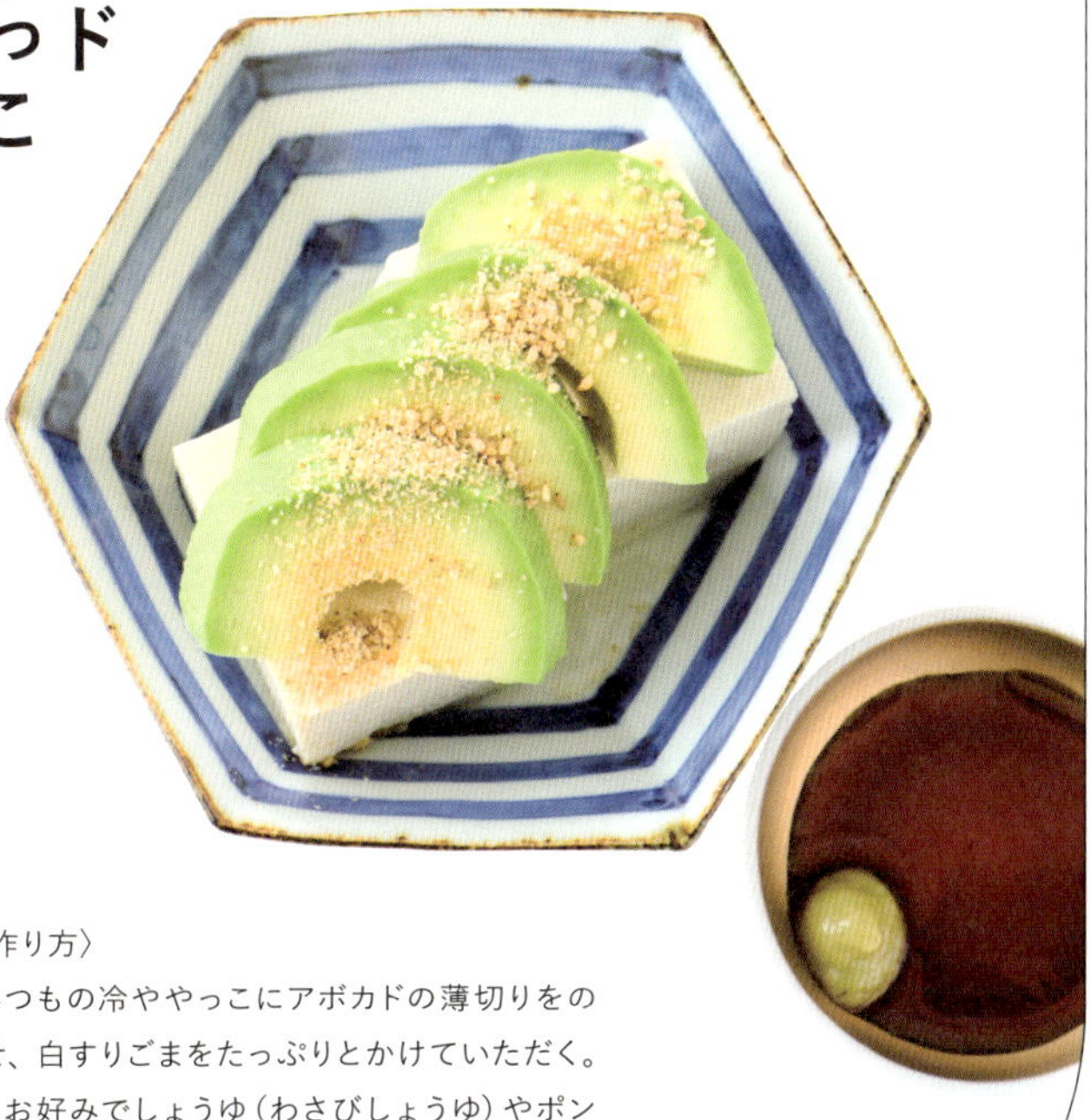

〈作り方〉

いつもの冷ややっこにアボカドの薄切りをのせ、白すりごまをたっぷりとかけていただく。お好みでしょうゆ（わさびしょうゆ）やポン酢などをかけておいしく召し上がれ。

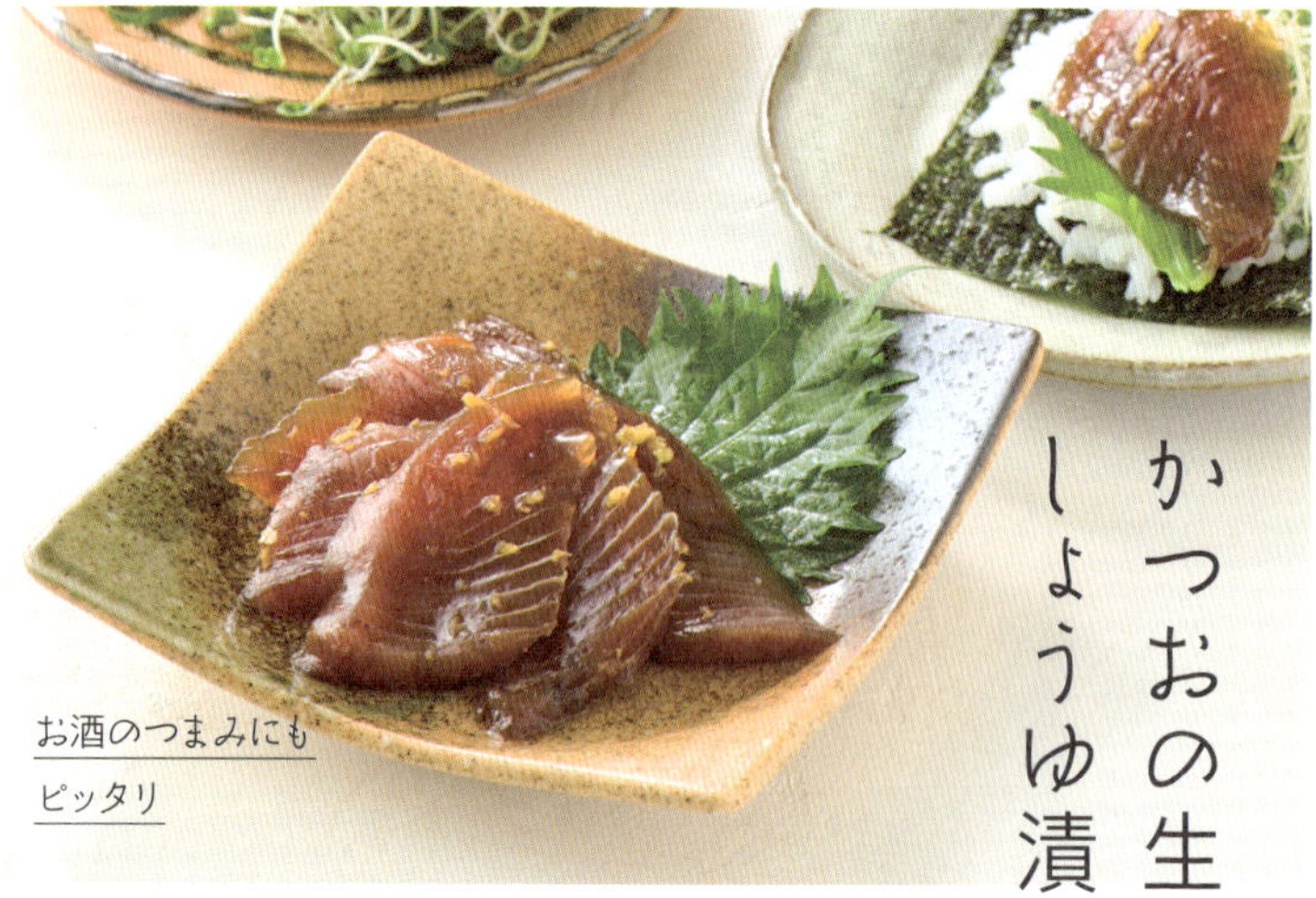

お酒のつまみにもピッタリ

かつおの生姜しょうゆ漬け

材料（作りやすい分量）

かつお刺身のサク … 1本（200g程度）

調味料A

しょうゆ … 大さじ2

みりん※ … 大さじ2

生姜（皮ごとすりおろす）… 1片

好みで
焼きのり、ごはん、スプラウト … 適量

※お子さまや妊娠中の方、お酒が弱い方はみりんを一度火にかけてアルコールを飛ばしてから使用する

作り方

1. バットにAを入れて混ぜ合わせる。

2. かつおは0.5〜1cm幅に切り1にのせ、裏返して両面に調味料がいきわたるようにする。30分以上冷蔵庫で漬ける。好みで焼きのりにごはん、かつおの生姜しょうゆ漬け、スプラウトをのせて手巻き感覚でいただいても◎。

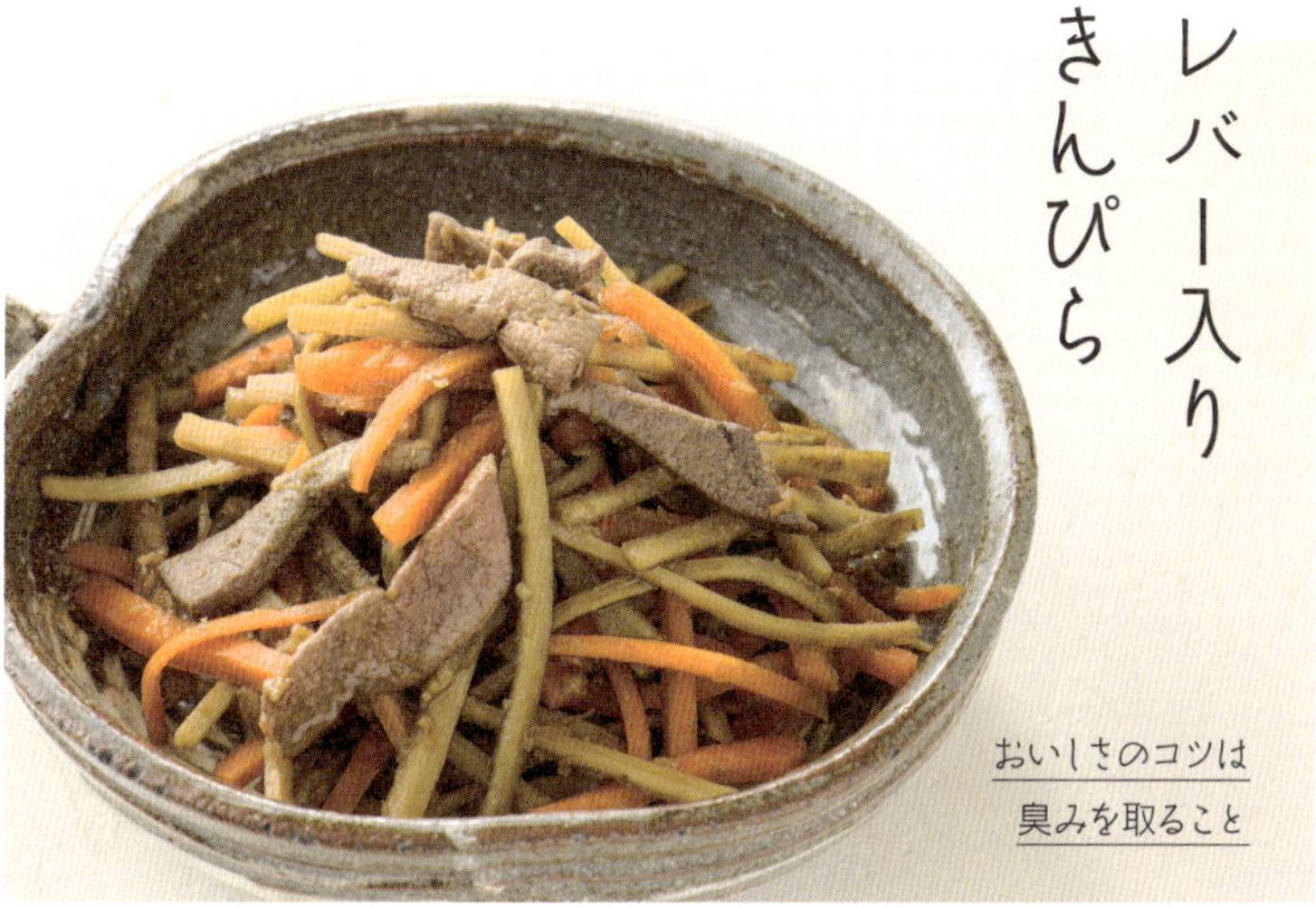

レバー入りきんぴら

材料（3～4人分）

豚レバー … 160g

下味A

しょうゆ … 大さじ1
生姜（すりおろす）… 1片
にんにく（すりおろす）… 1片

ごぼう … 1本
にんじん … 1/2本
油（米油、ごま油）… 適量
塩 … 少々

調味料B

しょうゆ … 大さじ1
みりん … 大さじ1

作り方

1 レバーは1cm幅の5cm長さに切り、氷水に浸けて洗う。水を換えつつ計3回洗い臭みを取る。水けをペーパーで拭き取ってボウルに入れ、Aを加えてもみ込む。5分以上冷蔵庫で漬ける。

2 ごぼうとにんじんはしっかりと洗い皮付きのまま千切りにする。

3 フライパンに油を熱し、ごぼうを炒める。3分ほど炒めたらにんじんとレバーを加え、レバーに火が通るまで炒める。Bを加えて1分ほど炒め、塩で味を調える。

豆乳クラムチャウダー

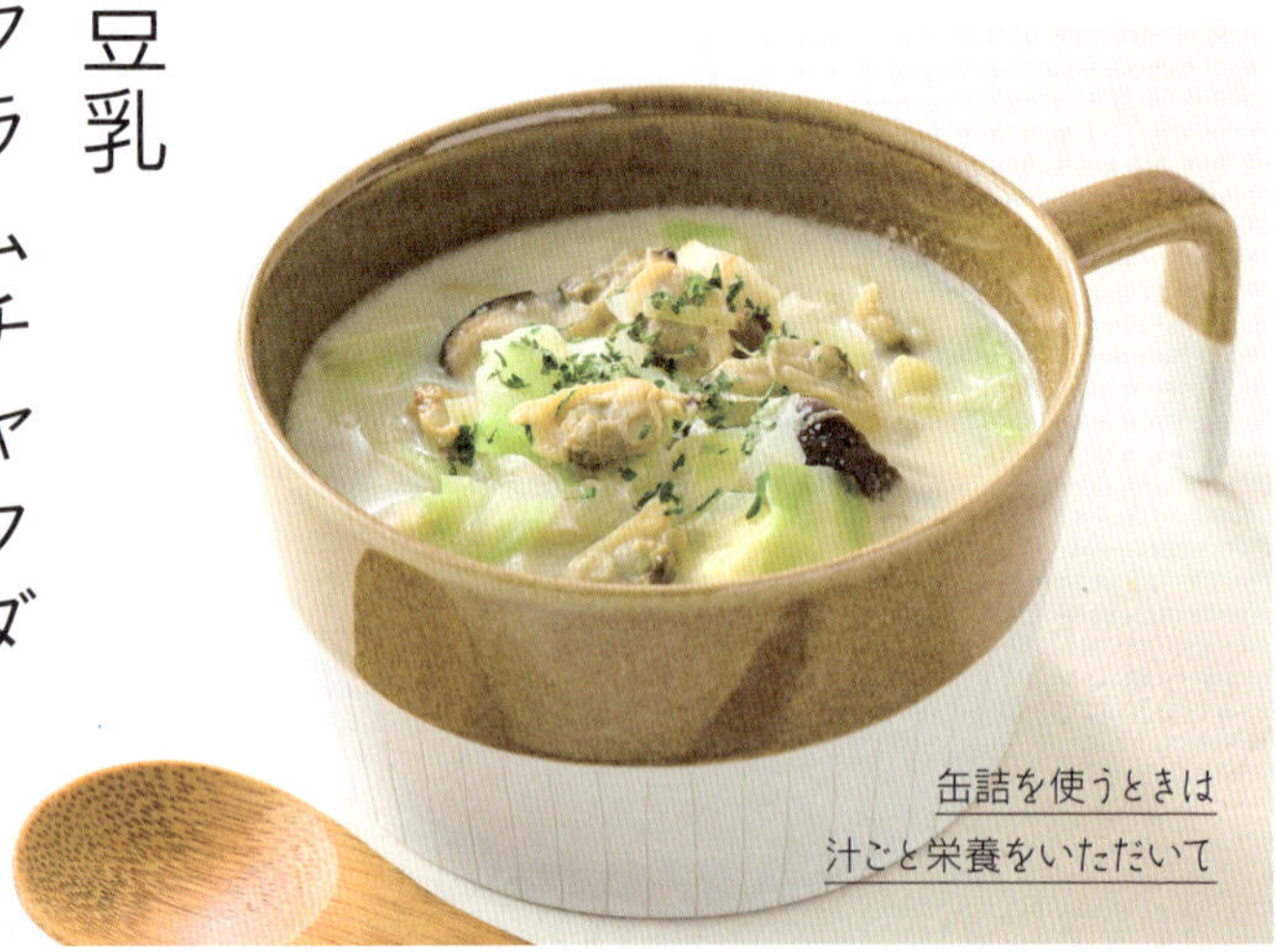

材料（5〜6杯分）

むきあさり
（缶詰または冷凍）… 100g
玉ねぎ … 1/2個
エリンギ … 1本
キャベツ … 100g
米油 … 大さじ1/2
粉末だし … 大さじ1
（96ページ参照）
水 … 300ml
無調整豆乳 … 200ml
アーモンドパウダー … 15g
塩 … 4g〜（小さじ2/3〜）
こしょう、
ドライパセリ … 好みで

作り方

1 玉ねぎは粗みじん切り、エリンギは1.5cm角、キャベツは1cm角に切る。

2 鍋に米油を熱し、玉ねぎとエリンギを炒める。キャベツを加えてサッと炒め、水と粉末だしを加えてふたをし、沸騰したら弱火で5分煮る。

3 **2**にあさりとアーモンドパウダーを加え、さらに5分程度煮る。

4 火を止め、塩を加えて味を調える。豆乳を加えて再び加熱し、沸騰直前で火を止める。器に盛り、こしょう、好みでドライパセリを振る。

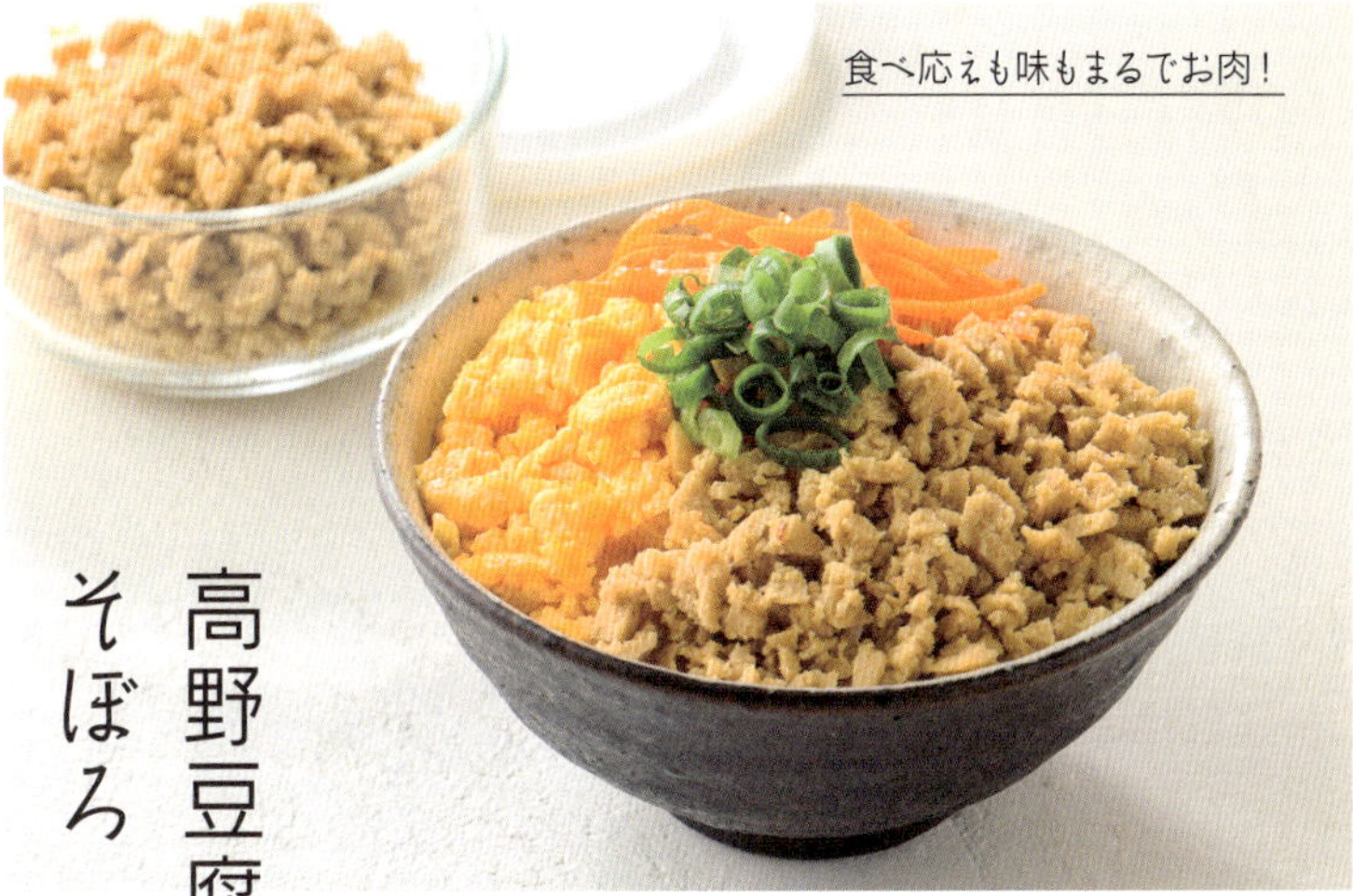

高野豆腐そぼろ

材料（3〜4人分）

高野豆腐 … 2枚

水 … 150ml

調味料A

みりん … 大さじ1と1/2

しょうゆ … 大さじ1と1/2

生姜（すりおろす） … 1/2片

にんにく（すりおろす） … 1/2片

水 … 50ml

作り方

1. ボウルに水をはり、高野豆腐を入れて皿で重しをする。やわらかくなったら両手で挟み、押し洗いする。
2. 高野豆腐の水けをしっかりとしぼり、手でちぎってフードプロセッサーに入れ、そぼろ状になるまで撹拌する（フードプロセッサーがない場合は包丁でみじん切りにする）。
3. フライパンに高野豆腐とAを入れて火にかけ、かき混ぜながら煮詰め、タッパーに移す。にんじんのきんぴらや炒り卵と一緒にごはんに盛り付けて、三色丼にしていただいても◎。

お腹よわよわタイプ

ビタミンA
ビタミンD
亜鉛
が不足気味

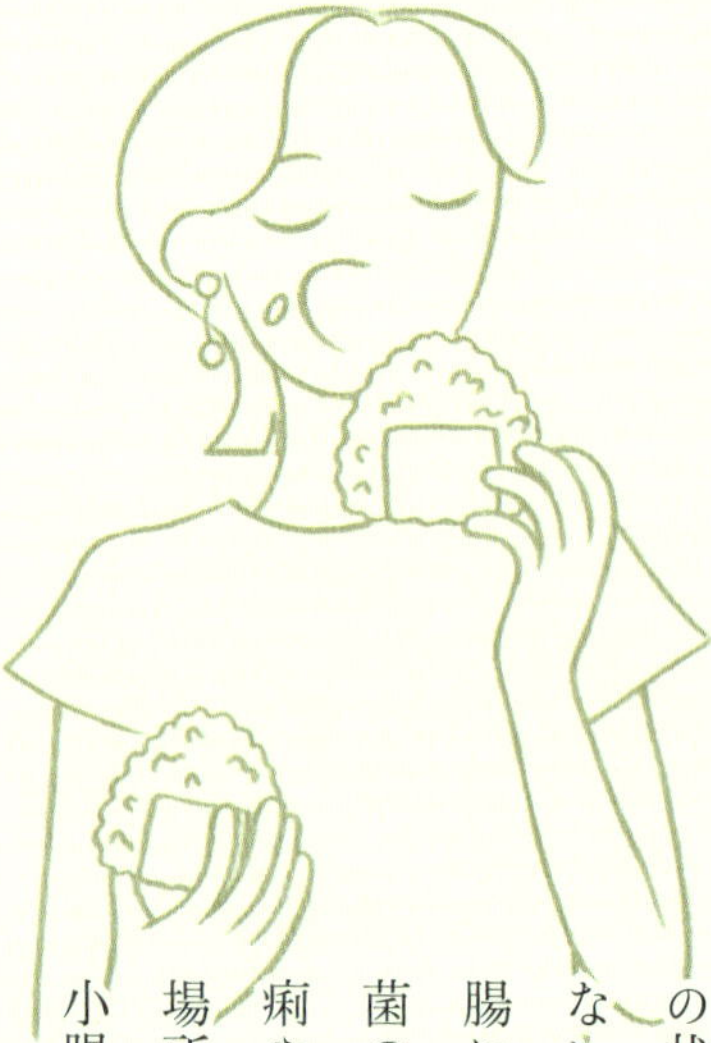

たくさん食べられるけど実は胃腸が弱い!?

胃は筋肉でできた臓器です。胃酸や胃液などと食べ物を混ぜ合わせながらドロドロにし、ついでに殺菌もしてくれます。しかし、**たんぱく質やエネルギーが不足している人は筋肉不足で胃の動きが悪く、胃酸や胃液を十分に作ることができず、食べ物を十分に消化することもできません。**その状態で食べ物が腸に運ばれると、一部の栄養が吸収されないまま小腸を通過し、大腸内の菌のエサになります。大腸には善玉菌、悪玉菌のどちらも住んでおり、栄養が悪玉菌のエサとなって悪玉菌優勢の腸内環境になった場合は下痢や便秘の症状が出ます。小腸は通常、あまり菌がいない場所です。でも、胃や十二指腸で十分に殺菌できないまま小腸に食べ物が運ばれると、小腸内で細菌が異常に増殖し

CHECK!

〈 不調の傾向 〉

- □ 下痢や便秘を起こしやすい
- □ ガスが溜まりやすい
- □ お腹に膨満感がある
- □ いつも疲れている

〈 こんな人は注意 〉

- □ 食べても元気が出ない
- □ 食べても体重が増えない
- □ 筋肉が付きにくい
- □ 胃もたれを起こしやすい

てしまい、ガスがお腹に溜まったり、膨満感の原因になったりすることもあります。

こういった理由から、お腹よわよわタイプはいくら食べても元気が出なかったり、体重が増えなかったり、筋肉が付きにくかったりするのです。仮にたくさん食べられても胃腸が弱いタイプと言えるかもしれません。

胃腸の調子を上げるためには、まず胃の調子を整えることから。胃酸の分泌を抑制する砂糖の摂取量を控え、胃酸の原料となるたんぱく質や亜鉛を摂取します。ピロリ菌も消化力低下の原因になるので、菌の有無も医療機関でチェックして。

そして腸を修復するための栄養素として、たんぱく質やビタミンA、D、亜鉛をこまめに摂取しましょう。一度にたくさん食べることができても、まとめ食いは絶対NG。腹6〜8分目で3〜4回に分けて食事を摂るように心がけましょう。

お悩み1

食べているのに太れない

まずは栄養で腸内環境の改善を

食べているのにガリガリで……、と悩む方がいらっしゃいます。考えられることとして、腸内環境のトラブルによって栄養の吸収が悪くなっていること。この場合は腸内環境の改善に活躍するグルタミン（アミノ酸の一種）やビタミンA、D、亜鉛を意識して補給しましょう。

また、「食べている」と思っていても、実はラーメンやチャーハン、食パンやうどんなどの炭水化物ばかり食べていて、たんぱく質やビタミン・ミネラルを含む食品が足りていないことから太らないというパターンもあります。この場合は、まずたんぱく質を毎食片手1杯分、野菜を1日1回たっぷりと摂ることを意識しましょう。

栄養を吸収するには腸内環境が重要

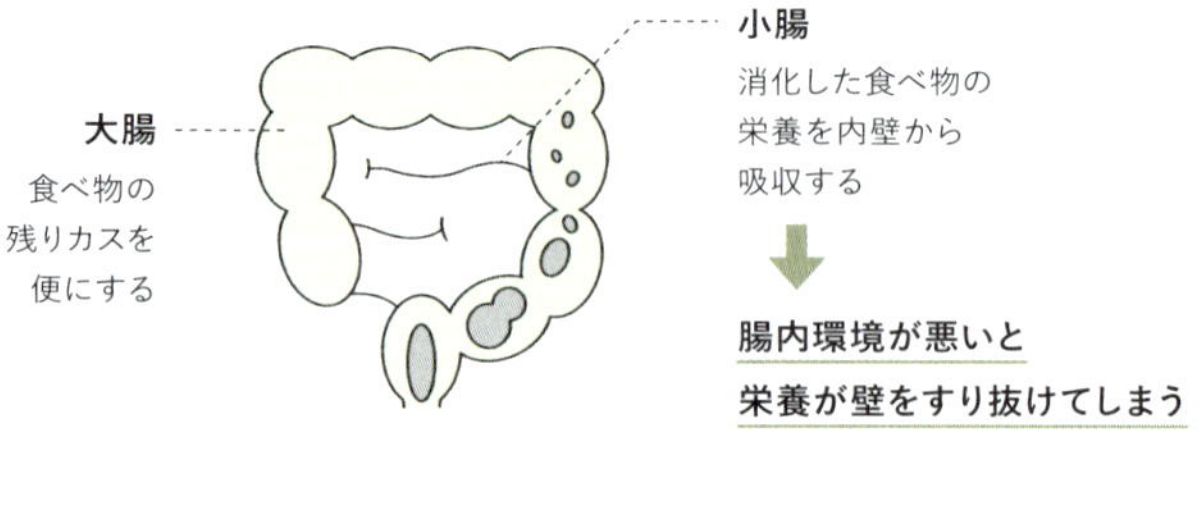
大腸
食べ物の
残りカスを
便にする
小腸
消化した食べ物の
栄養を内壁から
吸収する
腸内環境が悪いと
栄養が壁をすり抜けてしまう

きょうの処方せん

回復アイテム さんま

ビタミンD ＋ 亜鉛

さんま1尾（100g）にはビタミンDが11μg含まれており、1尾食べるだけで1日の目安摂取量8.5μgをカバーすることができます。また、さんまには良質なたんぱく質や鉄、亜鉛、EPAやDHAが含まれています。最近ではさんまの煮付けが真空パックになって売っていることもあるので、こういった商品を使うのもよいでしょう。

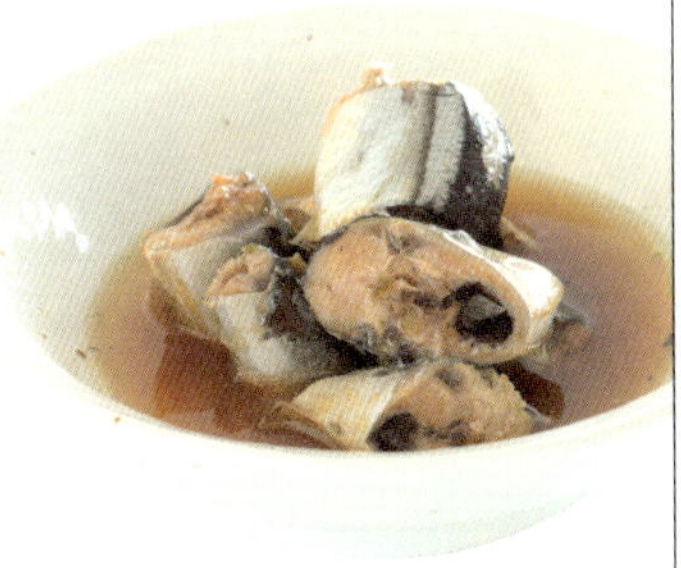

回復アイテム かぼちゃ

ビタミンA ＋ ビタミンE

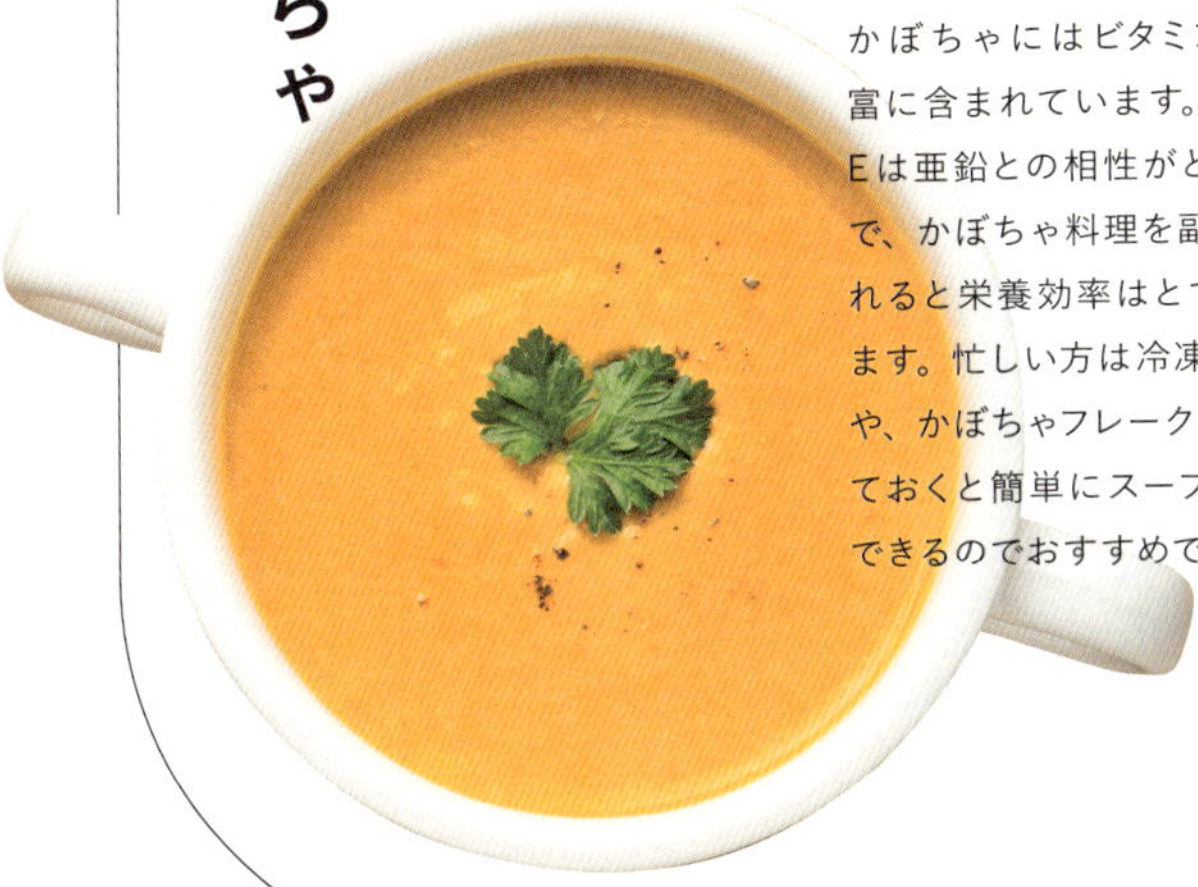

かぼちゃにはビタミンA、Eが豊富に含まれています。ビタミンA、Eは亜鉛との相性がとてもよいので、かぼちゃ料理を副菜に取り入れると栄養効率はとてもよくなります。忙しい方は冷凍のかぼちゃや、かぼちゃフレークをストックしておくと簡単にスープやサラダができるのでおすすめです。

お悩み2

お腹の調子が悪い（便秘・下痢）

原因がわからないなら「やめる」選択を

腸内環境のトラブルの原因はさまざま。腸内環境を荒らす食べ物（砂糖、小麦製品、乳製品、お酒など）を多く摂っているパターン、たんぱく質不足によって消化酵素が不足し、たんぱく質や脂質が消化できないパターン、食事量が少なく腸のターンオーバーに必要な材料が不足しているパターン、食物繊維が不足して腸内環境が悪化しているパターン、さらには腸内にカビの一種「カンジダ」が根を張っているパターンなどもあります。

まず砂糖や乳製品、お酒を摂りすぎているのであればいったんお休みを。そのうえで、腸内環境を整えるために必要なたんぱく質、ビタミンA、D、亜鉛、食物繊維、発酵食品を体調に合わせて取り入れていきましょう。

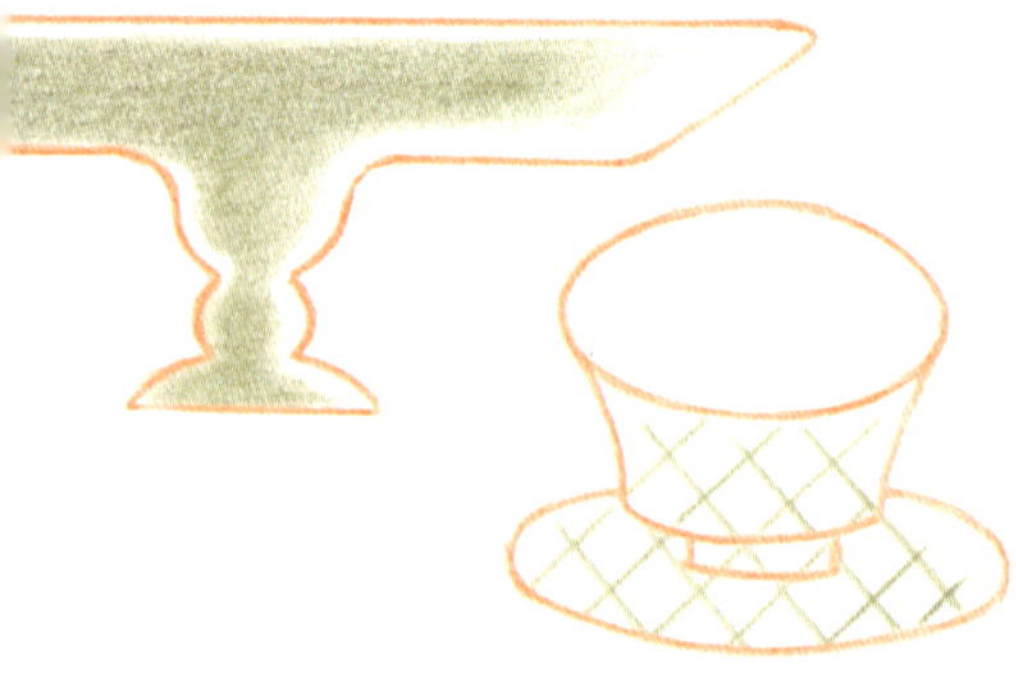

きょうの処方せん

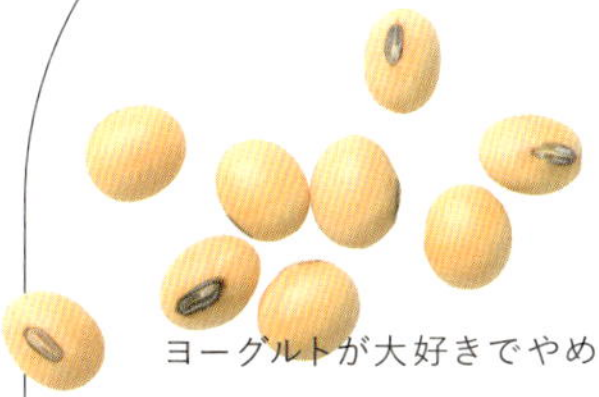

回復アイテム

豆乳ヨーグルト（市販）

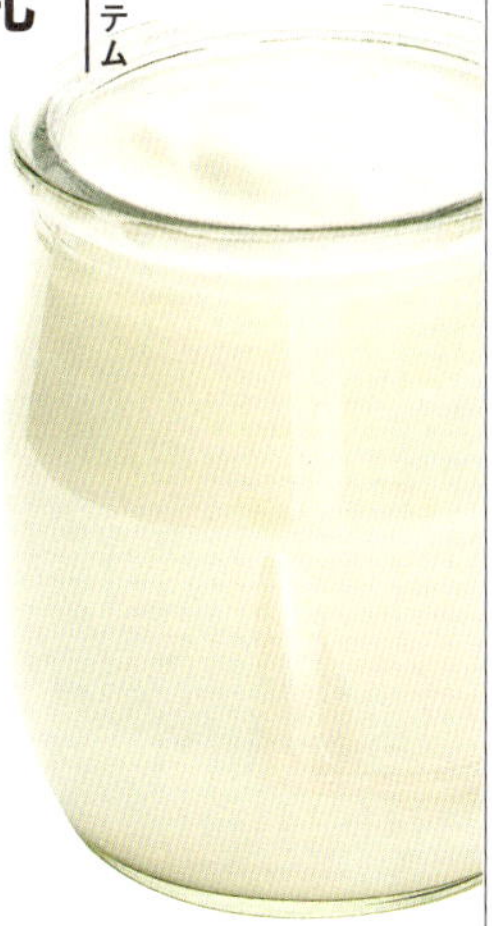

ヨーグルトが大好きでやめられない、けれどお腹の調子はあまりよくない、という女性が意外と多くいます。その場合は、豆乳ヨーグルトに変更するのも1つの手です。豆乳だと腸を荒らす可能性のあるカゼインを含まず、お腹の負担を軽減できますし、マグネシウムの消費も抑えられます。ただ、豆乳でお腹を下す人もいるので自分に合うかを見極めて。

回復アイテム

米粉パン

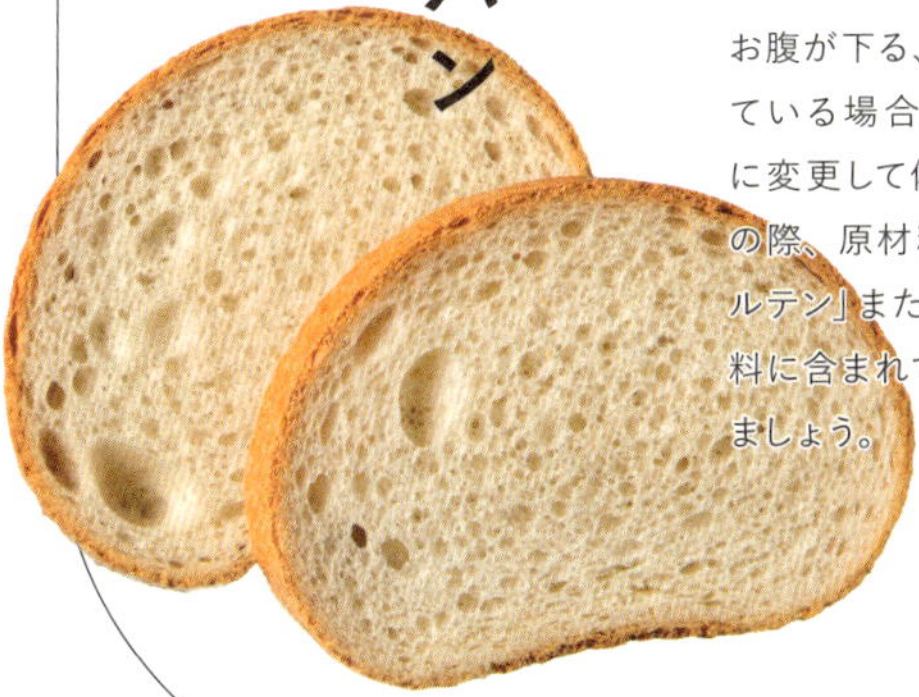

米粉パンの専門店も増え、市販品も多くなったため手軽に手に入るようになってきました。小麦製品を食べるとお腹が下る、または便秘になると感じている場合は、思い切って米粉パンに変更して体調を見てみましょう。その際、原材料表示をチェックして「グルテン」または「小麦たんぱく」が原材料に含まれていないものをチョイスしましょう。

お悩み3

肌トラブル

肌は腸から整える

ビタミンA、D、亜鉛、たんぱく質などが不足し、腸内環境が乱れると肌トラブルに悩まされやすくなります。腸の粘膜細胞のつなぎ目（タイトジャンクション）がゆるくなると、そこから異物や悪玉菌、未消化物などが体内へと侵入。これがニキビのような肌トラブルの原因になります。

また、ビタミンA、Cや亜鉛が不足すると乾燥肌になります。そのほか、かかとのガサガサや指のひび割れに悩まされることも。たんぱく質だけではなく緑黄色野菜もしっかりと組み合わせて、腸や肌を労わっていきましょう。

腸は外敵の侵入を防いでいる

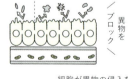

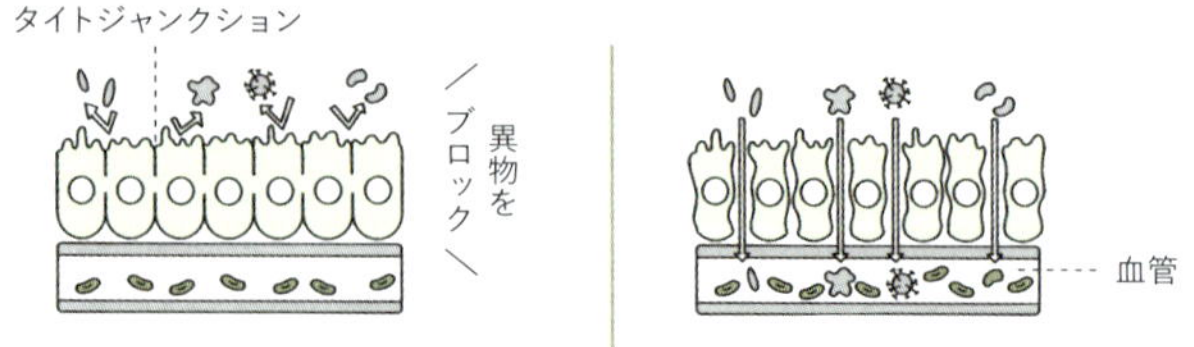

正常な腸 細胞が異物の侵入をブロックしている。

ゆるい腸 細胞間の隙間から異物が血管内に流れ込む。

きょうの処方せん

βカロテン ＋ カリウム ＋ ビタミンC

回復アイテム ケール

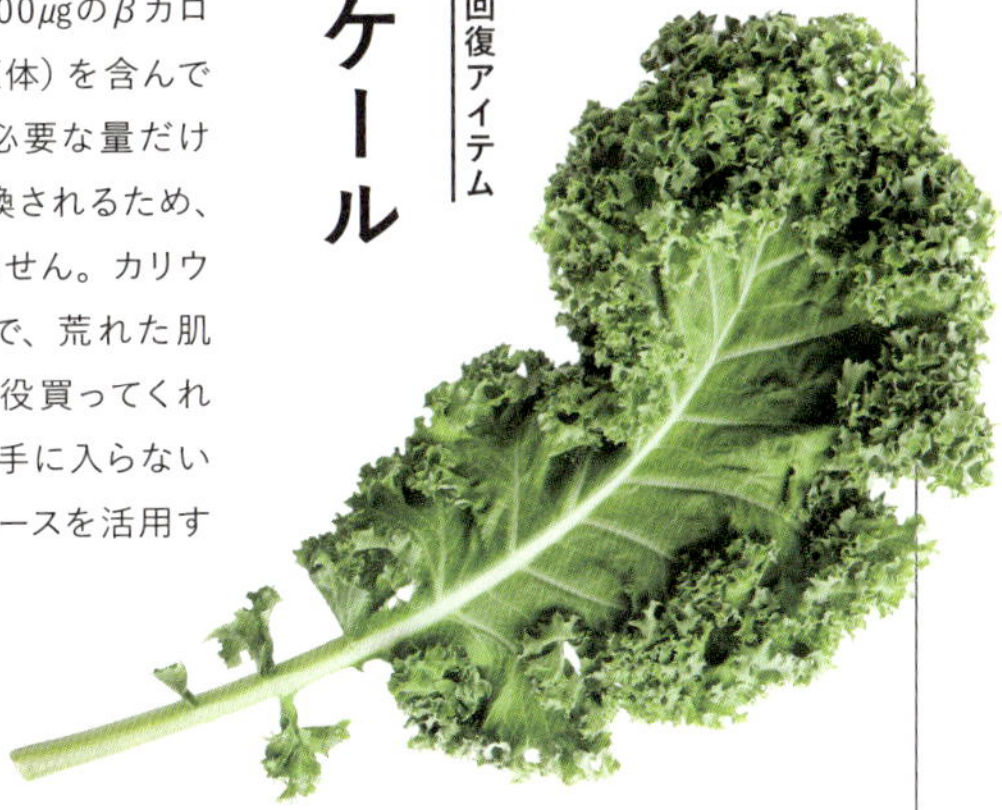

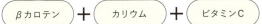

ケールは100g中に2900μgのβカロテン（ビタミンAの前駆体）を含んでいます。βカロテンは必要な量だけ体内でビタミンAに変換されるため、過剰症の心配がありません。カリウムやビタミンCも豊富で、荒れた肌を再生させるために一役買ってくれる食材。生のケールが手に入らないときは青汁や野菜ジュースを活用するのもアリです。

回復アイテム 松の実

鉄 ＋ 亜鉛

松の実は鉄、亜鉛がとても豊富な食材。マグネシウムやビタミンB_1なども含まれているため、肌トラブルだけではなく疲労感のある方や、眠りの質があまりよくないと感じている方にもおすすめの食材です。そのまま食べてもよいですが、すりつぶすとさらに栄養吸収がよくなります。すり鉢やフードプロセッサーでつぶして、和え物やみそ汁のトッピングに活用してください。

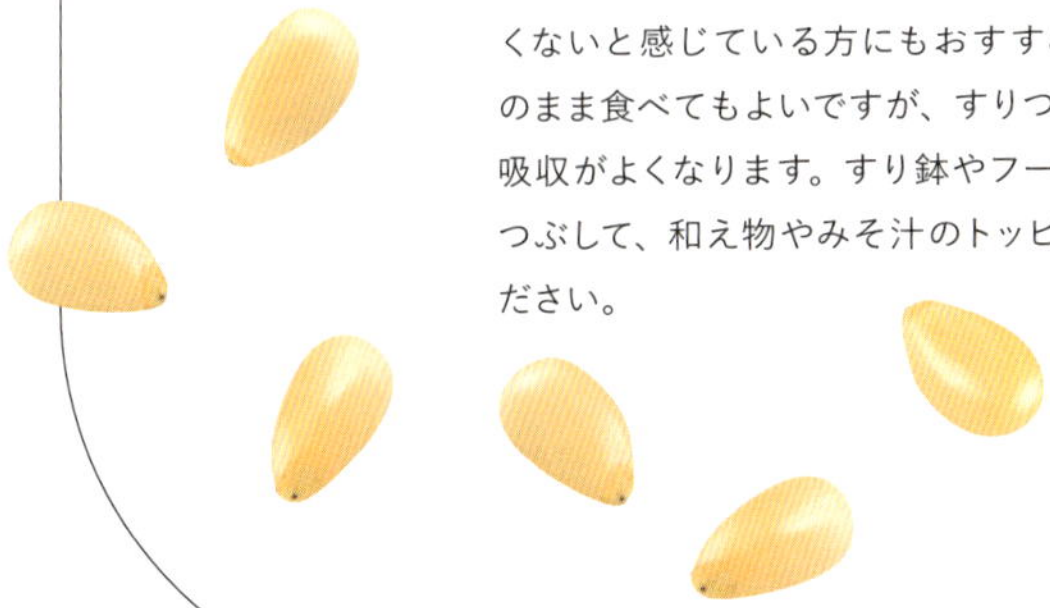

お悩み４

後ろ向き思考（メンタル不調）

ビタミンDは心の栄養

１０２ページで「気分の落ち込みと栄養素」についてお話ししましたが、メンタルと関連する栄養素としてビタミンDも挙げられます。ビタミンDはセロトニンをコントロールする機能があるため、不足すると、うつ症状が出ることがあると言われています。ビタミンDは、LDLコレステロールと紫外線により体内で合成されますが、LDLコレステロール量が少ない場合はうまく合成が進みません。三大栄養素を充足させ、LDLコレステロールが低くなりすぎないようにすることも重要です。また、亜鉛を体内で充足させることがうつ症状改善につながるとの報告もあるため（＊８）、亜鉛食材を日常的に活用することもおすすめです。

ビタミンDは体の中で作られる

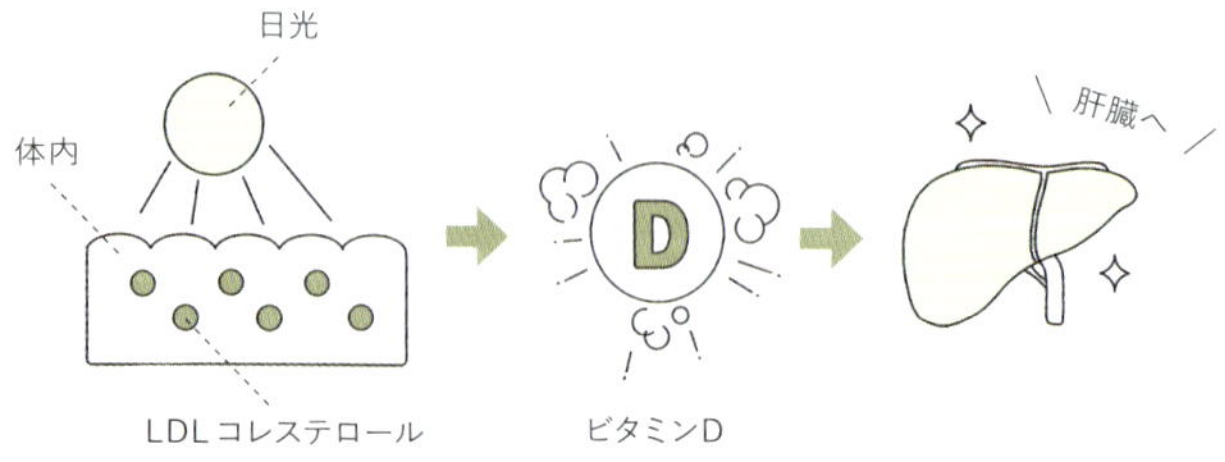

きょうの処方せん

いわしの下処理不要で簡単にできる！

〈作り方〉

野菜鍋なら、いわし水煮缶と家にある野菜をたっぷり鍋に入れ、しょうゆベースで味を調えるだけ。1品で栄養バランスばっちりな主菜が完成。

回復アイテム

いわし缶の野菜鍋＆みそ汁

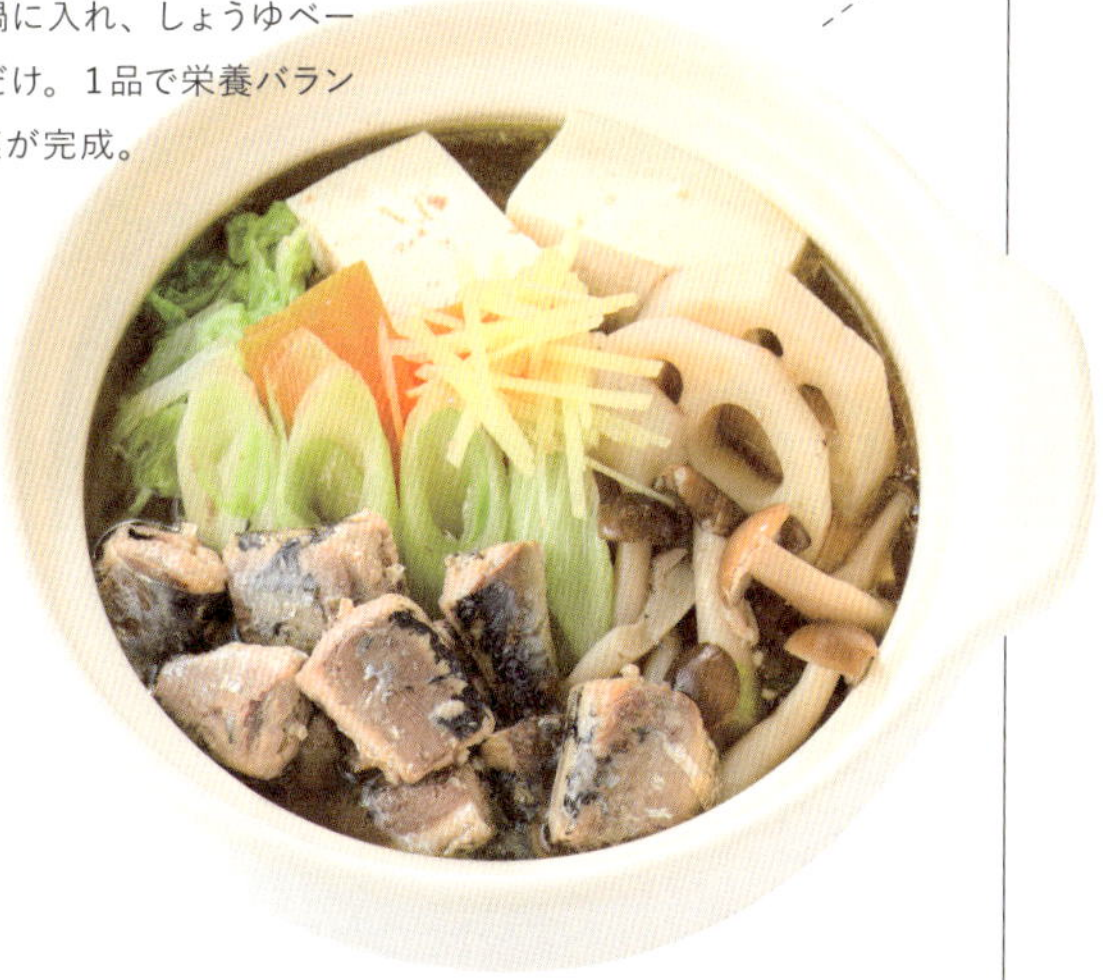

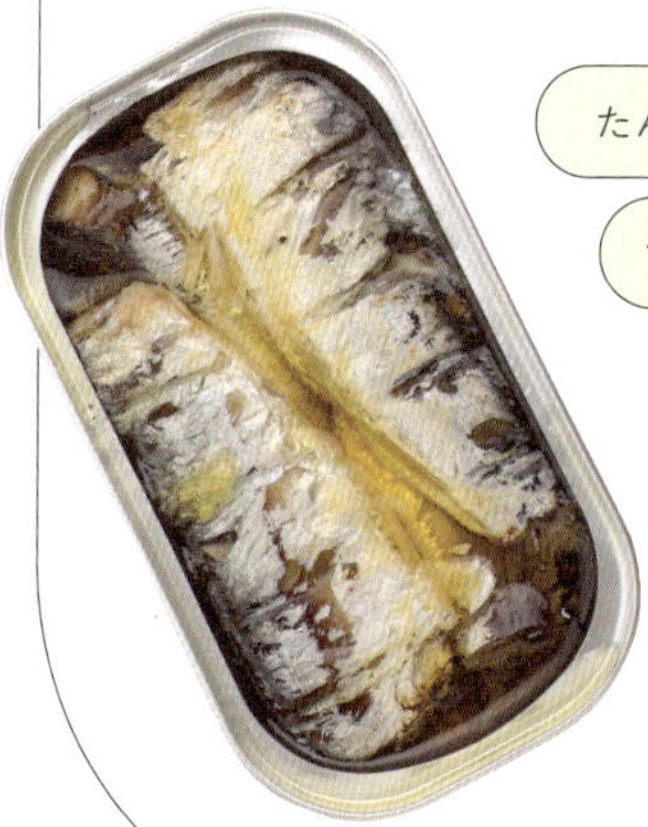

たんぱく質 ＋ カルシウム ＋ マグネシウム ＋ ビタミンD

いわしはたんぱく質にカルシウム、マグネシウムやビタミンDなどを含む優秀食材。私も頻繁に活用しています。いわし料理はなんだか難しいイメージがありますが、いつも作っているみそ汁に、いわし缶を入れて煮込むだけでもOKです。

サーモンアボカド丼

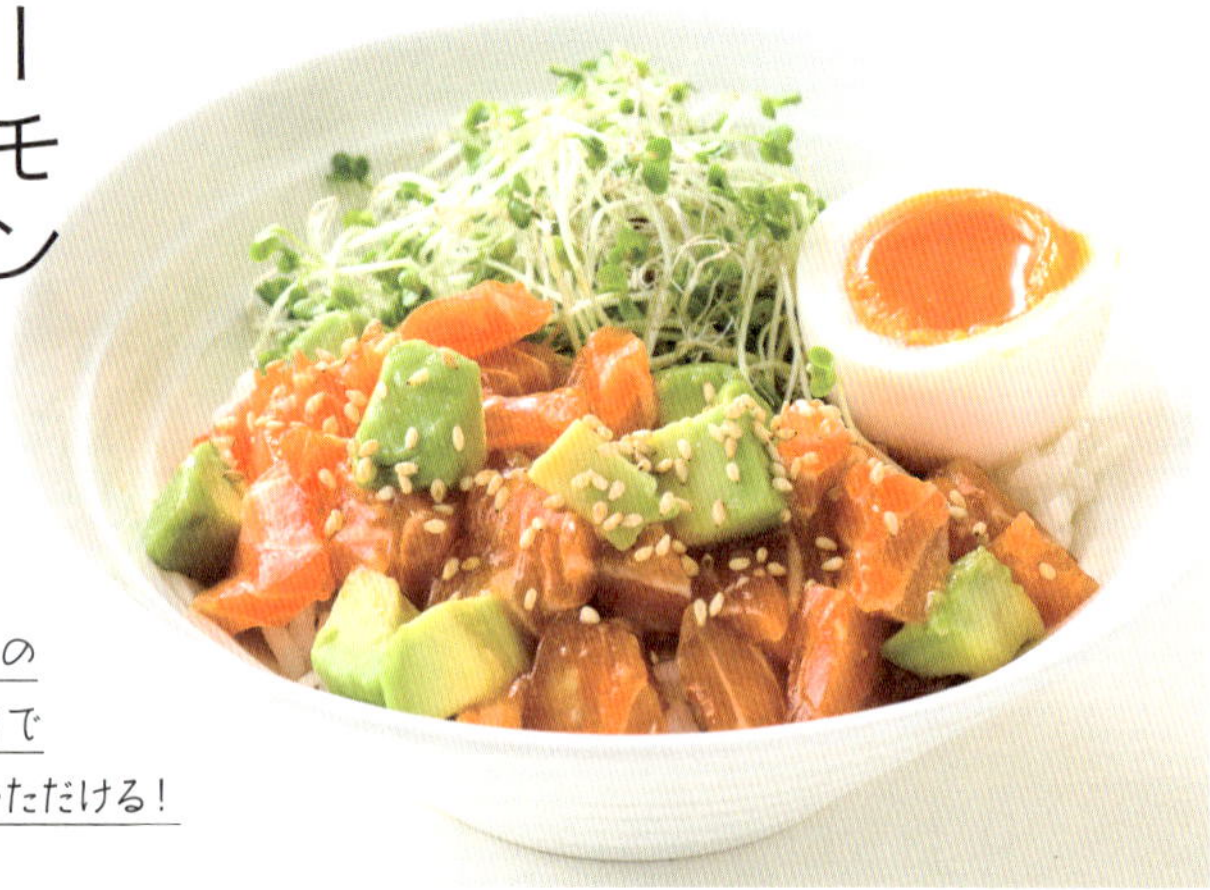

スプラウトの
食感と香りで
さっぱりいただける！

材料（4人分）

温かいごはん … 150g×4杯
サーモンサク … 約220g
アボカド … 1個
半熟ゆで卵 … 2個
白炒りごま … 適量
スプラウト … 適量

調味料A

しょうゆ … 大さじ1
みりん※ … 大さじ1/2
わさび … 少々

※お子さまや妊娠中の方、お酒が弱い方はみりんを一度火にかけてアルコールを飛ばしてから使用する

作り方

1 サーモンのサクはサイコロ状に切る。アボカドは種と皮を取り、サイコロ状に切る。スプラウトは根を切り落とす。ゆで卵は半分に切る。

2 ボウルにサーモン、アボカド、**A**を入れて和える。

3 ごはんを器に盛り、上(もしくは横)に**2**を盛り付ける。スプラウトをあしらって炒りごまを振り、ゆで卵を1/2個ずつ添えて完成。

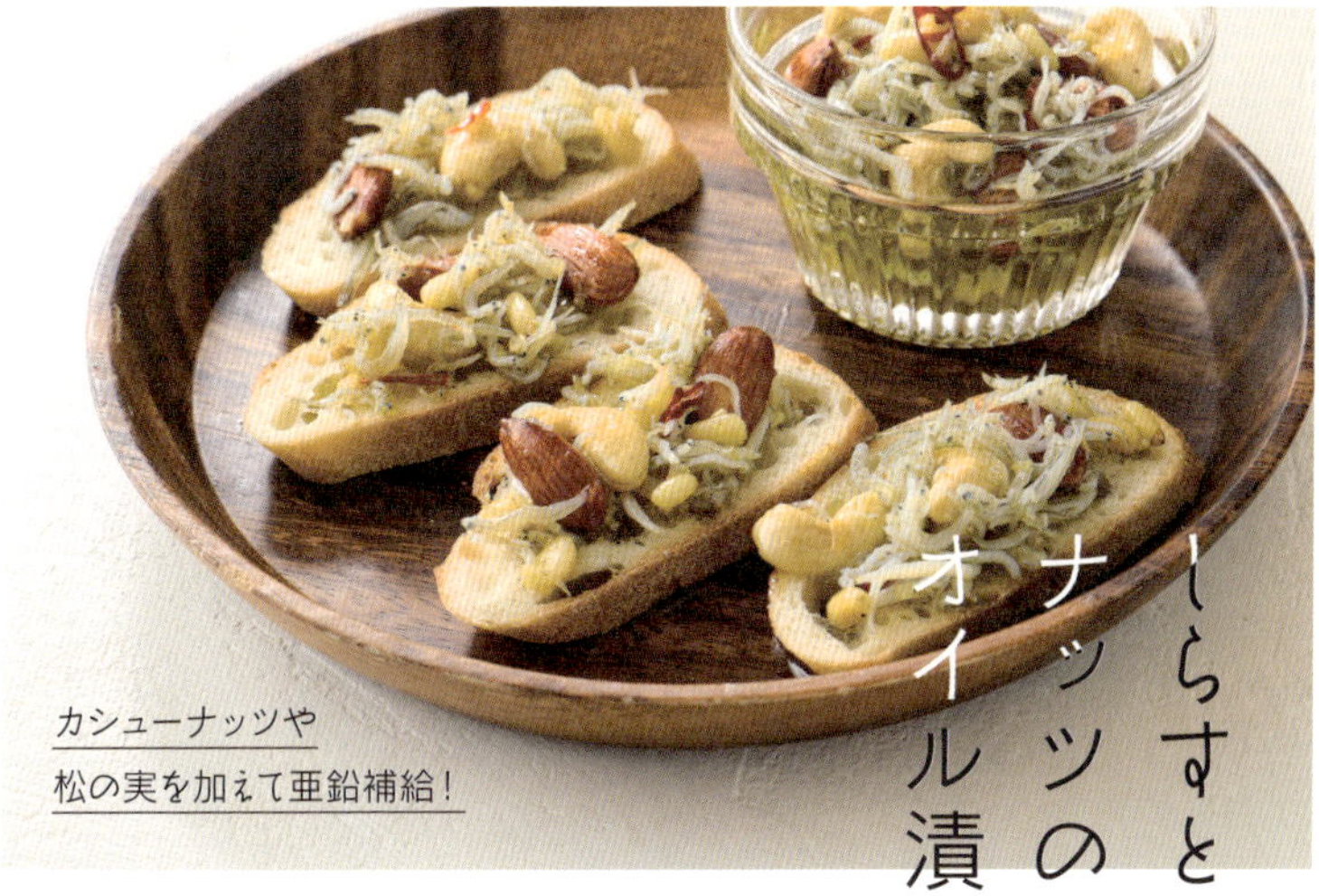

しらすとナッツのオイル漬け

材料（作りやすい分量）

しらす干し … 60g

カシューナッツ、
松の実、
アーモンド … 計30g

にんにく … 1片

赤唐辛子（輪切り）
… 3〜4切れ（好みで）

オリーブオイル … 100ml

作り方

1. にんにくは芽を取り、みじん切りにする。
2. 小鍋にオリーブオイル、にんにくを入れて中弱火にかける。香りが立ち「ジュー」と音がしてきたら弱火にして1〜2分加熱する。
3. **2**にしらす干しとナッツ類、赤唐辛子を加えて2〜3分弱火で加熱する。
4. **3**を煮沸消毒した瓶に移し、しらすがオイルに浸かるように沈めてふたをする。バゲットにのせる、サラダや焼き野菜にトッピングしていただくと◎（保存期間は冷蔵で1週間ほど）。

柑橘ドレッシングのマリネサラダ

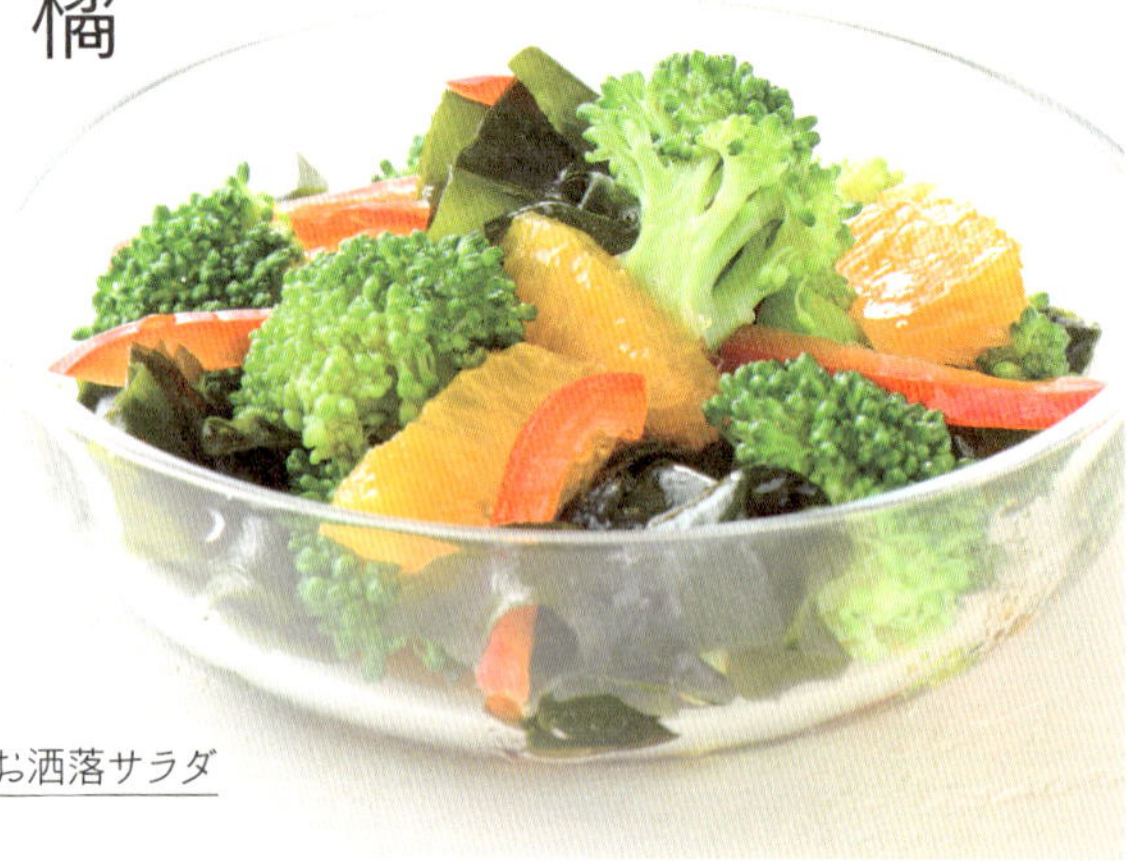

ちょっと大人なお洒落サラダ

材料（小鉢3〜4人分）

ブロッコリー … 1/3株
（100g程度、小松菜、
ほうれん草でも可）

赤パプリカ … 1/4個

塩蔵わかめ … 15g

柑橘ドレッシング

オレンジ … 100g
（みかんでも可）

しょうゆ … 大さじ1

オリーブオイル … 大さじ1

塩 … 適量

こしょう … 適量

作り方

1 わかめは水洗いし、水に浸けて塩抜きをして食べやすい長さに切る。

2 赤パプリカは種を取り、横半分に切ってから縦の薄切りにする。ブロッコリーは小房に分け、熱湯で1分半〜2分ほど塩ゆでする。

3 ドレッシングを作る。オレンジの皮と薄皮をむき、適度な大きさに実をほぐしてボウルに入れる。しょうゆ、オリーブオイル、塩、こしょうを加えてかき混ぜる。

4 **3**に**1**、**2**を入れて混ぜ合わせる。冷蔵庫で最低1時間漬ける。

自家製いくらのしょうゆ漬け

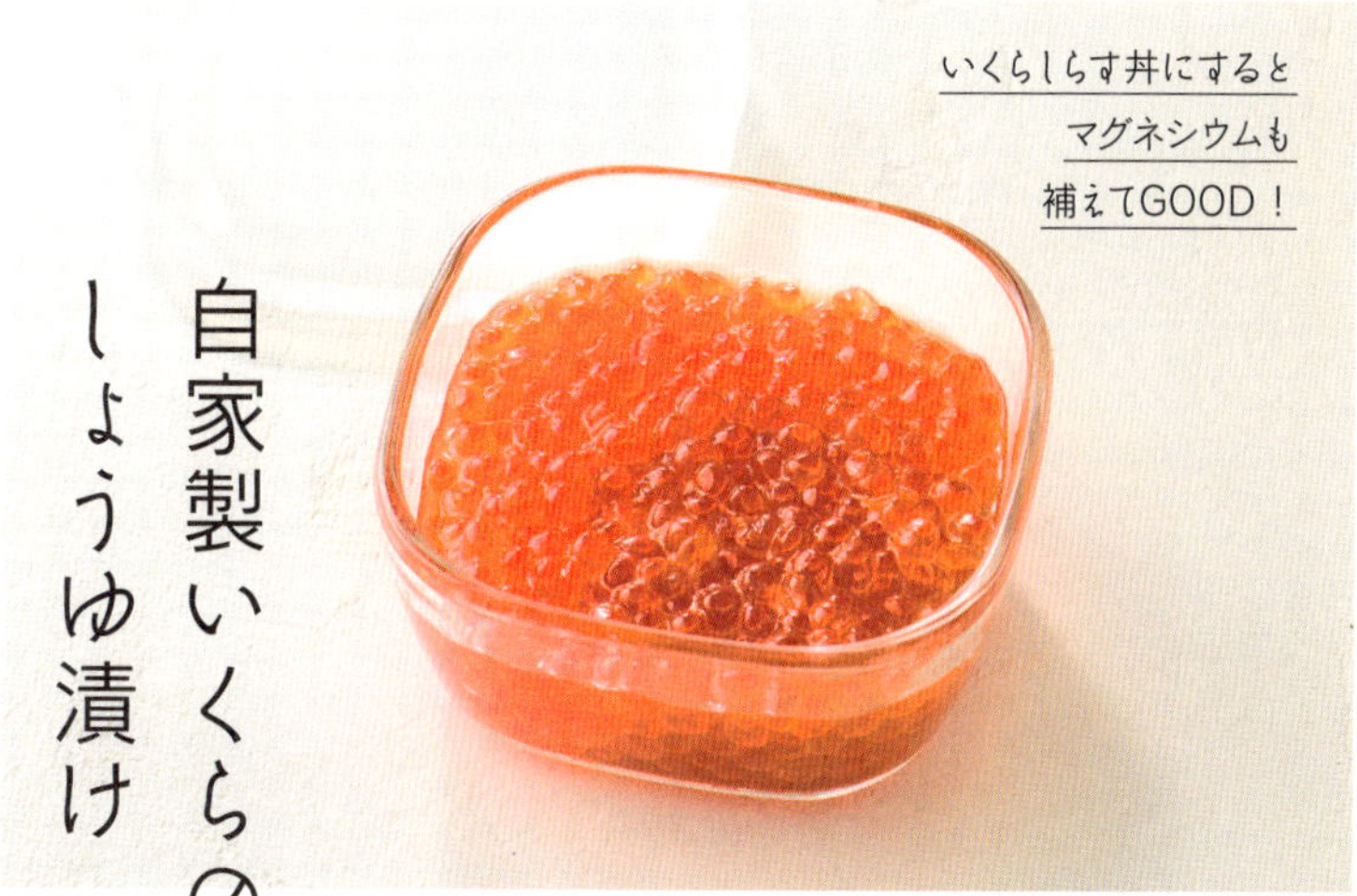
いくらしらす丼にすると
マグネシウムも
補えてGOOD！

材料（作りやすい分量）

いくら（すじこ）… 1本（150～200g）

ぬるま湯（40度程度）… 1ℓ

塩 … 大さじ1/ 2

調味料A

しょうゆ … 大さじ2

みりん … 小さじ1

酒、水 … 各大さじ1/2

作り方

1 **A**をすべて鍋に入れ、軽く沸騰させて火を止める。

2 別の鍋にぬるま湯と塩を入れ、塩を溶かす。

3 ボウルに**2**を1/4量入れ、いくらを浸ける。膜から卵を取り出し、ボウルの中でやさしく卵を洗い、膜や血合いを洗い落とす。水を捨て、**2**の1/4量を入れてもう一度洗う。**2**がなくなるまで繰り返す。ざるに卵をとって水けを切り、密閉容器に移す。**1**を加えて3時間ほど漬ける（保存期間は冷蔵庫で1週間）。

体がちがちタイプ

マグネシウム カルシウム がアンバランス

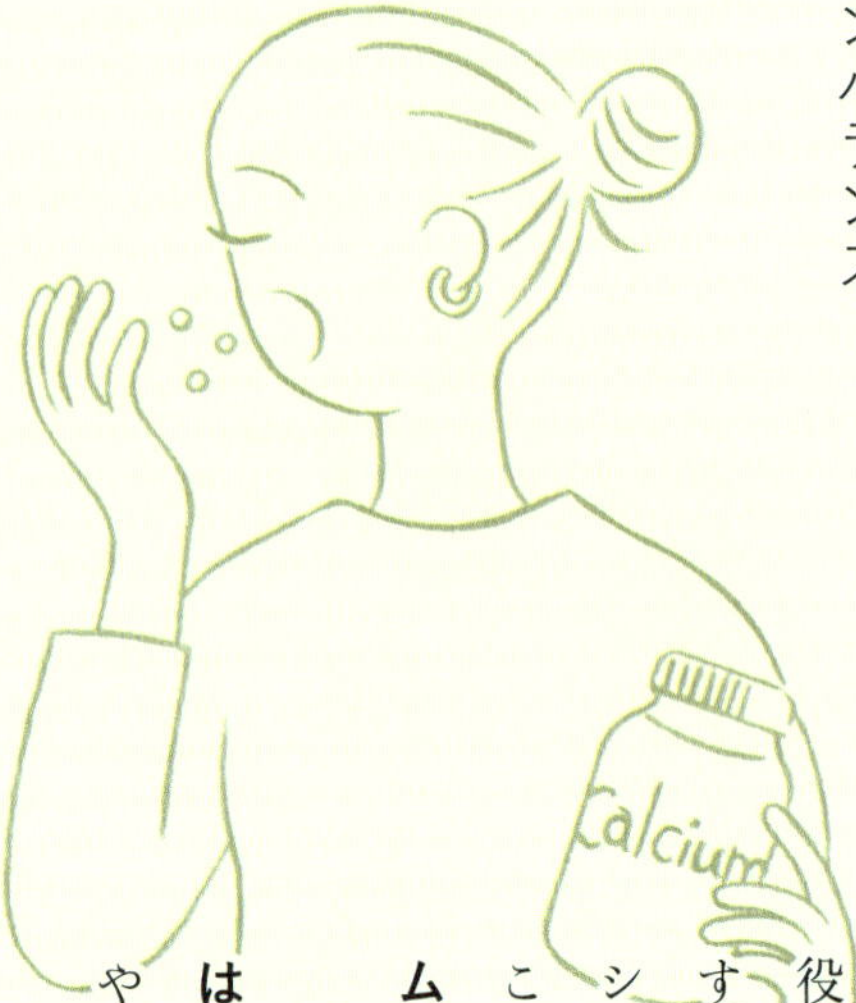

体の緊張は栄養補給でほぐせる

疲れたら顔がピクピク痙攣《けいれん》する、こむら返り、体のあちこちにハリを感じる。こういった筋肉の痙攣、硬直、ハリにはマグネシウムとカルシウムが関わっていることがあります。

マグネシウムは筋肉をゆるめたり縮めたりと調整する役割を持つため、不足すると筋肉の痙攣やハリが起こります。また、カルシウムも筋肉の収縮に必要な栄養素。カルシウム過剰になると筋肉が過剰に収縮し、痙攣やハリを起こします。**筋肉のしなやかさにはマグネシウムとカルシウムのバランスが重要ということです。**

一般に、理想的なマグネシウムとカルシウムの摂取比率は2：1とされていますが、スポーツ選手（部活を含む）やストレスが多い方、飲酒習慣がある方、高たんぱく食を

CHECK!

〈 不調の傾向 〉

- □ 顔がピクピクと痙攣する
- □ こむら返りが起こる（足がつる）
- □ 体中にハリが出る
- □ 首・肩こりがある

〈 こんな人は注意 〉

- □ カルシウム摂取ばかり気にかけている
- □ 仕事、家事、育児、介護などでストレス過多
- □ 責任感が強い
- □ 人を頼れない

実施している方などはマグネシウムの消費量が多いため、多めのマグネシウム摂取が必要であることも。

骨粗しょう症対策でカルシウムの摂取を心がけている方も多くいらっしゃると思いますが、骨を強くするにはカルシウムだけでなくマグネシウムも重要です。カルシウムサプリメントの摂取でカルシウムが過剰になると心疾患リスクが上がるという報告もあります（＊9）。**カルシウムを補給するときにはマグネシウムもセットにするようにしましょう。**

マグネシウムはストレスで容易に枯渇します。仕事・家事・育児・介護などを1人で頑張っている人は、できる限り「お願い」「助けて」と周りに頼りながら自分の負担を軽くして、マグネシウムの消費量を抑えましょう。責任感が強い方ほど難しいかもしれませんが、守りたい大切なものがあるならば、まず自分を労わることが先決だと私は考えています。

お悩み

生理痛がひどい

痛みはマグネシウム補給でやわらぐ

ひどい生理痛は子宮筋腫などの疾患が隠れていることがあるので、まずは産婦人科での診察が必要です。

特に異常がない場合、マグネシウム不足の解消によって生理痛が軽くなることがあります。マグネシウムが不足すると筋肉が硬直しやすくなって子宮の伸び縮みもしにくくなり、生理痛が発生することがあります。耐えられない生理痛をお持ちの方は、試しに次の月経までマグネシウムを多く消費しやすい砂糖やカフェイン、乳製品をいったん控えてみて。そのうえで、大豆製品や海藻、青菜類などでマグネシウムを意識的に補給しましょう。

筋肉の伸び縮みにも栄養が関わっている

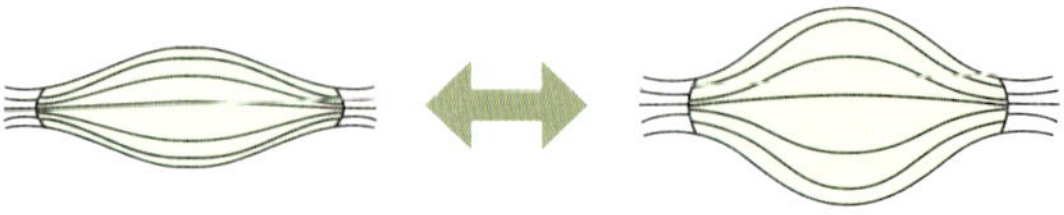

カルシウム
筋肉を収縮させる

マグネシウム
筋肉を弛緩させる

きょうの処方せん

回復アイテム あおさのみそ汁

マグネシウム

マグネシウムの含有量がダントツで多いのがあおさ。マグネシウム補給として毎日活用したい食材です。あおさと豆腐、煮干しを煮込んだみそ汁はマグネシウムがたっぷりと摂れる簡単料理。煮干しは粉末状のだしを使用してもよいですが、そのまま食べる用に売られている煮干しを使って煮込むと、煮干しの栄養を余すところなくいただくことができます。

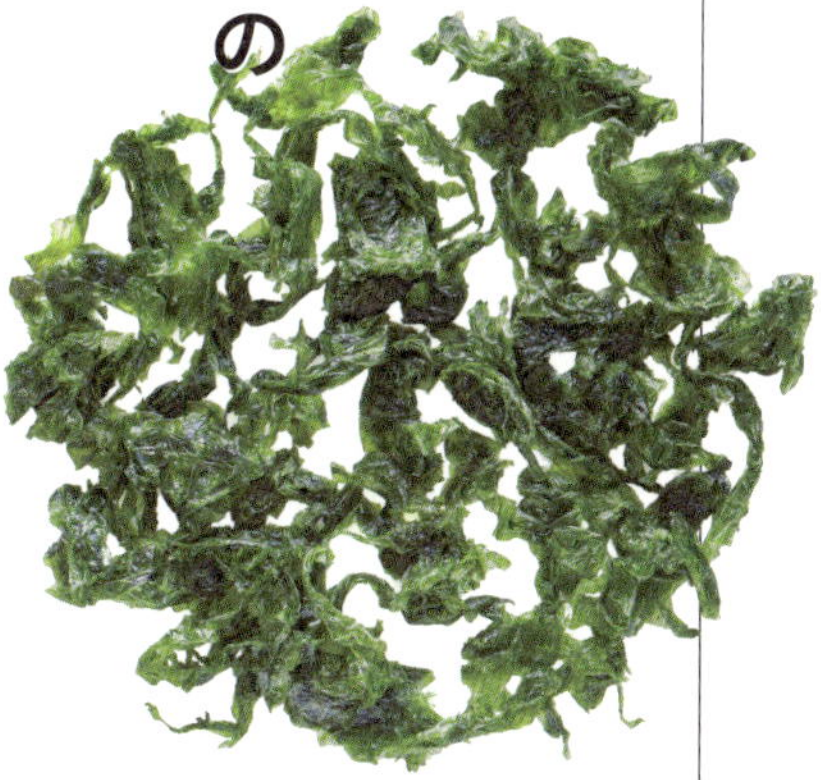

回復アイテム あおさの玉子焼き

卵とあおさの組み合わせは、栄養バランスがよくとてもおすすめ。レシピ通りでも、いつもの玉子焼きにあおさを加えるだけでもOKです。お弁当の1品に加えて手軽にマグネシウム補給をしましょう。

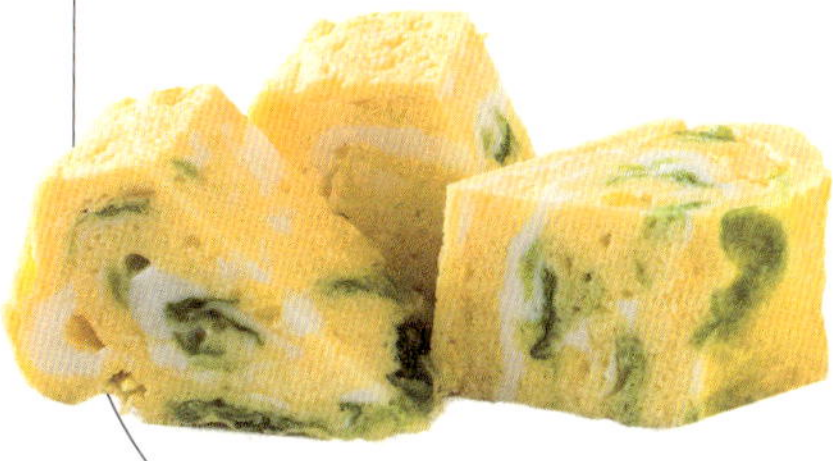

〈作り方〉

卵2個をボウルに割りほぐし、水洗いしたあおさ1つまみ、塩1つまみ、しょうゆ小さじ1、だし適量を入れてよくかき混ぜる。玉子焼き器に油を熱し、卵液を3回に分けて入れ、焼く。

お悩み2

足がつる・まぶたの痙攣《けいれん》

筋肉を伸ばす栄養が足りていない

マグネシウムが不足すると、こむら返りやまぶたの痙攣、疲労感や体のあちこちが痛いといった症状が出ることがあります。

これはマグネシウムが不足することによって筋肉細胞内でカルシウム濃度が上昇し、筋肉の痙攣が起こることが一因。筋肉も硬直するので血流が悪くなり、筋肉疲労も感じやすくなります。

マグネシウムは炎症反応を調整する役割も持っているため、マグネシウム不足が続くと「足が何度もつる＆疲労感＆体のあちこちが痛い」というトリプルパンチに悩まされることがあります。

マグネシウムは皮膚からも吸収できる

マグネシウムを含む温泉

- 旭岳温泉
- 黒川温泉
- 高山温泉
- 箱根強羅温泉
- 修善寺温泉

など

マグネシウムは経皮吸収が可能な栄養素。お疲れ気味ならぜひ温泉に足を運んで。自宅で硫酸マグネシウムや塩化マグネシウム入りのバスソルトを使っても◎。

きょうの処方せん

マグネシウム

回復アイテム

カシューナッツ

カシューナッツにはマグネシウムが比較的多く含まれています。カルシウムとのバランスもよく、効率よくマグネシウムを補給することができます。ミックスナッツの中にもカシューナッツが含まれている商品が多数あり、コンビニやスーパーなどで手軽に購入できるのも大きなメリットです。

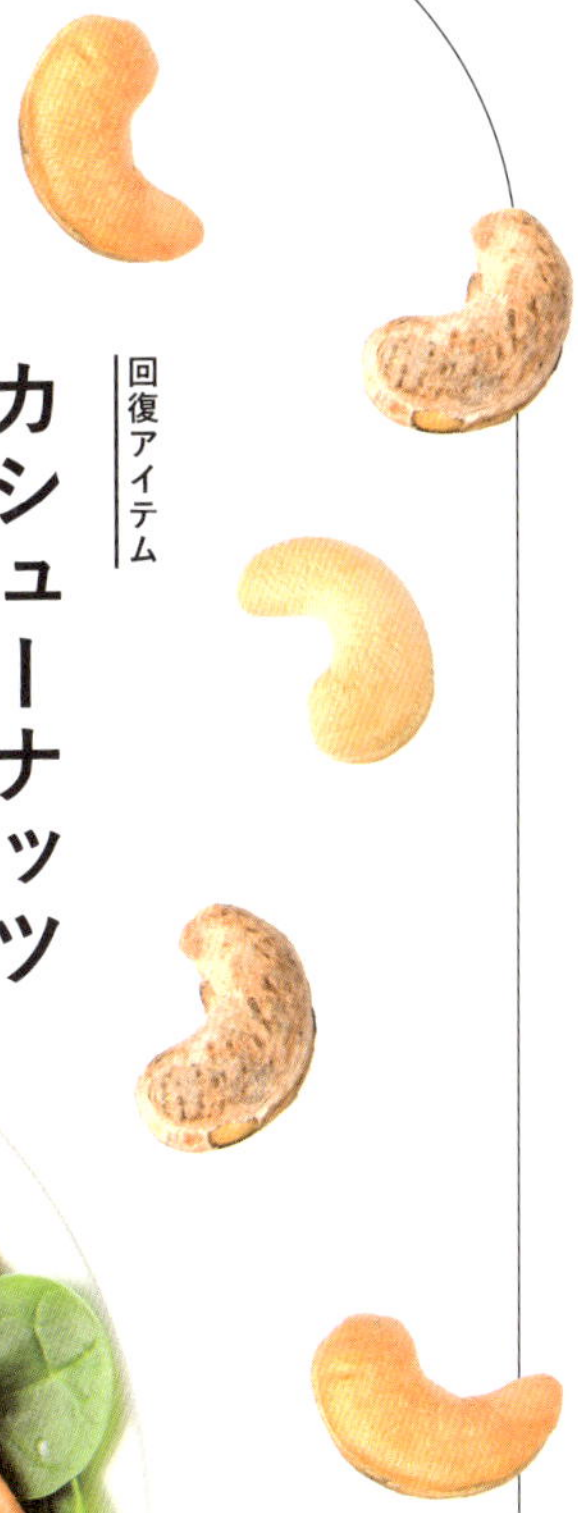

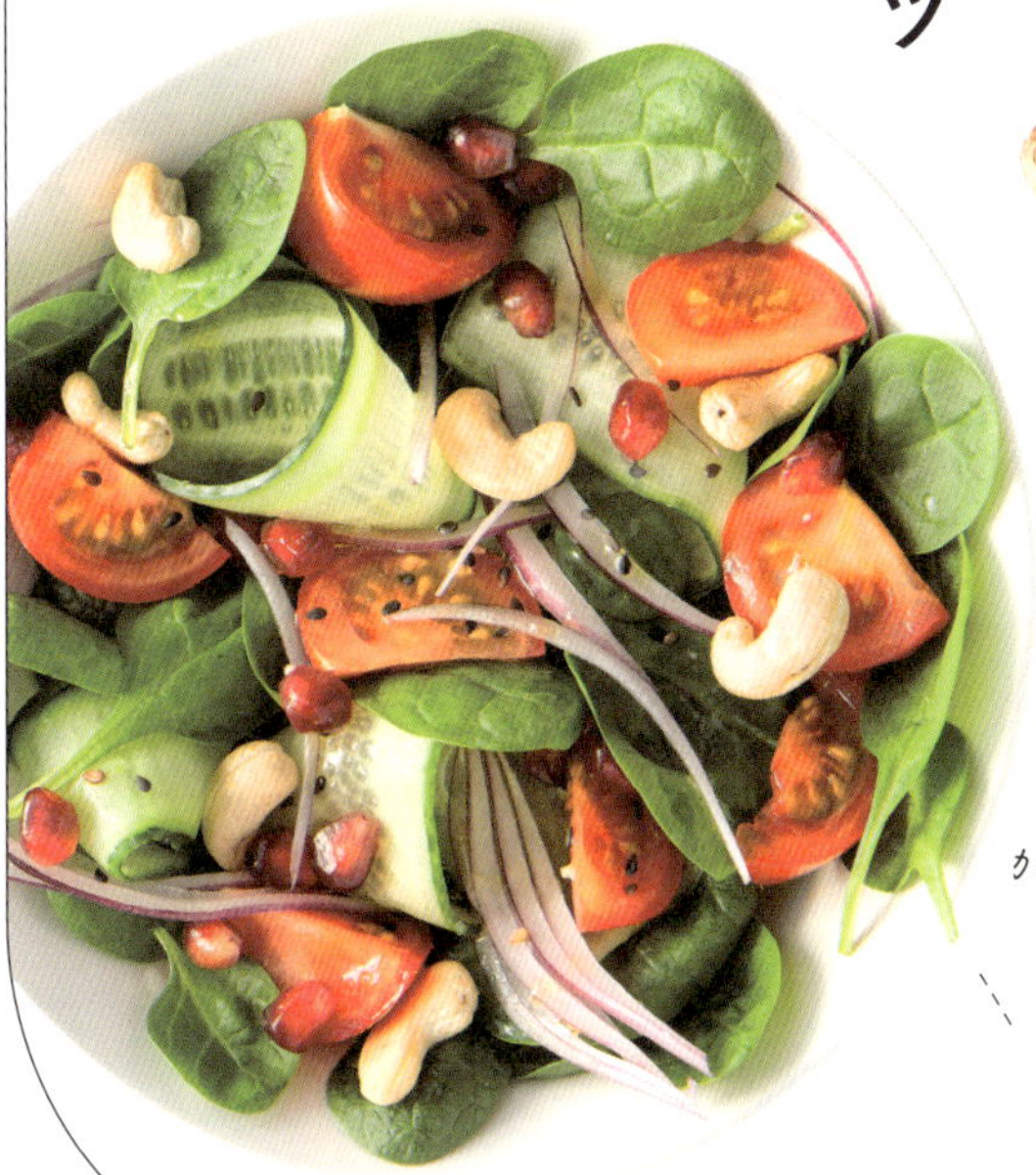

サラダにかけるだけでもおいしい

お悩み3

骨密度低下

骨の中身を作るのはたんぱく質

日本人女性の骨粗しょう症は増加傾向にあると言われています。健康診断で、骨密度が年齢平均より低いと指摘された方もいらっしゃるかもしれません。「骨を強くする＝カルシウム」というイメージがありますが、カルシウムは骨のフレームの主成分であり、骨の中身の主成分はコラーゲン（たんぱく質）です。つまり骨密度を上げるためには、たんぱく質も大切なのです。また、骨を作るためにはマグネシウム、ビタミンC、Dなどの栄養素も必要なので、乳製品だけに頼らず魚介類や野菜、果物も積極的に摂取しましょう。骨は3～5年で生まれ変わりますから、いつからでも強化できます。コツコツ食べて強い骨を目指しましょう。

骨の中身はたんぱく質

骨強度 ＝ 骨密度（カルシウム・マグネシウム） ＋ 骨質（たんぱく質）

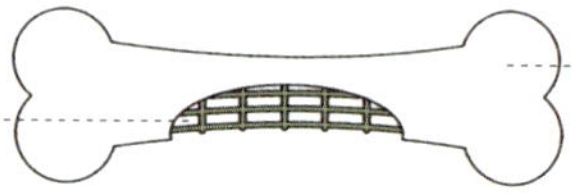

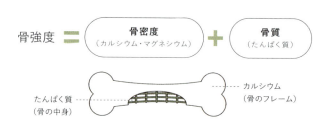

きょうの処方せん

カルシウム ＋ マグネシウム ＋ ビタミンD

回復アイテム

アーモンドフィッシュ

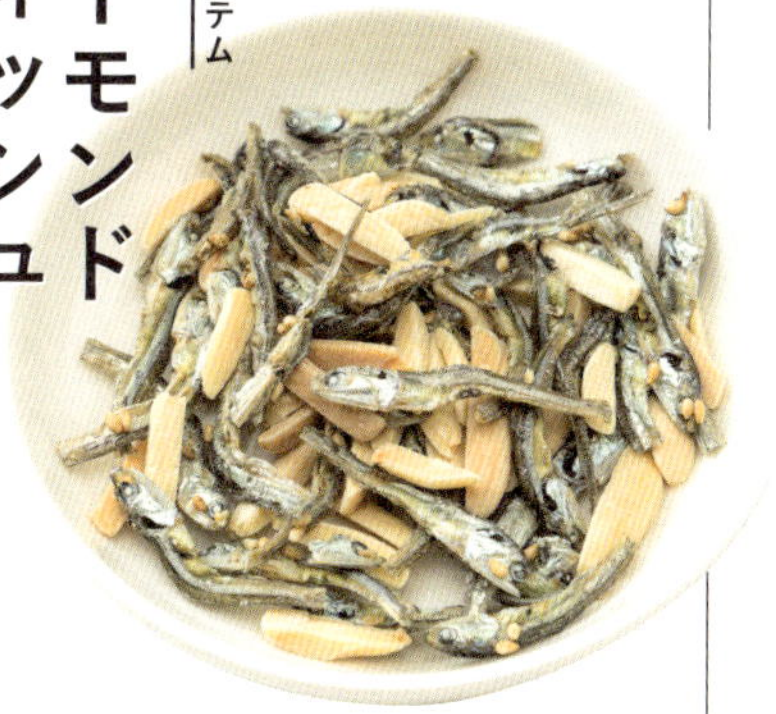

小魚（カタクチイワシ）はカルシウムをはじめ、マグネシウム、ビタミンDも豊富に含む、おすすめの食材。アーモンドもマグネシウムが豊富で、カリウムやカルシウム、ビタミンEやたんぱく質も含みます。成長期のお子さんの栄養補給だけではなく、骨密度が気になる女性のおやつにぜひ常備して。

回復アイテム

ゼラチン

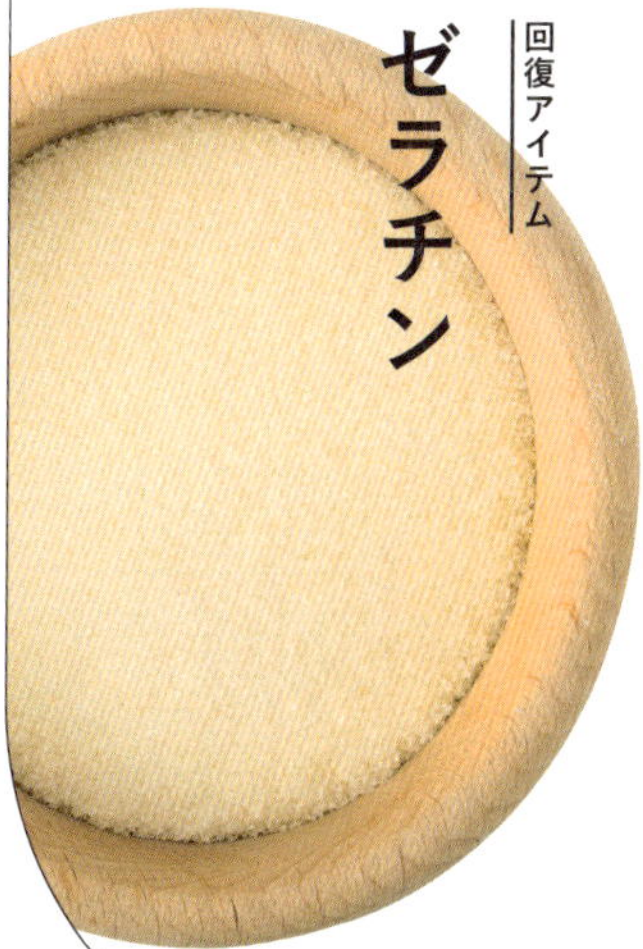

たんぱく質

ゼラチンはコラーゲンを煮出したもの。昔は、「コラーゲンを摂っても体内でコラーゲンとして使われない」と言われていました。でも現在は、一部がコラーゲンペプチドの状態で吸収されることがわかっています。高齢者の場合、たんぱく質摂取が進まないことがありますが、ゼラチンをふやかしてみそ汁やスープに入れ、コラーゲン（たんぱく質）を少しでも摂取することをおすすめします。

いわしと豆腐のみそ汁

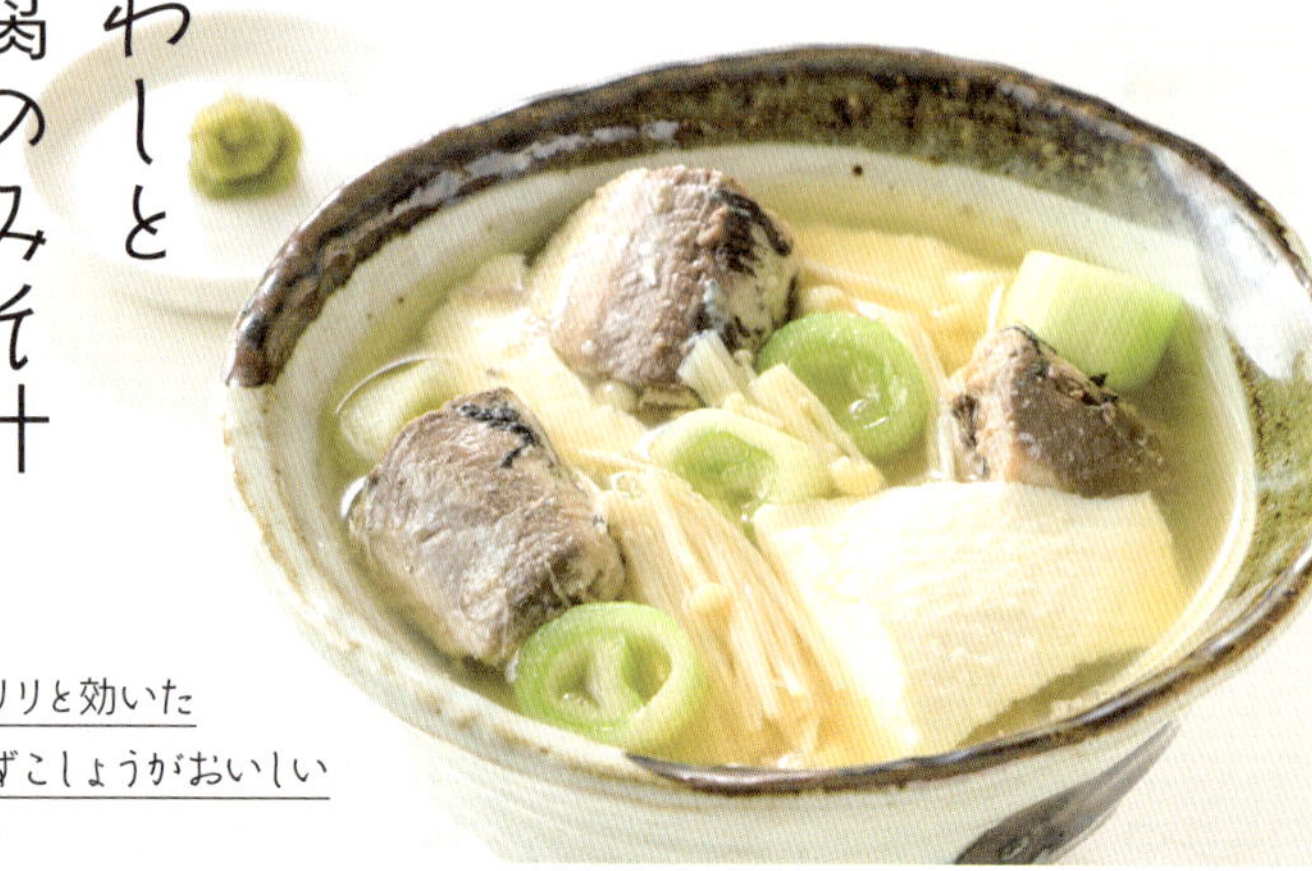

ピリリと効いた
ゆずこしょうがおいしい

材料（3～4人分）

いわし缶 … 1缶
絹ごし豆腐 … 150g
白ネギ … 1本
えのきたけ … 50g
みりん … 大さじ1
みそ … 45～60g程度
（塩分により加減）
だし … 500ml～
ゆずこしょう … 好みで

作り方

1 えのきは食べやすい長さに切り、白ネギは1cm幅に切る。豆腐はスプーンで一口大にすくう。

2 鍋にえのき、白ネギ、豆腐、だしを入れ、火にかける。沸騰したらいわし缶、みりん、みそを入れてふたをし、5分ほど中弱火で煮込む。

3 味をみて、だしやみそで味を調え器に盛る。好みでゆずこしょうを添える。

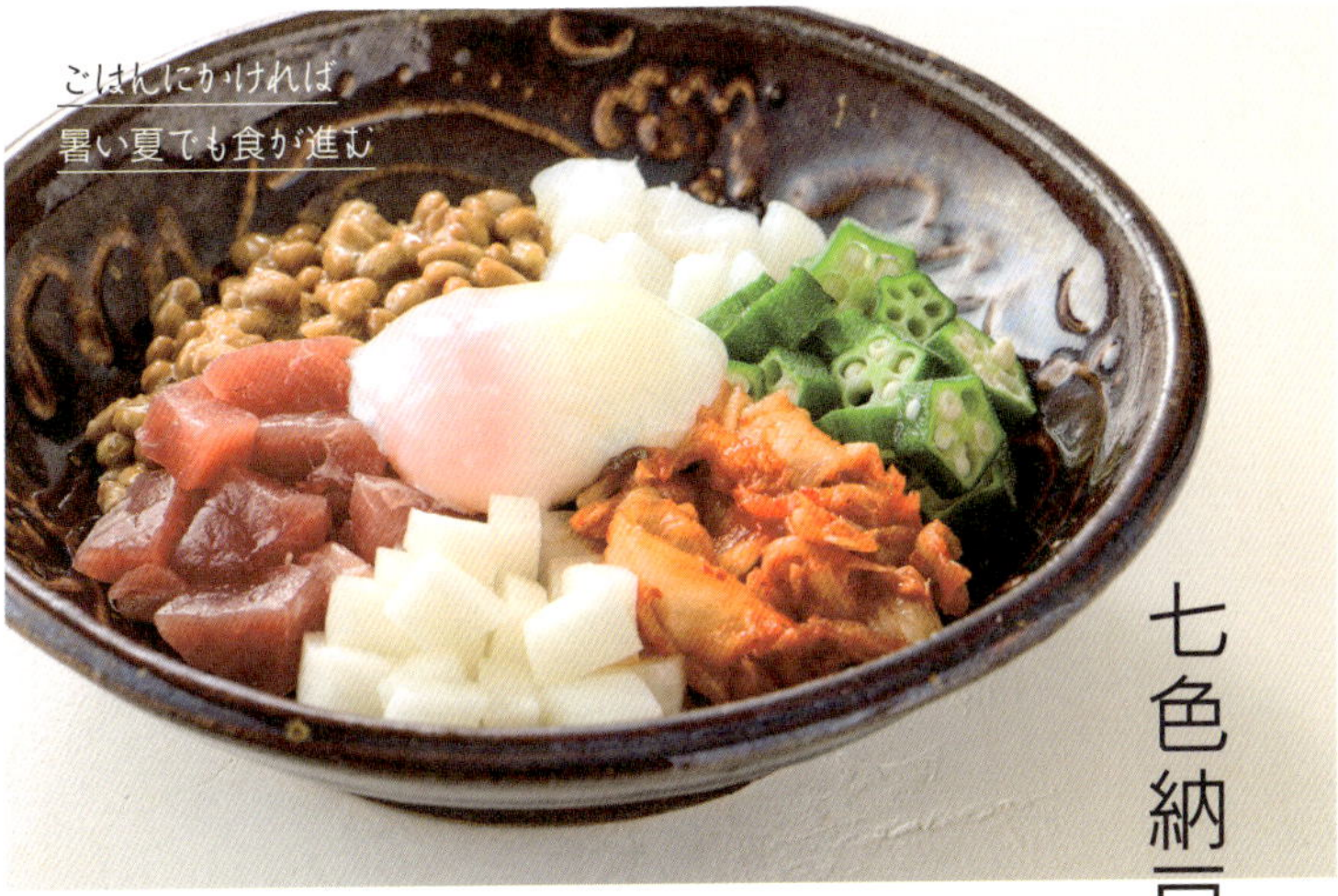

七色納豆

材料（3〜4人分）

納豆 … 3パック

まぐろ刺身 … 100g程度
（サーモンでも可）

イカ刺身 … 100g程度

オクラ … 1パック（8本程度）

長芋や大根の
ぬか漬け … 適量

キムチ … 100g

温泉卵 … 3〜4個

しょうゆ … 適量

作り方

1 まぐろとイカの刺身、ぬか漬けを食べやすい大きさに切る。

2 オクラはガクをとって塩を振り、板ずりにしてから小口切りにする。鍋に湯を沸かし1分程度ゆで、ざるにあげる。

3 皿に納豆、刺身、オクラ、ぬか漬け、キムチを放射線状に盛り付け、中央に温泉卵を落とす。

4 食べる直前にすべてを混ぜ合わせて、しょうゆを回しかけていただく。

パリパリわかめ

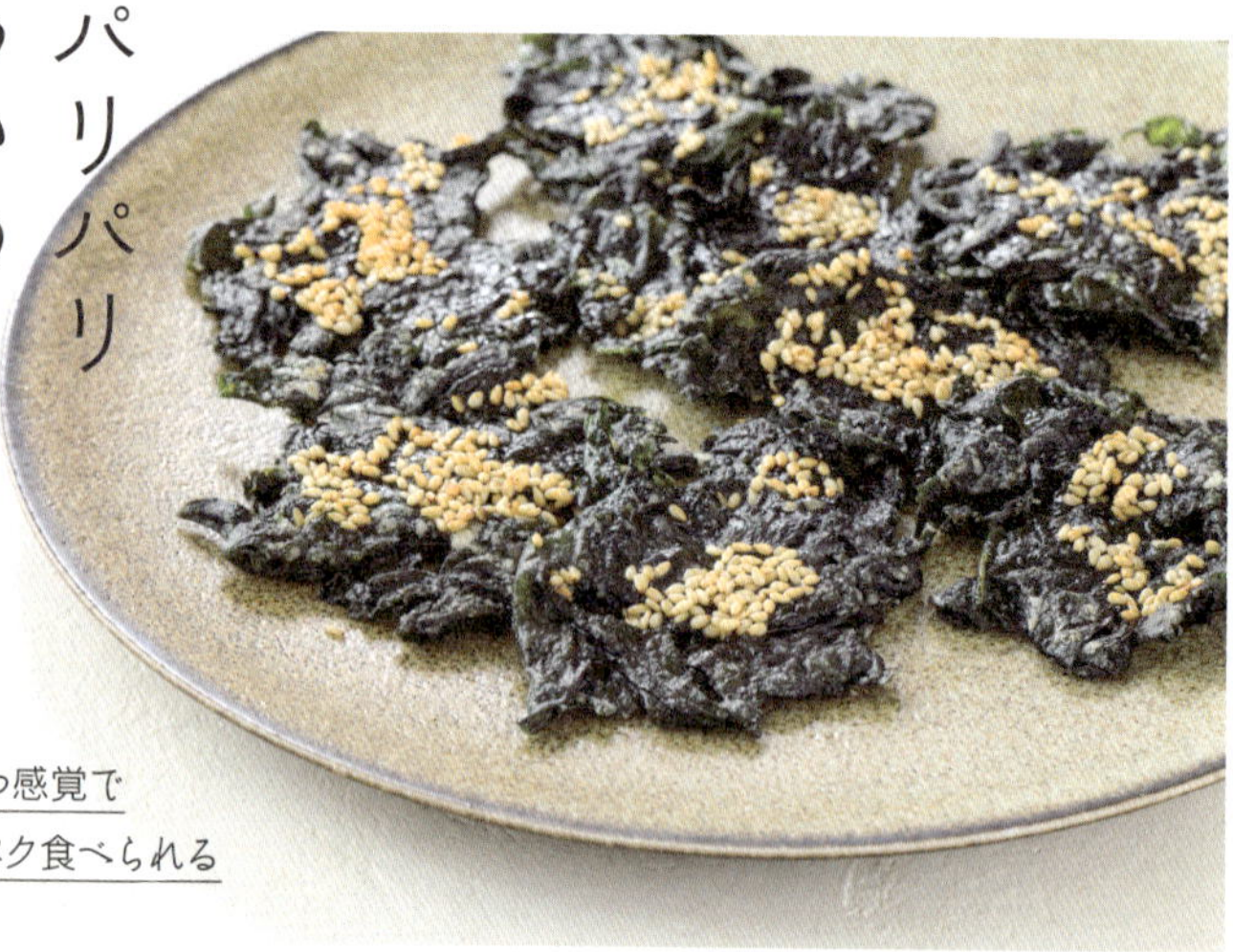

おやつ感覚で
パクパク食べられる

材料（作りやすい分量）

乾燥カットわかめ … 15g
片栗粉 … 大さじ2
ごま油 … 大さじ2

調味料A

砂糖 … 大さじ1/2
みりん … 大さじ2
塩 … 1つまみ
白炒りごま … 大さじ1

作り方

1 Aを混ぜ合わせておく。

2 わかめを水で戻し、水けをしっかりしぼってバットに広げる。片栗粉をわかめにまんべんなくまぶす。

3 フライパンにごま油を中火で熱し、2をさいばしでつまんでフライパンに入れ、食べやすい大きさに薄く広げる（わかめ同士がくっついてもOK）。片面が焼けたら裏返し、さらに1～2分焼く。

4 余分な油を拭き取り、1を回し入れてからめる。きれいなバットにとってパリッとするまで冷ます。

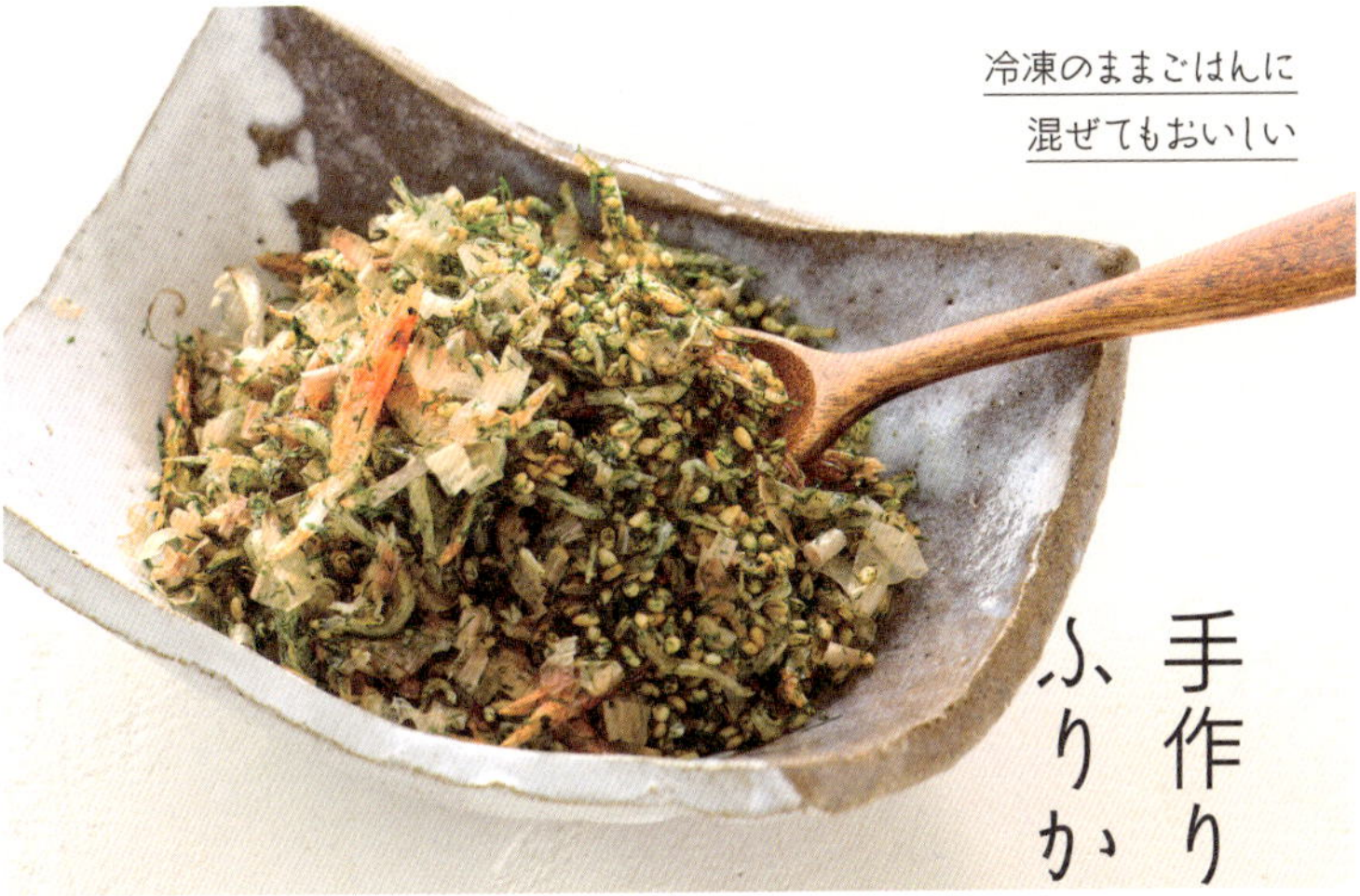

手作りふりかけ

材料（作りやすい分量）

ちりめんじゃこ … 30g
干しエビ（乾燥）… 10g
白炒りごま … 25g
しょうゆ … 小さじ1〜2
ごま油 … 小さじ1
青のり … 大さじ2
かつお節 … 6g
（ミニパック2袋分）

作り方

1 ちりめんじゃこと干しエビ、ごまを鍋に入れて弱火にかけ、1分ほど乾煎りをする。

2 **1**にしょうゆ、ごま油を回し入れて30秒ほど炒める。

3 火を止めて青のり、かつお節を入れ、混ぜ合わせる（保存期間は冷蔵庫で1週間、小分け冷凍で1か月程度）。

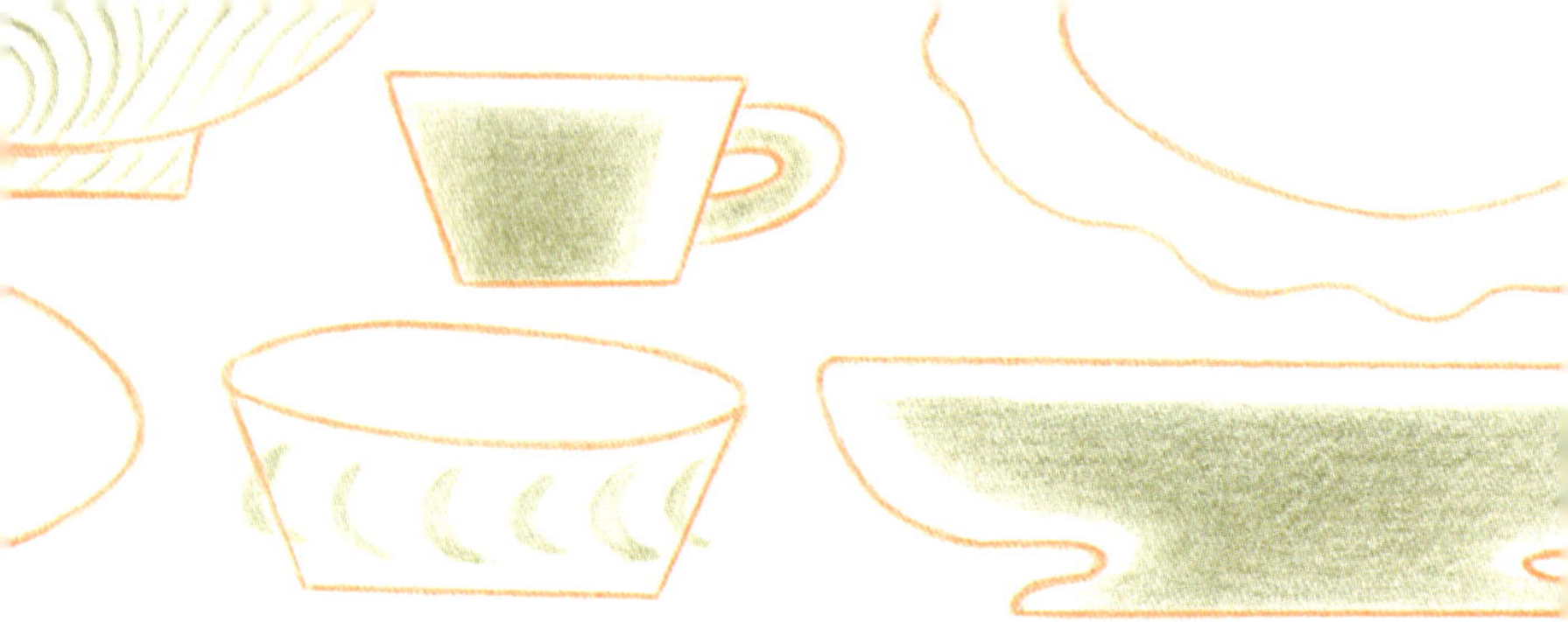

不調の同時多発で食事迷子の人は「これだけ」を食べて

ここまで読んで「私はどのタイプにも当てはまる。どうしたらいいんだろう」と思っている方がいるかもしれません。その場合は**「ごはん・たんぱく質食材・野菜のみそ汁」これだけを食べてください。**

不調が同時多発している人の多くは、三大栄養素の摂取が十分ではなく、土台がゆらいでしまっている状態が考えられます。

お腹が空いても「コンビニや外食は体に悪い」と思って耐えてしまう人、夕食は晩酌をしておかずをつまむ程度で主食をナシにしてしまう人、お弁当が子どもサイズの人、お菓子を食べた罪悪感から夕食をスープだけにする人、仕事や育児中心でいつの間にか食事がおろそかになっている人などは、ほぼ三大栄養素不足で土台を作る

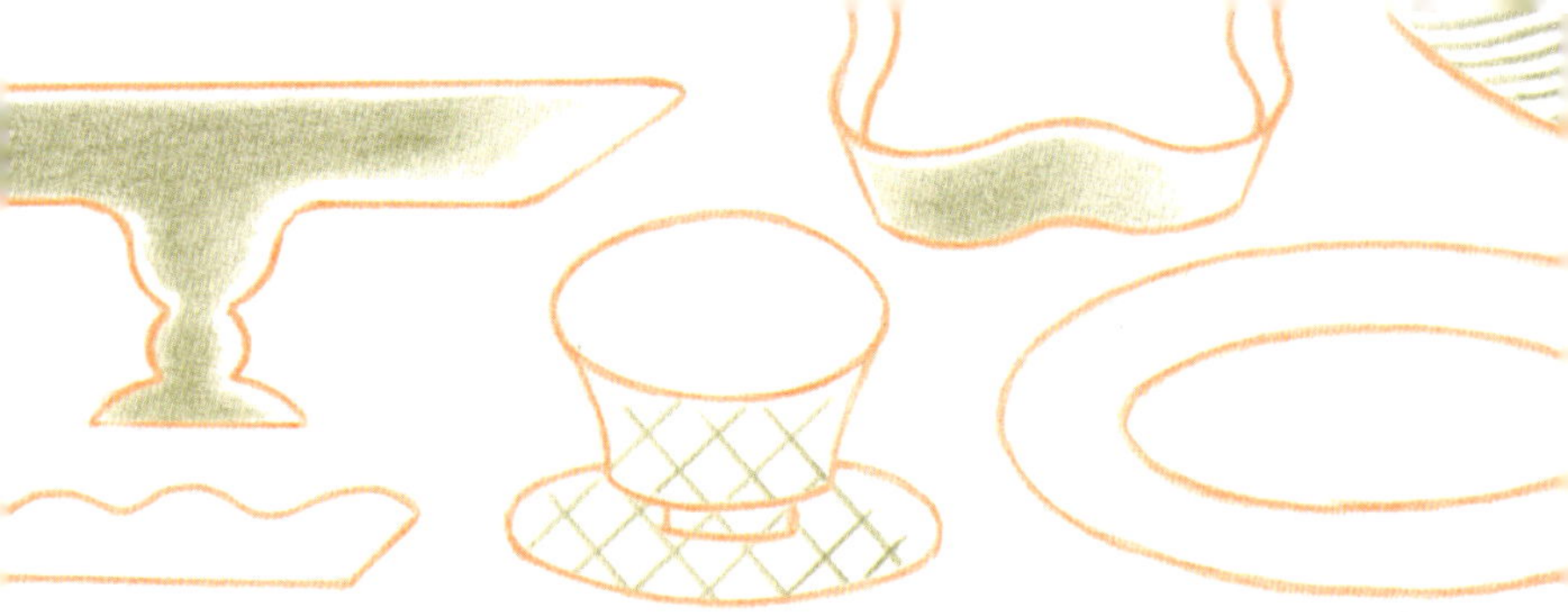

ことができていません。

この場合はビタミン、ミネラルよりも、糖質、脂質、たんぱく質を摂る意識が大切。成人女性の場合、ごはん茶碗1杯と手のひら1枚分のたんぱく質食材を摂ることを1日3回行ってください。

脂質はたんぱく質食材が持っているため、ひとまず意識する必要はありません。ただ、食物繊維が全くないのは血糖値や腸内環境の観点からあまりよろしくないため、**野菜が入ったみそ汁でカバー**を。これを続けるだけでも、体調は少しずつ変化していきます。

また、食事を摂るときと摂らないときの差が激しいという方は、これも改善することをおすすめします。

食べる量や時間が毎回異なるのはホルモンバランスを乱す原因となり、胃腸や肝臓への負担も大きくなります。

体に「いつもの量」を覚えてもらい、三大栄養素で土台を築く。これが、同時多発的に起こる不調を整える大きなポイントです。

梅はその日の難のがれ

想像しただけで唾液が出てきそうな梅干し。「梅はその日の難のがれ」ということわざがありますが、これは、梅干しを朝に食べるとその日1日元気に過ごすことができる（難から逃れられる）という意味。昔は食中毒や夏バテ、風邪を予防するために、旅人が梅干しを携帯していたと言われていて、先人たちもその効果を実感していたのでしょう。

科学が発達した今、梅干しのパワーは裏付けされており、殺菌効果や食欲増進効果、抗酸化作用などがあることがわかっています。

食事の最初に梅干しを食べると、胃酸の分泌が促され、食べたものが消化されやすくなると考えられます。特に、たんぱく質や鉄などは胃酸分泌と深い関わりがある栄養素ですので、梅干しとの相性は◎。塩分が気になる方には、青梅を煮詰めた梅肉エキスがおすすめです。

また、食中毒予防のためにお弁当に梅干しを入れる場合、日の丸弁当にするのではなく、梅をたたいてごはんに混ぜ込むほうがより効果的です。

第4章

季節の不調を上手に乗り切る野菜術

旬の野菜と元気な体

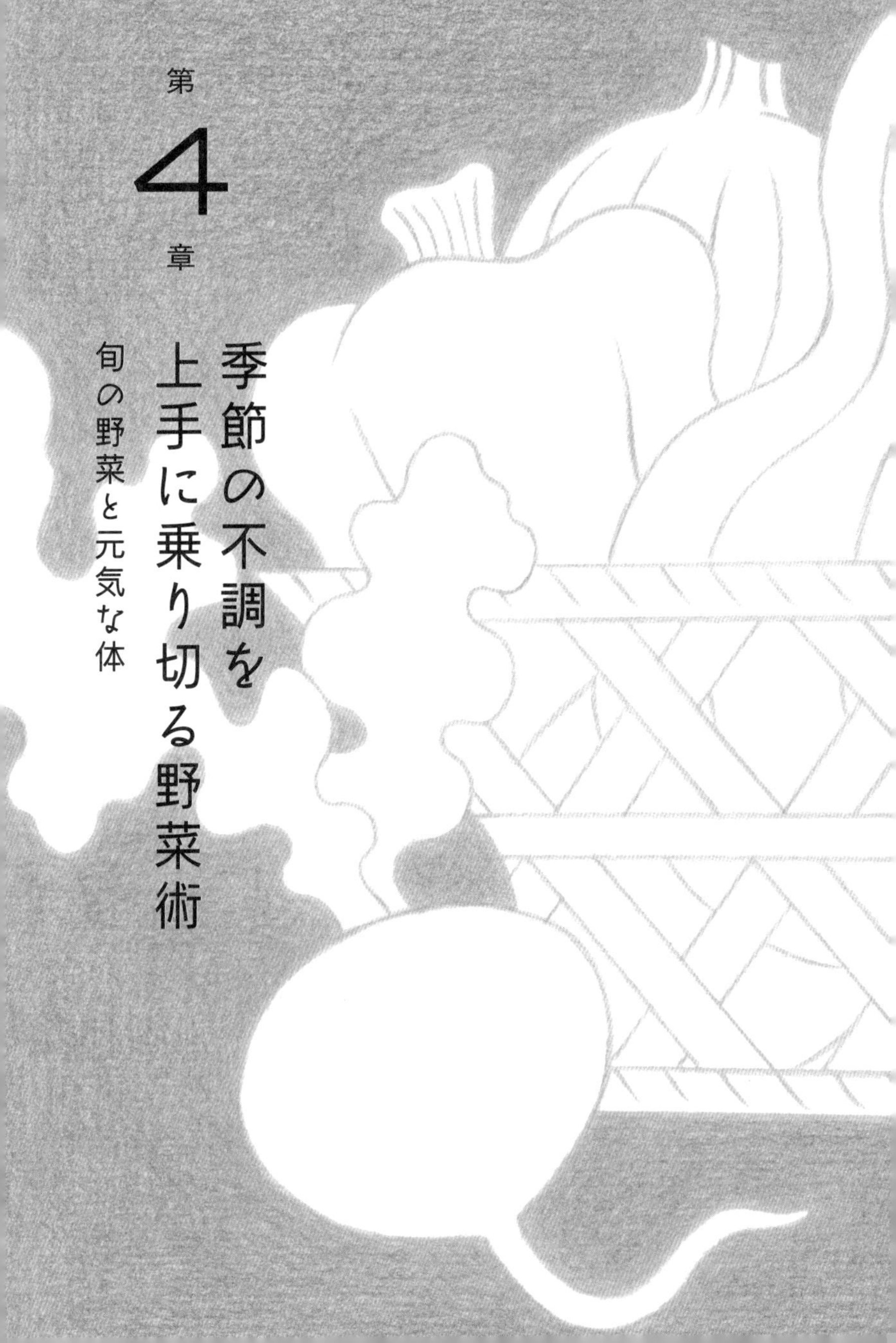

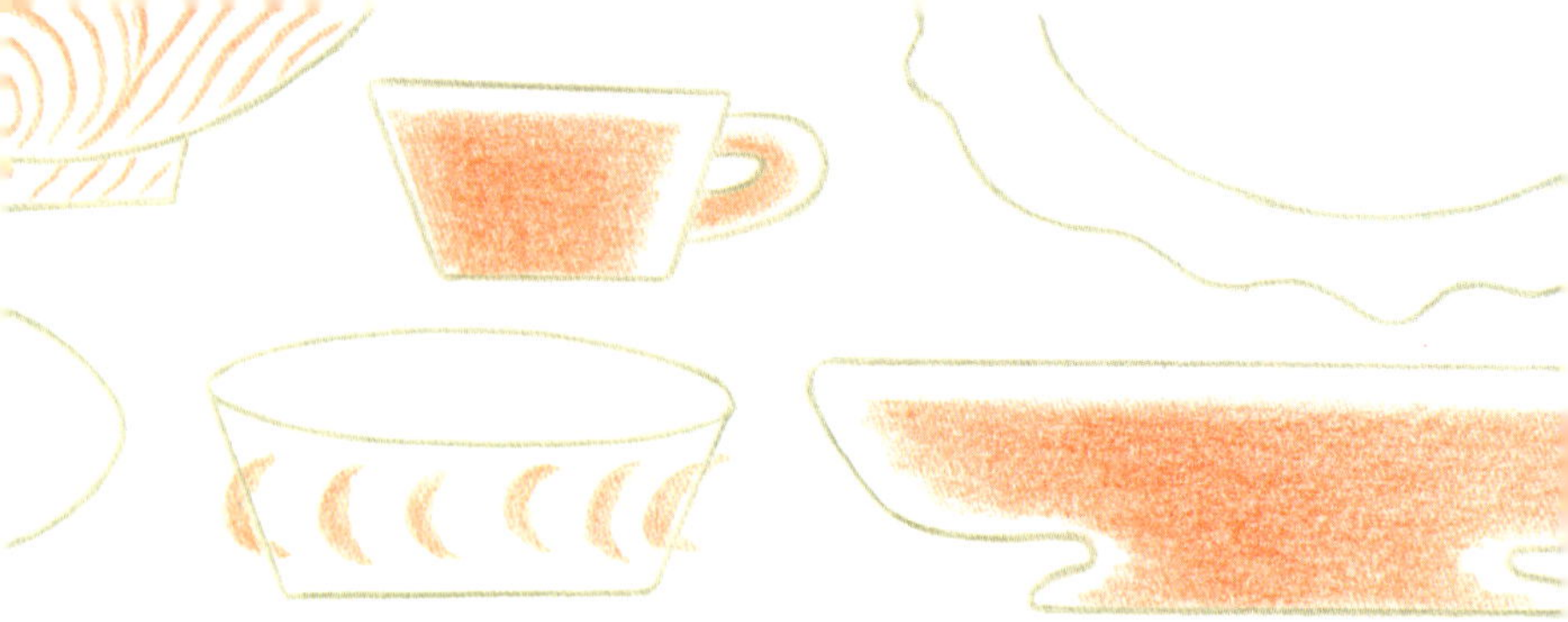

季節の不調には
季節の野菜が大活躍

春先のだるさや眠気、夏バテ、秋に日が暮れるのが早くなるとさみしい気分になり、冬にはいつも体重が増えてしまう。季節によって「毎年恒例の悩み」があるという方も少なくないと思います。

そんな方に私がおすすめしているのが季節の野菜です。**東洋医学では季節に合わせた食材を使うことで、その時期の不調を取り除くことができると考えます。**私自身、東洋医学を実践してみて「たしかにそうだな」と感じることが多々あります。

例えば春先のだるさ。これは、冬に多く摂取したたんぱく質や脂質の処理に体（特に肝臓）が少しお疲れモードになっていることが一因と考えられます。**そのため、春先には肝臓の機能をサポートす**

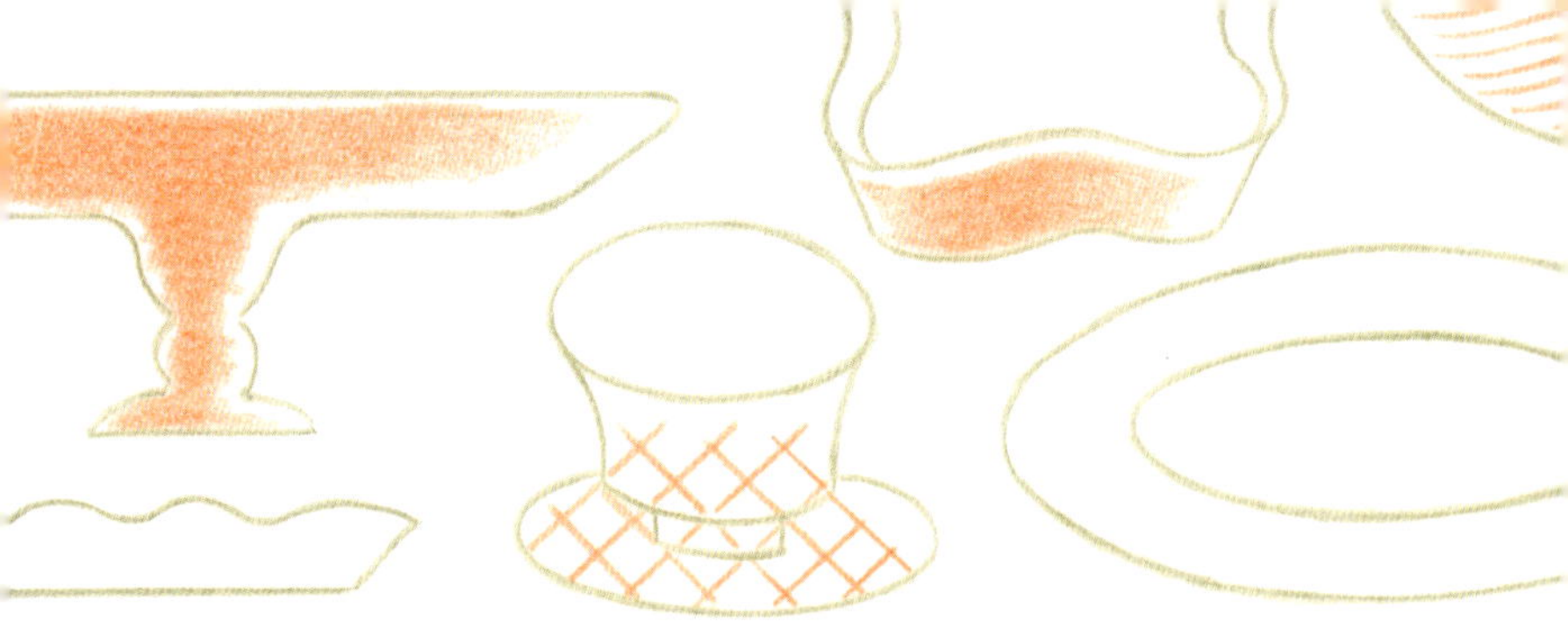

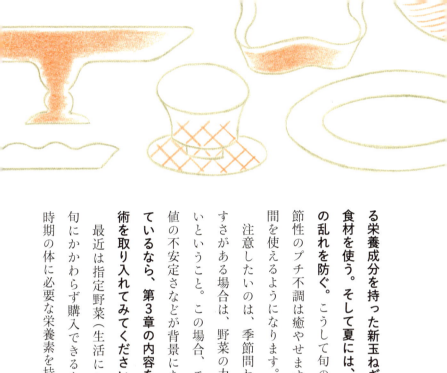

る栄養成分を持った新玉ねぎや春キャベツ、菜の花など、春が旬の食材を使う。そして夏には、夏野菜で水分不足やミネラルバランスの乱れを防ぐ。こうして旬の食材をうまく活用していくことで、季節性のプチ不調は癒やせますし、1年中元気に、やりたいことに時間を使えるようになります。

注意したいのは、季節問わず慢性的にだるさや眠気、落ち込みやすさがある場合は、野菜の力だけで体を癒すのは難しいかもしれないということ。この場合、エネルギー不足やたんぱく質不足、血糖値の不安定さなどが背景にあるかもしれません。**1年中不調を感じているなら、第3章の内容をまずは実践し、そのあと第4章の野菜術を取り入れてみてください。**

最近は指定野菜（生活において重要と国が認めた野菜）が増え、旬にかかわらず購入できるものも増えています。旬の食材は、その時期の体に必要な栄養素を持っていることを知っておいてください。

SPRING

春は 肝臓を労わって 不要なものを出す！

冬に摂取した栄養で肝臓と腸はフル回転

ヒトは食事をすることによって体内で熱を作り出しています。これを食事誘発性熱産生と言います。最も熱を発生させることができるのがたんぱく質。その熱量は糖質の5倍ほどと言われています。そのため、冬になるとヒトは体を温めようと、肉や魚などの摂取量が増えます。

ただ、たんぱく質や脂質の摂取量が増えると腸や肝臓の負担が大きくなります。疲労が蓄積した春頃には肝臓も腸も疲労困憊《こんぱい》、これが春のだるさや眠気につながります。この状態を放置しておくと、どんどん腸内環境が乱れてしまって余計に肝臓の負担が増えることもあるため、**春にはしっかりと肝臓を労わり、デトックスをする必要があるのです。**

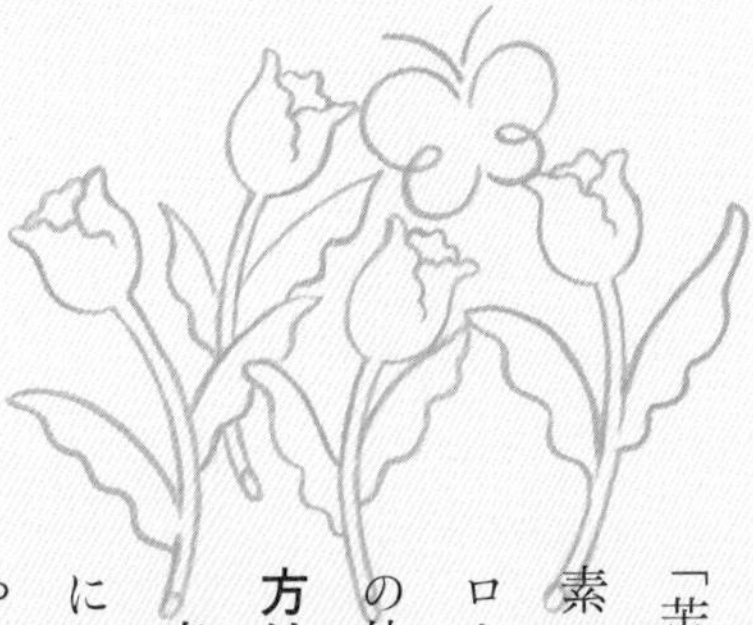

苦み・辛みの食材で体を労わる

では、どんな食材を摂ればよいのでしょうか。**基本的には「苦み」や「ツンとした辛み」を持った食材です**（唐辛子の辛みとは異なります）。菜の花や山菜などの「苦み」、玉ねぎやニラなどの「辛み」、これらに含まれる栄養成分は肝臓の解毒酵素の働きをサポートしてくれたり、善玉コレステロールを増やして悪玉コレステロールを減らし、心疾患や脳血管疾患のリスクを低下させてくれたりします。その他、春はビタミンCを持つ果物も多いため、**冬の寒さストレスでお疲れ気味の方はイチゴやグレープフルーツ、甘夏やキウイ**などを取り入れてみてください。

春の食材をたっぷりといただくことが、自分の体を健康にうつくしく保つためには重要です。冬から春の体へと切り替え、春を軽やかに楽しむために「苦み」や「辛み」を積極的に取り入れていきましょう。

春に食べたい

新玉ねぎ

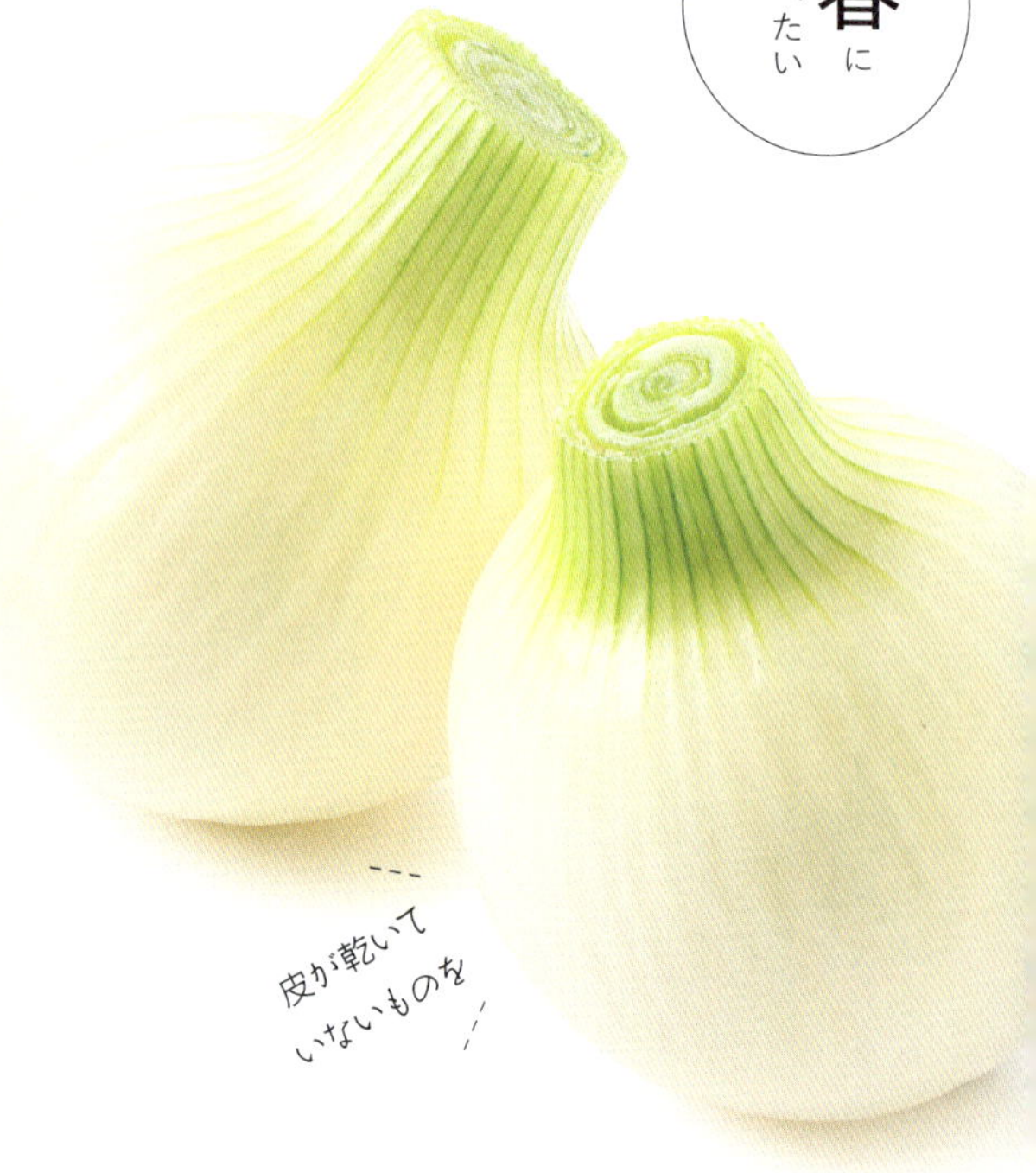

血管にかかった負担を硫化《りゅうか》アリルで軽くする

玉ねぎはビタミンB_1、B_2など、体内でエネルギーを生み出すために重要な栄養素を含み、体の水分バランスに重要なカリウムも含みます。

新玉ねぎは硫化アリルとビタミンCが通常の玉ねぎよりも豊富。硫化アリルは脳血管疾患・心疾患を予防する効果が期待される成分です。冬は体を温めたいがために、どうしても食べすぎて脂質の摂取量も多くなりがち。だからこそ、春に硫化アリルたっぷりの新玉ねぎを食べて、体の負担を軽くしていきましょう。

また、玉ねぎはフラクトオリゴ糖を含み、腸内環境を整えるためにもおすすめの食材です。

細かく刻んで 硫化アリルを活性化

外皮が乾燥しておらず、重みが感じられる新玉ねぎは新鮮な証拠。独特の「ツン！」とした香りが強いものは、栄養成分が豊富に含まれている可能性が高いのでおすすめです。

硫化アリルは細かく刻んだり、サッと火を通したりすることで活性化されやすくなります。刻んでドレッシングに利用する、薄切りにして軽く火を通すといった調理方法でいただきましょう。

RECIPE:

刻み新玉ねぎのドレッシング

（作りやすい分量）

❶ みじん切りにした新玉ねぎ1／2個を煮沸消毒した瓶に入れる。
❷ しょうゆ・みりん各大さじ4、オリーブオイル大さじ1、酢大さじ2、こしょう少々を小鍋に入れて強火にかけ、沸騰したら弱火で1分加熱。
❸ 1に2を加えて混ぜ合わせ、密閉して粗熱をとる。トマトやグリルしたじゃがいもにかけ、千切りにした大葉を散らしていただく。

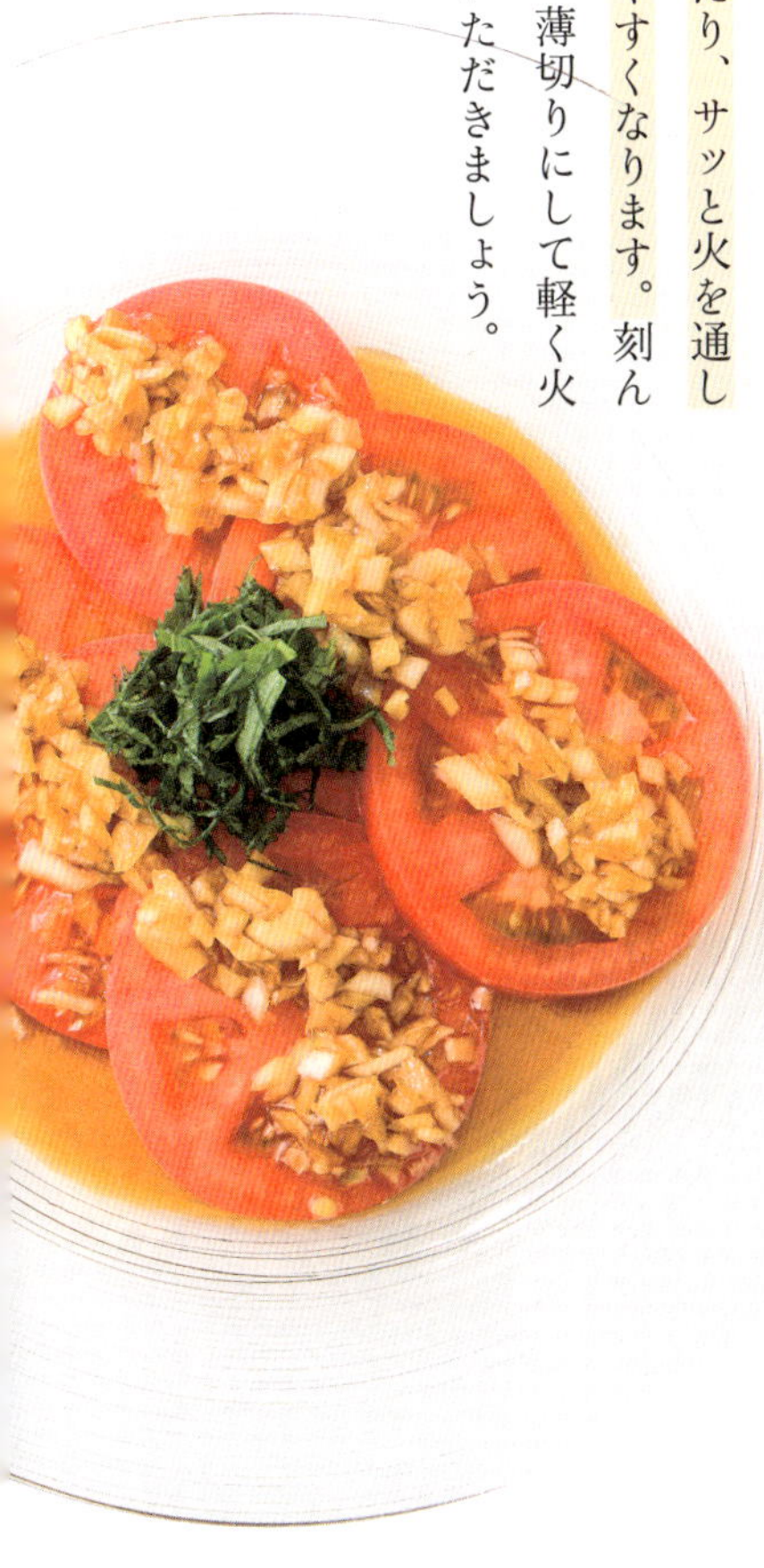

冷蔵庫で1週間 保存できる

春に食べたい

肝臓と腸に働きかけデトックスを促して

菜の花はグルコシノレートという化合物を含み、デトックスに効果的と言われています。

グルコシノレートは肝臓の解毒を助ける働きを持つほか、抗炎症作用や抗酸化作用もあることが知られています。

また、菜の花には食物繊維も豊富に含まれます。腸内の不要な物質を体の外へ出してくれる重要な食品です。

その他、ビタミンCやカルシウム、鉄やβカロテンなど、女性に不足しがちな栄養も摂ることができます。春にしかいただくことができない最高の食材を積極的に活用していきましょう。

菜の花

つぼみが閉じているものだとなおよし

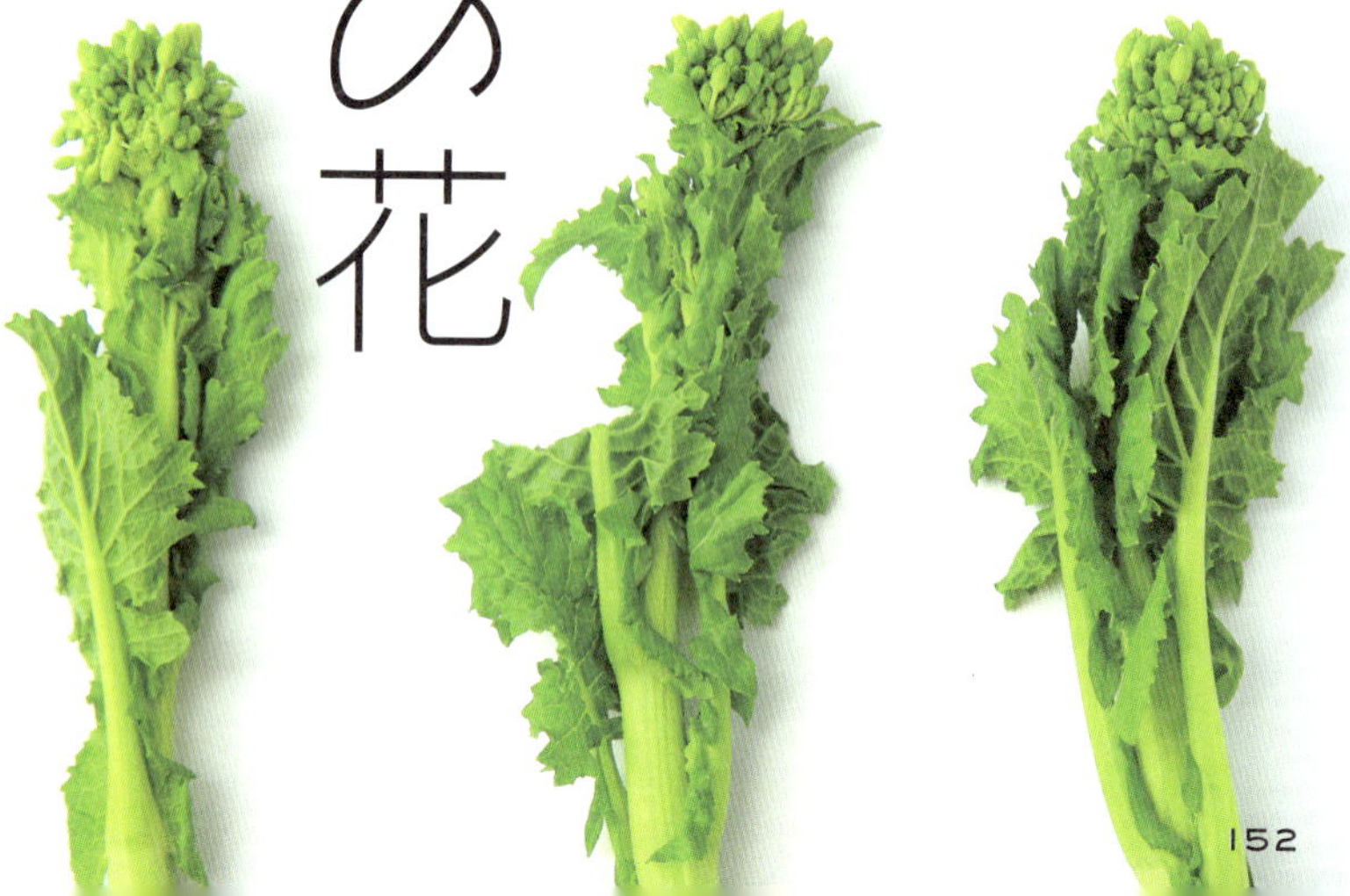

RECIPE:

菜の花のガーリック炒め

（3～4人分）

❶ 菜の花1束を洗って食べやすい長さに切る。にんにく1／2片は皮と芽を取り除き、みじん切りにする。

❷ フライパンに油大さじ1とにんにくを入れて火にかけ、香りが立ってきたら菜の花を加えてサッと炒める。

❸ 菜の花がしんなりとしてきたら塩適量で味を調え、好みで一味（または七味）を少々振り皿に盛る。

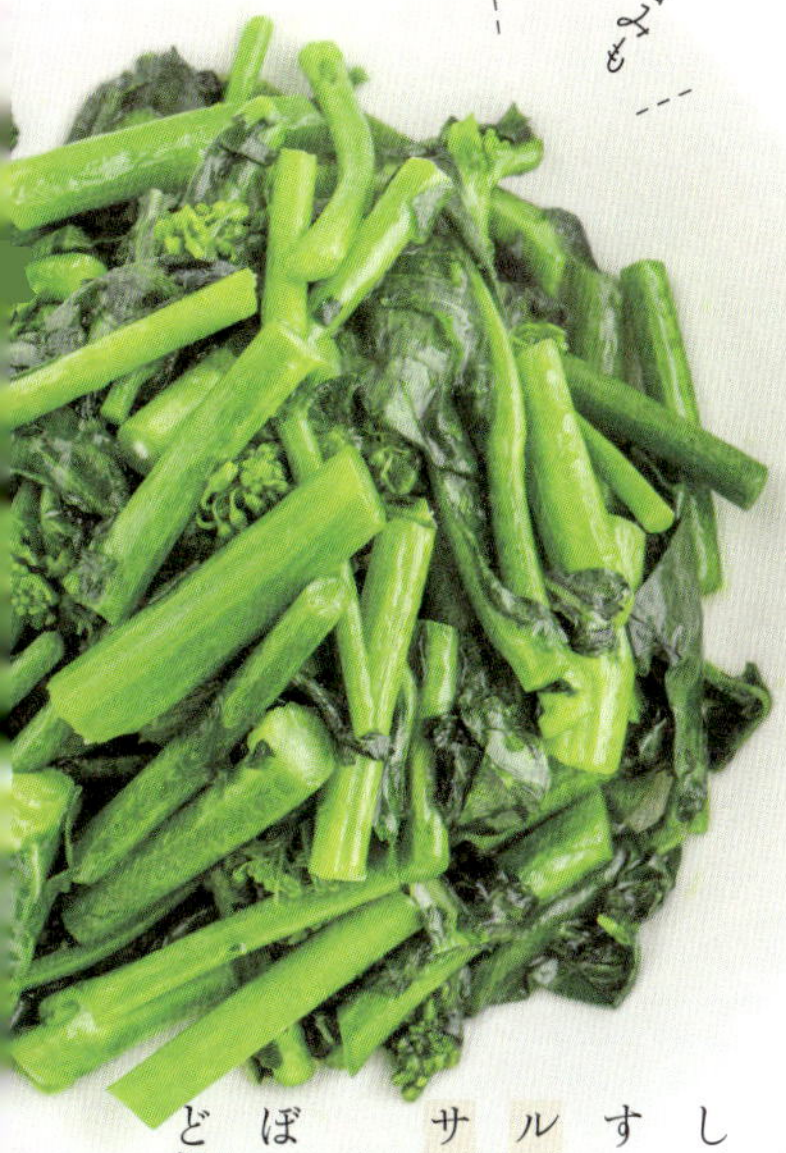

蒸す、サッと炒めで栄養を逃さない

菜の花は、花が咲くと栄養が失われてしまいます。食べるときにも少し硬さが出てしまうため、できるだけつぼみが閉じているものを選ぶようにしましょう。

苦みがちょっと……という方は、サッと塩ゆでして水けをしぼったり、にんにくと組み合わせたりすると苦みが軽減されて食べやすくなります。グルコシノレートをできる限り摂取したいなら蒸す、サッと炒めるといった調理方法がおすすめです。

また、ゆでた菜の花は、しっかりと水けをしぼって密閉容器に入れておけば、冷蔵庫で3日ほど保存できます。

春に食べたい

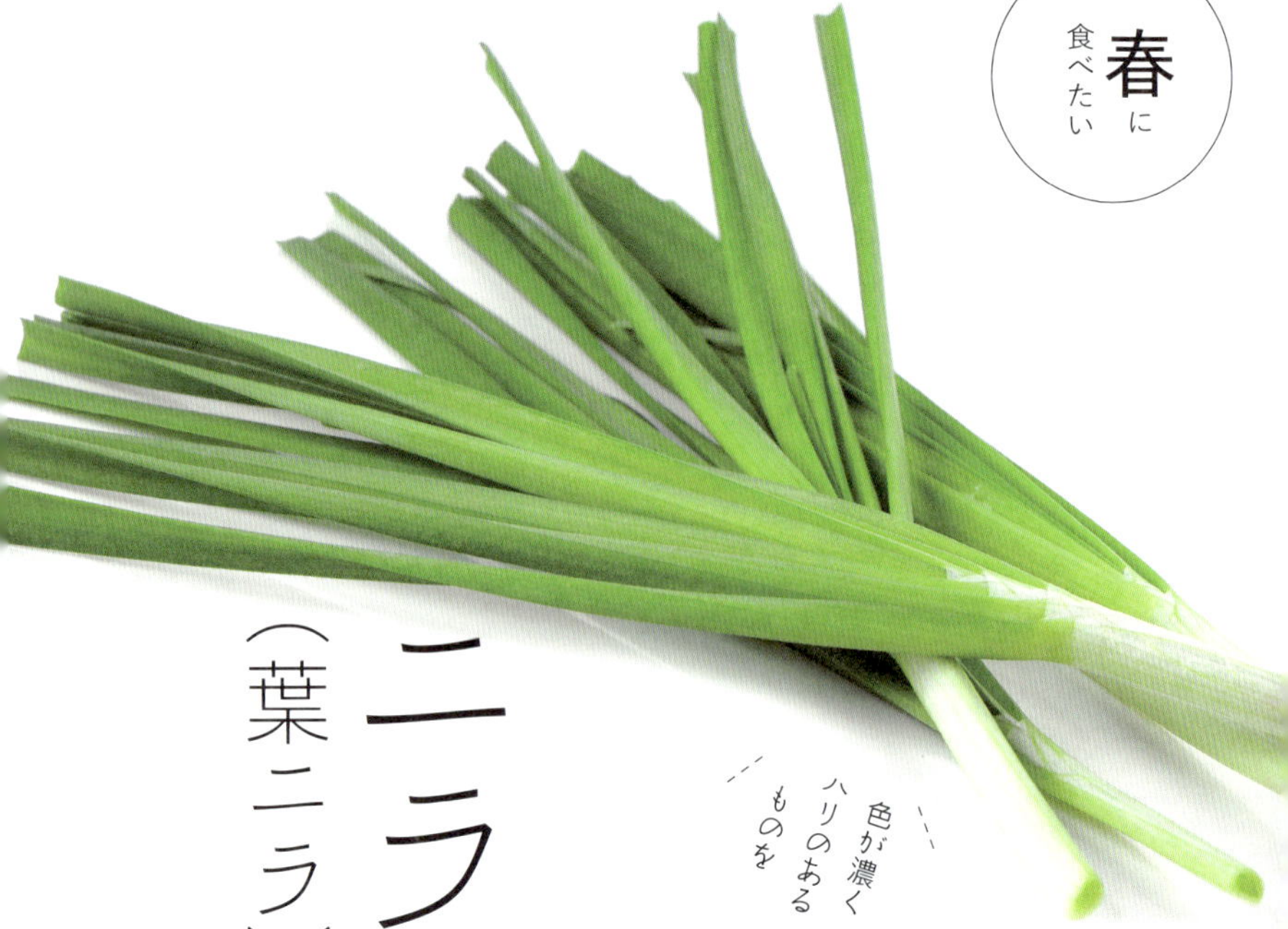

ニラ（葉ニラ）

色が濃く
ハリのある
ものを

豊富なビタミンで環境変化による疲れを回復

目立たない脇役のイメージのニラですが、ビタミンA、B_1、B_2、C、E、K、カリウム、食物繊維など健康美に必要な栄養素の宝庫。ニラにも硫化《りゅうか》アリルの一種であるアリシンが含まれていて、脳血管疾患・心疾患リスクを低下させるという報告があるほか食欲増進の効果もあると言われています。

また、アリシンはビタミンB_1と結びつくことでビタミンB_1の働きを持続させるため、アリシンもビタミンB_1も両方含むニラは疲労回復食材としておすすめです。食欲が低下しがちな方や疲労を抱えている方、毎日忙しく過ごしている方は意識的に取り入れていきましょう。

油で炒めると栄養の分解を防げる

ニラは収穫から時間が経つとふにゃふにゃに曲がってしまいますが、鮮度がよいものはパリッとハリがあり、根元を持っても葉先までピンとしています。鮮度が落ちると黄色く変色してくるので、緑が濃く、ハリがあるものを選ぶようにしましょう。

ニラに含まれるアリシンは油と加熱すると分解されにくくなるため、スープに入れる際も一度炒めてから水を入れて煮込みましょう。

お酒のおつまみにもピッタリ

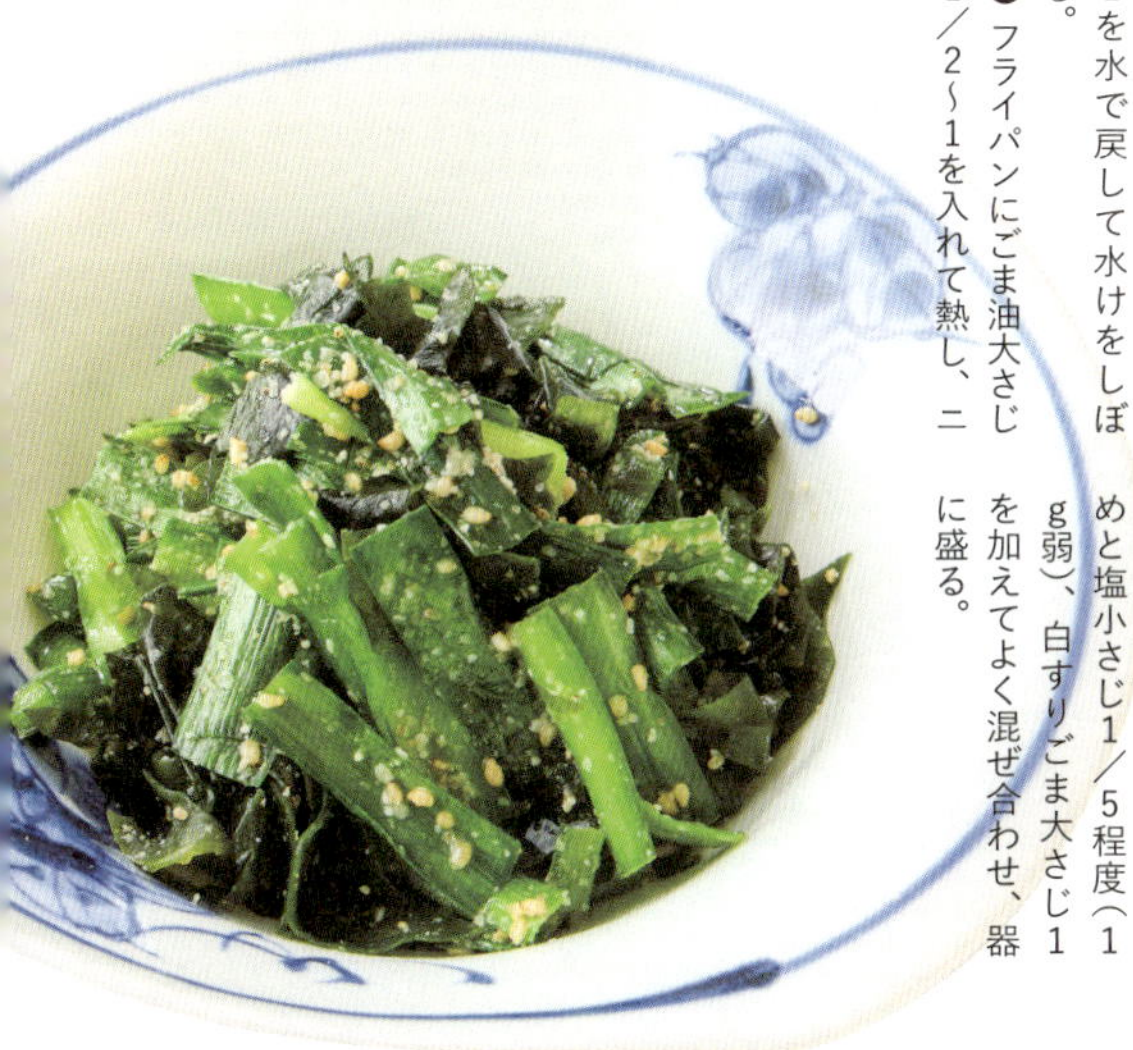

RECIPE:

ニラとわかめのナムル

（2人分）

❶ ニラ1／2束を洗って2㎝幅に切る。乾燥わかめ大さじ1を水で戻して水けをしぼる。

❷ フライパンにごま油大さじ1／2〜1を入れて熱し、ニラを加えて30秒ほど炒める。

❸ **2**をボウルに移し、わかめと塩小さじ1／5程度（1g弱）、白すりごま大さじ1を加えてよく混ぜ合わせ、器に盛る。

春に食べたい

胃腸の粘膜修復、血行促進に香りも楽しんで

古代エジプトではセロリを整腸剤として使用していたと言われています。これはあながち間違いではなく、セロリにはビタミンUという胃腸の粘膜を修復してくれる成分が含まれています。ビタミンUは現代の胃腸薬にも含まれる成分であり、古代エジプト人はすでにこの効果を体感していたのでしょう。セロリは茎より葉のほうが栄養豊富で、βカロテン、ビタミンB_1、B_2、C、カリウムをはじめ、血行促進が期待できるピラジンも含まれています。食物繊維も比較的含んでいるので、茎だけではなく葉もおいしく活用したい春の食材です。

セロリ

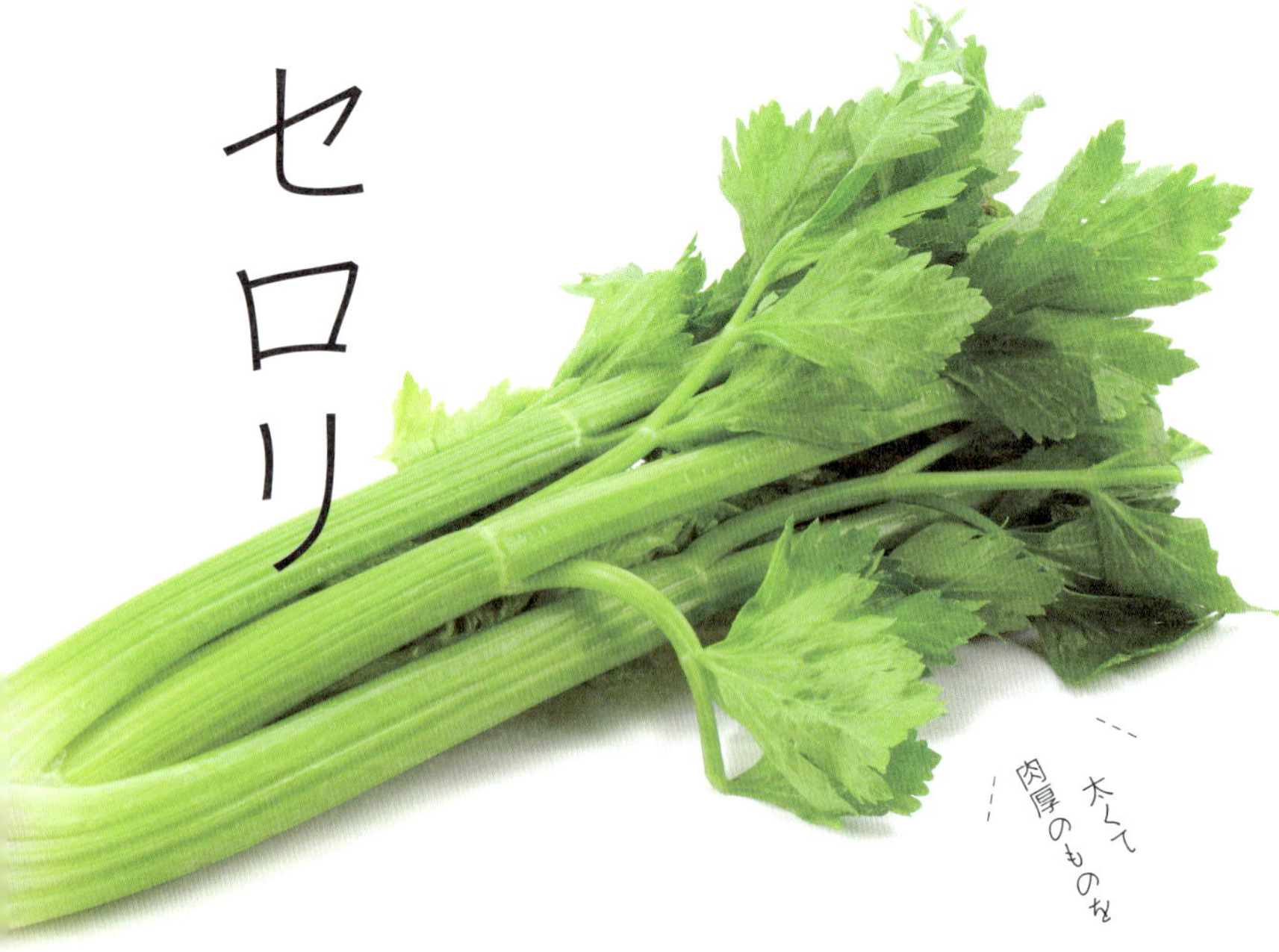

RECIPE:

セロリの米粉かき揚げ

（2～3人分）

❶ セロリ（1／2本分）の葉を適当な大きさにちぎる。茎は5cm長さに切り、縦に薄切りにする。にんじん1／5本は5cm長さの細切りに、玉ねぎ1／4個は薄切りにする。

❷ ボウルに米粉50g、水60～70ml※、ベーキングパウダー1gを入れてかき混ぜ、**1**を加えてさらにかき混ぜる。

❸ フライパンに揚げ油を入れて170℃に熱し、**2**をさいばしでつまんでそっと入れる。1分半ほどで返し、両面がカラッとするまで揚げる。揚げ網にとって油を切り、器に盛って塩を添える。

※米粉の種類によって水分量が変わるため硬い場合は少量ずつ水を加える

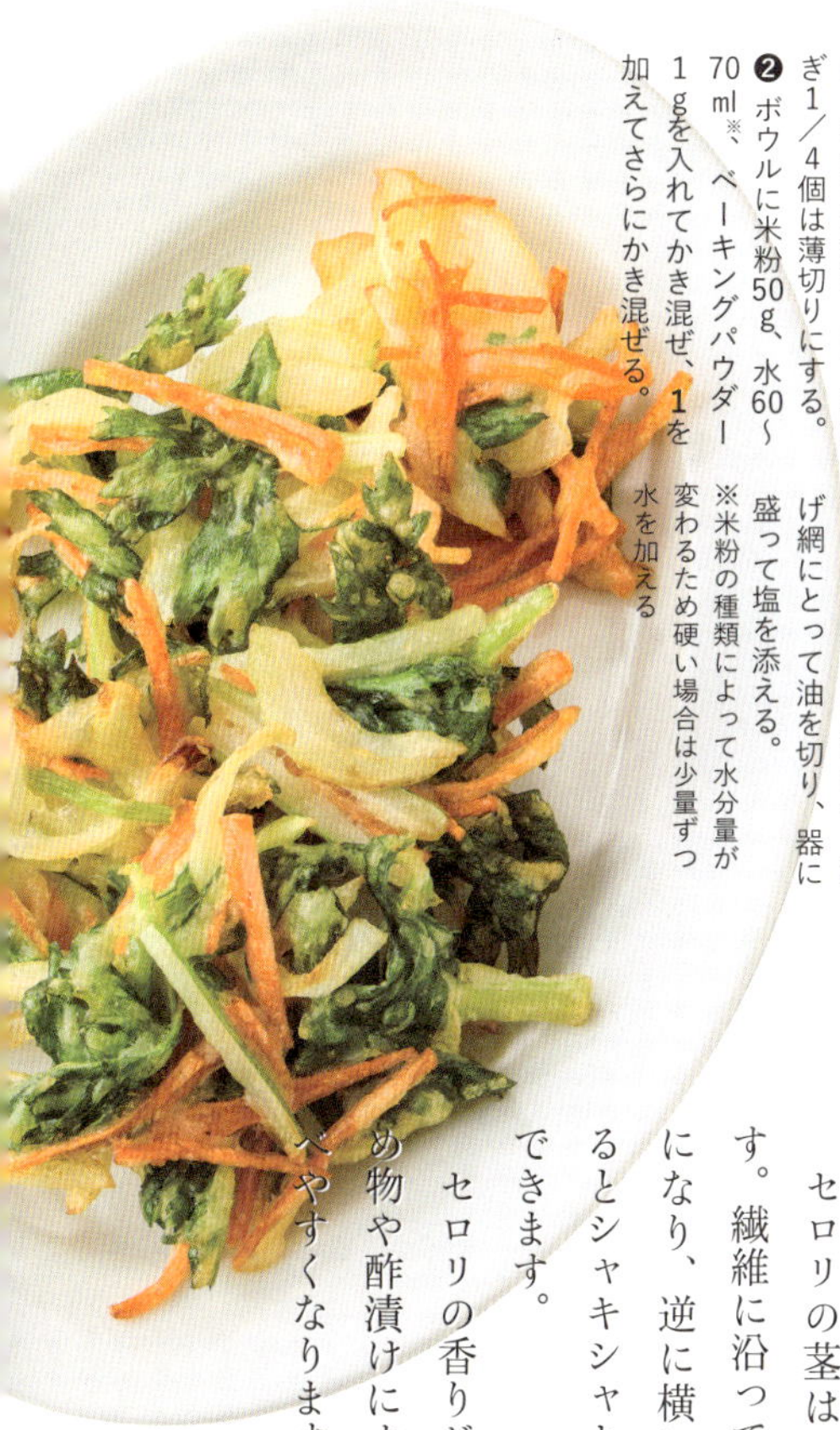

香りが苦手なら切り方で抑える方法も

セロリは太くて肉厚なものがおいしいサイン。葉や切り口が変色していないものを選びましょう。

セロリの茎は切り方によって食感が変わります。繊維に沿って縦に切ると噛み応えのある食感になり、逆に横に切って（輪切り）繊維を断ち切るとシャキシャキとした軽い食感を楽しむことができます。

セロリの香りが苦手な方は、縦方向に切って炒め物や酢漬けにすると、香りが少し抑えられて食べやすくなります。

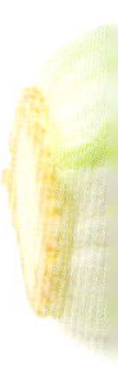

SUMMER

夏は

カラフル野菜でビタミン&水分チャージ

夏を乗り切る秘訣は「カリウム補給」

酷暑が続く夏。厳しい暑さを乗り切るためには夏野菜が必須です。夏になるとよく「塩分と水分を摂取しよう」という言葉を耳にしますが、実はそれだけだと体調を崩しやすくなります。その理由として挙げられるのは、汗で失われる栄養素。**汗をかくと水分、ナトリウムだけでなくカリウム、マグネシウム、鉄や亜鉛、ビタミンB群なども失われます。**つまり、塩分と水分だけを意識して補給していると、どんどん栄養不足になるというわけです。**特に、カリウムはナトリウムと力を合わせて体のミネラルバランスを保っている栄養素**で、熱中症との関連

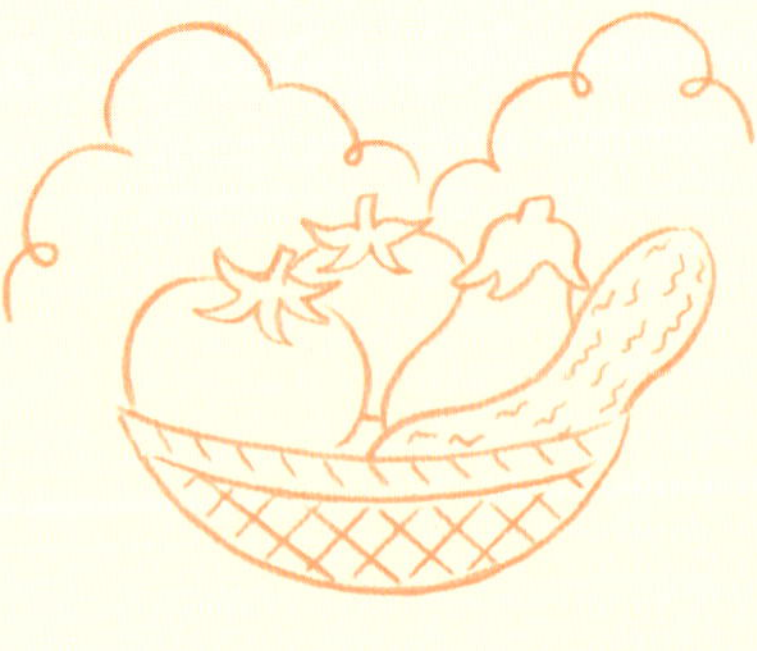

もあるもの。したがって、塩分や水分を適度に補給するのとあわせて、**カリウムが豊富な夏野菜をしっかりと摂るようにしましょう。**夏にごぼうやレンコンのような水分が少ない野菜ばかりを食べていたり、野菜を摂取せずに肉魚をたくさん食べていたりすると熱がこもりやすく、体調を崩す原因にもなります。

ビタミンACEとフィトケミカルで肌を守る

夏といえば紫外線。**紫外線をたっぷりと浴びた肌をケアするためには、ビタミンA、C、E、通称ビタミンエースが必須です。**夏野菜には緑黄色野菜も多く、ビタミンエースの含有量が多いものもたくさんあります。また、夏野菜の特徴であるビタミンカラーには**「フィトケミカル」と言われる第7の栄養素**が含まれます。フィトケミカルは植物が紫外線をはじめとした有害なものから自分たちを守るために作り出した、色素や香りなどの抗酸化成分。トマトのリコピンや、とうもろこしのゼアキサンチン、ピーマンのルテオリンなどの力を借りて紫外線対策を積み上げていきましょう。

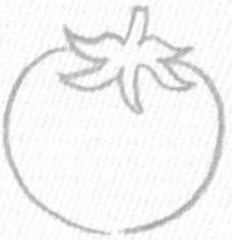

夏に食べたい

トマト

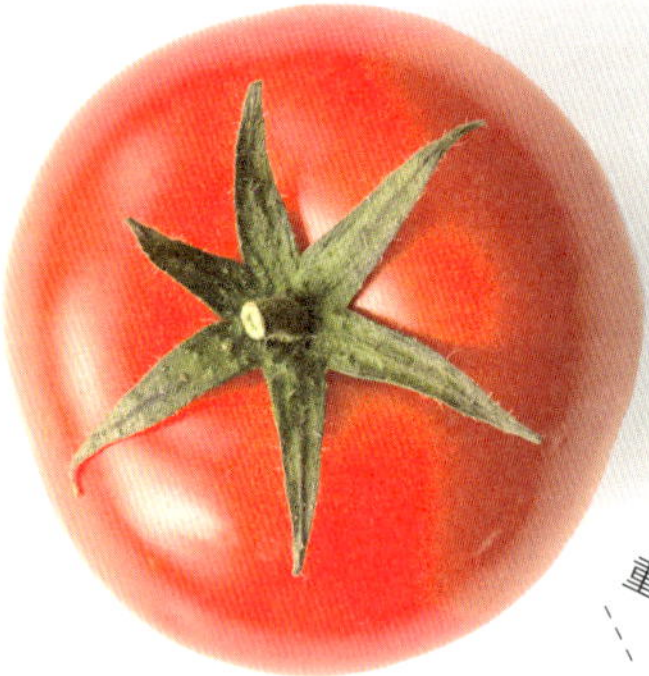

ずっしり重いものを

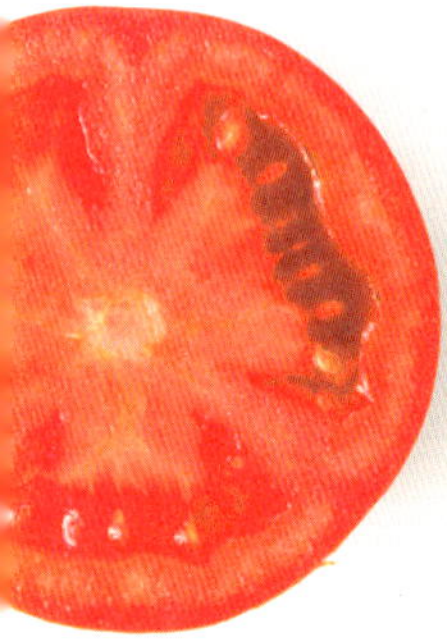

紫外線が強い季節、疲れた肌をリコピンでケア

トマトはビタミンA、C、カリウム、リコピンなどの栄養素が豊富。特に有名なリコピンは、がん予防や心疾患リスクの低下、炎症の抑制や血糖急上昇の抑制などさまざまな健康効果が期待され、夏の強い紫外線を浴びた肌にも効果的です。リコピンは熱を入れることで構造が変化し、吸収率がアップするので、生だけでなくトマトジュースやトマトピューレなども料理に活用しましょう。ただ、フルーツトマトの中には糖度が10度を超えるものがあるので（イチゴの糖度は5〜9度のためイチゴ以上の甘さがある）、極端に甘いトマトの食べすぎに注意を。

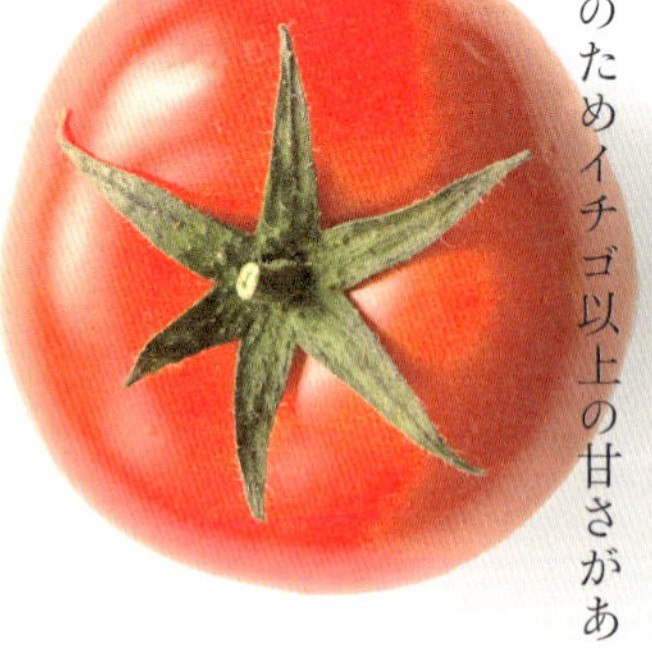

摂りたい栄養素の性質を理解する

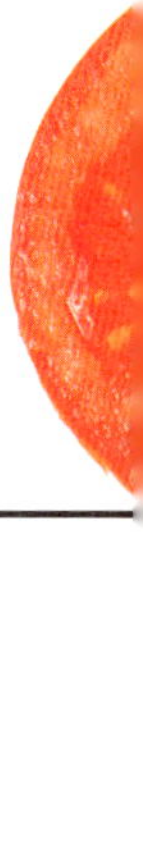

トマトはカリウムやビタミンC、リコピンが豊富ですが、どの栄養素を重点的に摂取するかによって調理方法が変わります。

例えば、カリウムやビタミンCは水に溶け出しやすい性質を持っているため、ミネストローネや生のトマトサラダのように、汁ごと、または丸ごといただく食べ方がおすすめ。

一方、リコピンは、トマトジュース、トマトピューレを活用したトマトソースや、トマト煮込みがおすすめ。加熱するとリコピンの吸収率が上がるからです。摂りたい栄養素によって調理方法を変えられるようになるとパーフェクトです。

RECIPE:

簡単ガスパチョ

（3～4人分）

❶ トマト3個、玉ねぎ1／2個、パプリカ1／2個、きゅうり1／2本、にんにく1／2片を適当な大きさに切り、ミキサー（またはフードプロセッサー）に入れる。

❷ ミキサーに塩小さじ1／2～1と酢小さじ1を加えて撹拌する。

❸ 器に盛り、オリーブオイルを回しかけ、千切りにした大葉（またはイタリアンパセリ）をのせる。

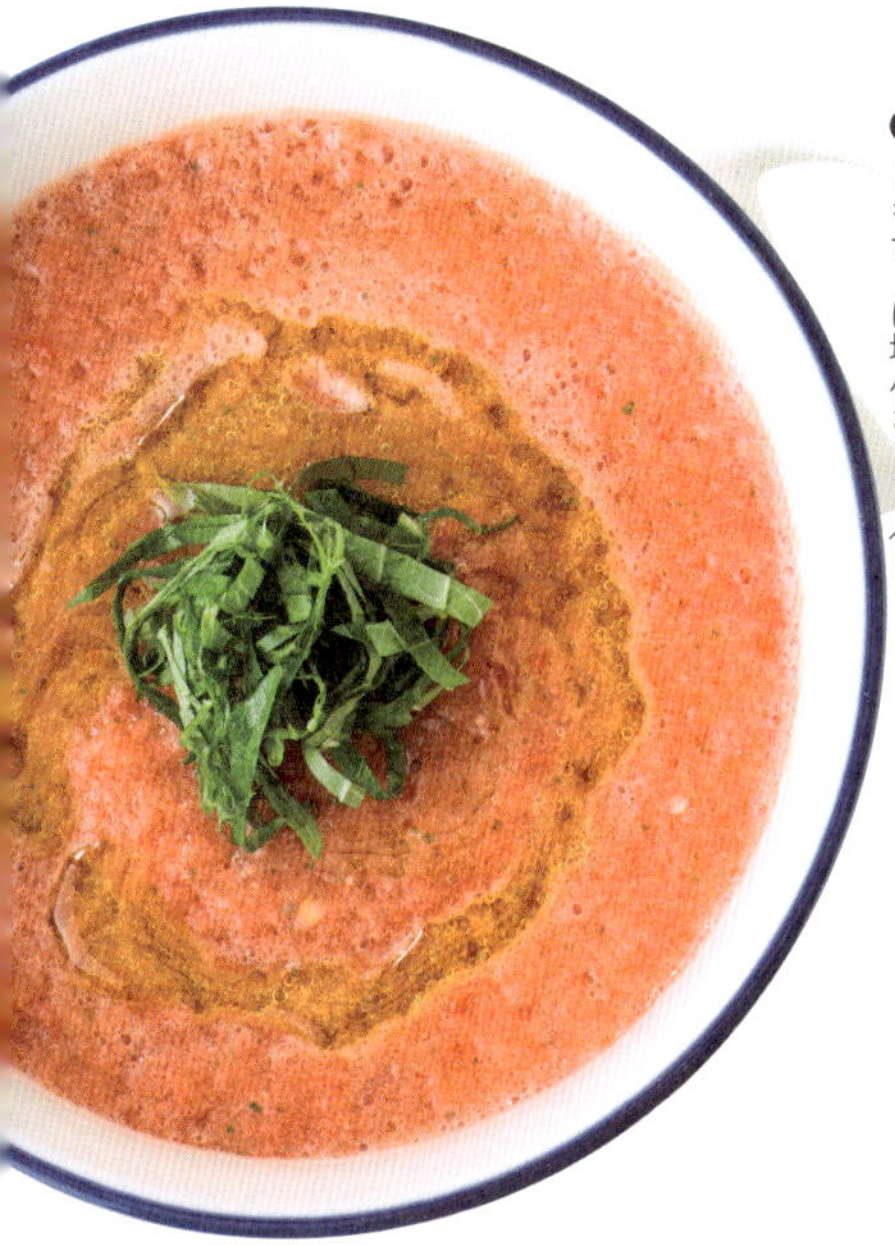

夏に食べたい

オクラ

産毛がたくさんあるものを

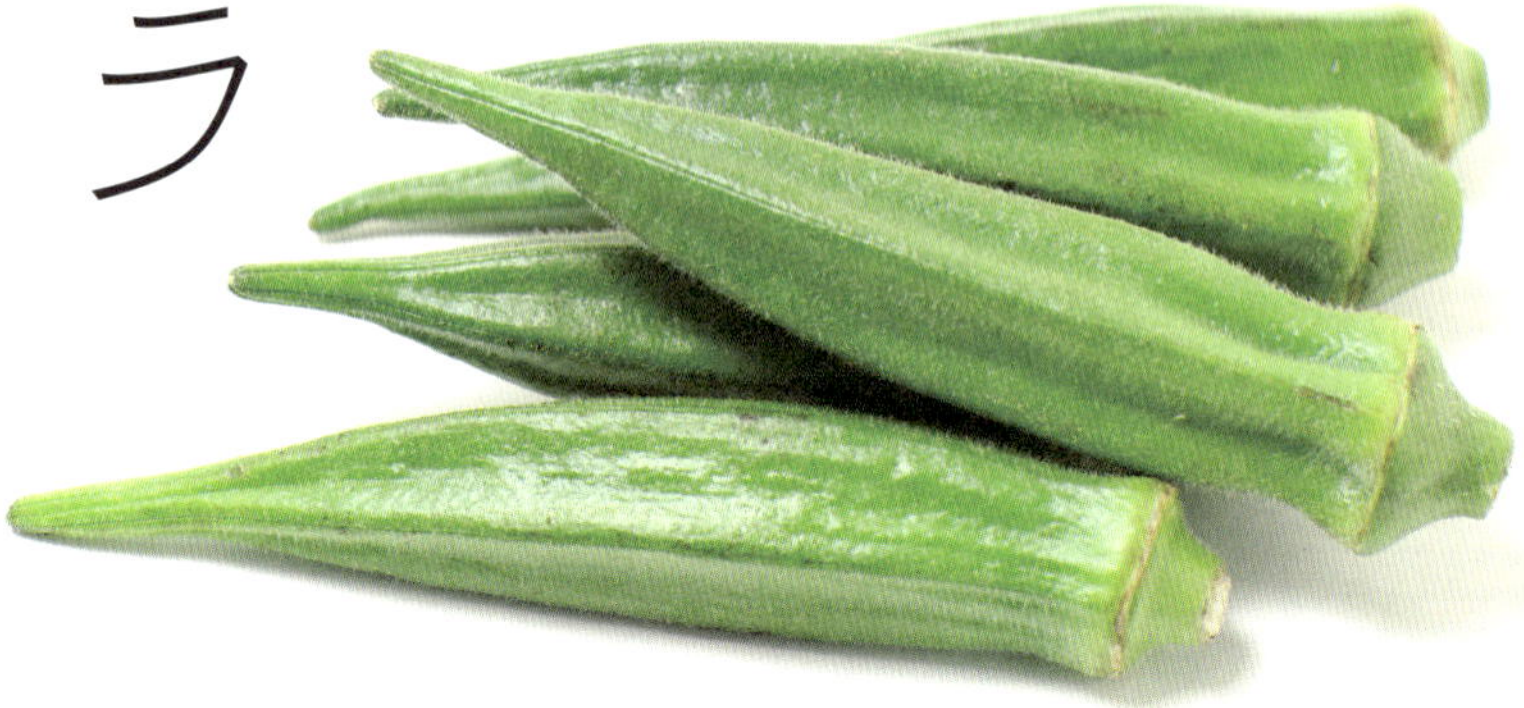

小さいからと侮《あなど》ることなかれ 夏に摂りたい栄養がぎっしり

オクラは江戸時代に伝わった夏野菜。特徴は何より独特な粘りです。オクラに含まれるネバネバ成分はペクチンという水溶性食物繊維です。水溶性食物繊維は水に溶けやすい性質を持ち、血糖値の急上昇を抑える効果が期待できます。そのため、ごはんだけでなく、そうめんなどにも添えると血糖値を安定へと導いてくれます。

その他、オクラにはβカロテン（ビタミンA）やカリウムも含まれていて、夏に摂りたい栄養素がばっちり補給できる、頼れる野菜です。

ごまと合わせて βカロテンの吸収率を上げる

オクラは産毛がたくさんついていて小ぶりなものが新鮮でやわらかく、おいしいです。

また、オクラに含まれるβカロテンは油と一緒に摂取することで吸収率が上がります。そこでおすすめなのがごまと合わせること。βカロテンの吸収率が上がるだけでなく、肌の再生に必要な亜鉛やアミノ酸を補給することもできます。さらに、ごまは水に溶けにくい性質の不溶性食物繊維を豊富に含むため、オクラの水溶性食物繊維と合わせると、より腸内環境正常化に役立ちます。ごま和えやごま豆腐に、刻んだオクラを添えるなどの組み合わせで調理を楽しみましょう。

RECIPE:

オクラの練りごま和え

（2〜3人分）

❶ オクラ（1袋）はガクを取り、塩を振って板ずりをして5㎜〜1㎝幅に切る。

❷ 鍋に湯を沸かし、オクラを入れて30〜60秒ゆでて水けを切る。

❸ ボウルに白練りごま大さじ1、しょうゆ小さじ1、てんさい（きび）糖小さじ1／2を入れて混ぜ合わせ、オクラを加えて和える。器に盛り、お好みで白炒りごまを振る。

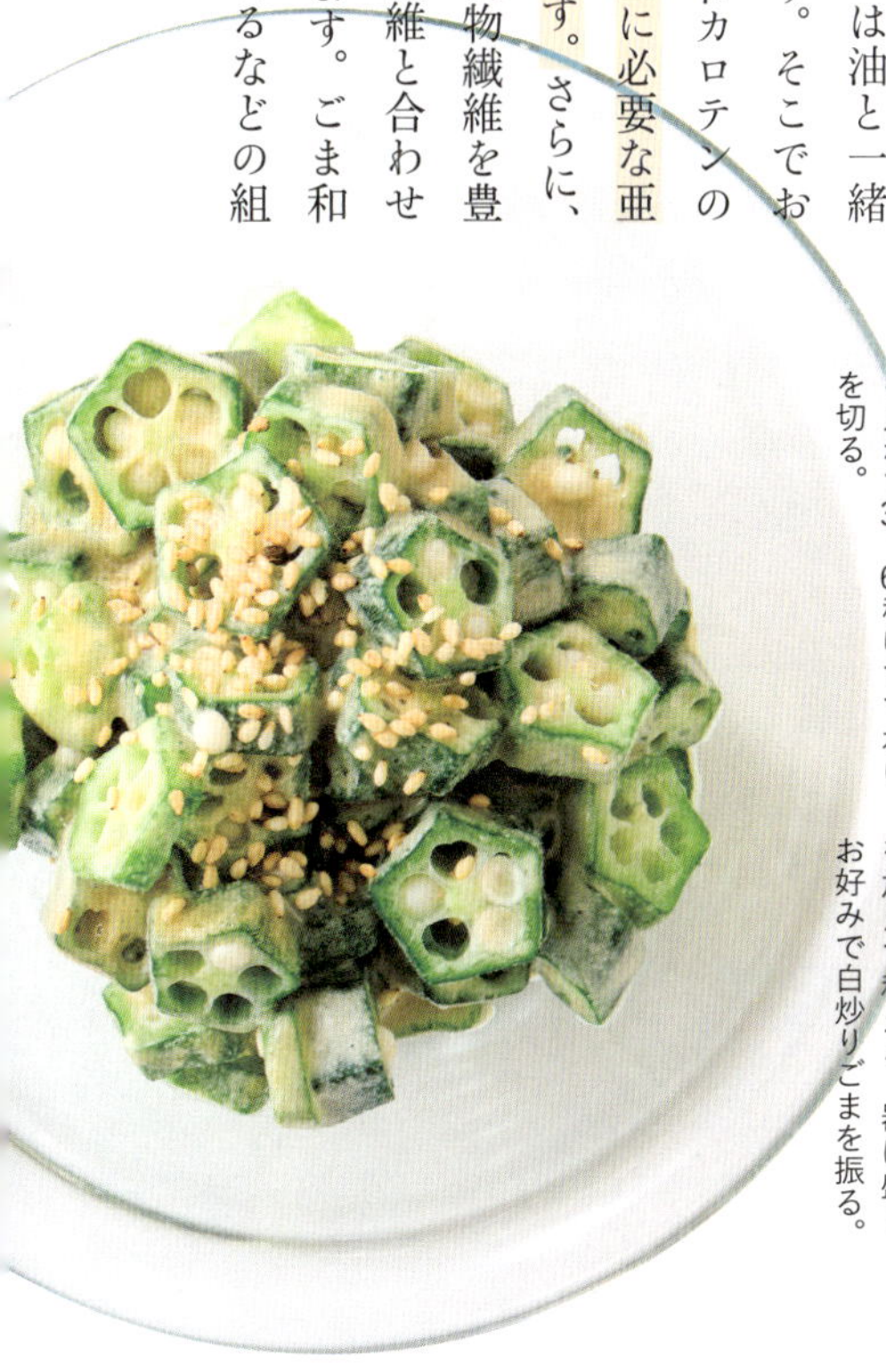

夏に食べたい

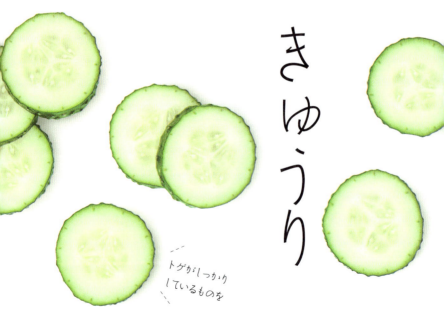

きゅうり

実は夏の強い味方
塩を振って丸ごと食べて

「きゅうりはあまり栄養がない」と思っている方もいらっしゃいますが、実はカリウムが豊富。約95%が水分なので、夏の水分チャージに一役買ってくれる食材です。塩を少し振って丸かじりすれば、水分、ナトリウム、カリウムが適度に補給できます。

カリウムは神経伝達に関わっていたり、心機能や筋肉の働きを調整する役割があったりするためとても重要。ただし、腎疾患のある方はカリウム制限の指示が出ている場合があります。その場合は必ず医師の指示に従い、摂取は控えめにしましょう。

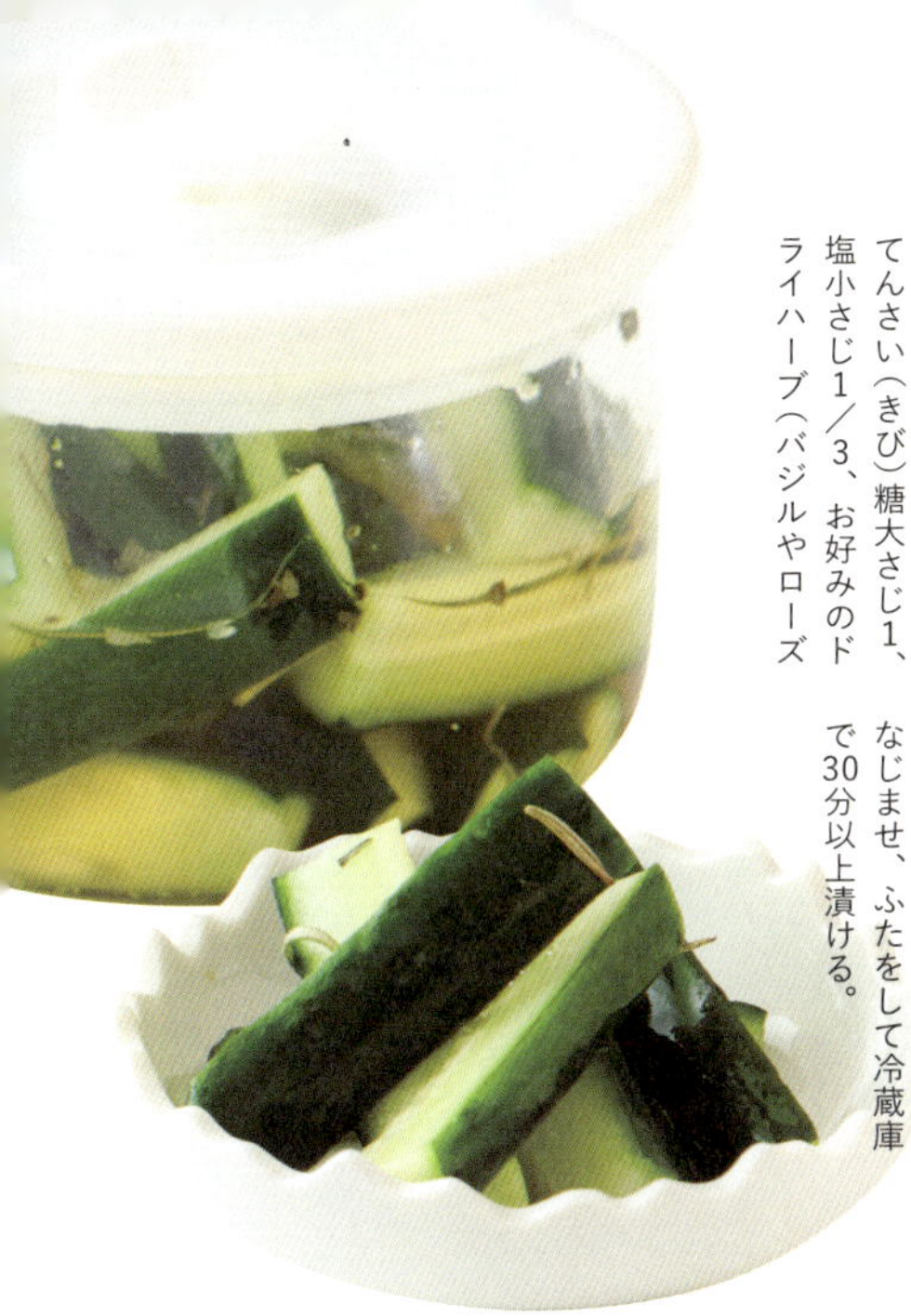

RECIPE:

きゅうりのピクルス

（作りやすい分量）

❶ きゅうり1本を5㎝長さに切り、放射線状に縦6等分に切る。塩2つまみ程度を振ってなじませる。

❷ 密閉容器に酢大さじ2、てんさい（きび）糖大さじ1、塩小さじ1／3、お好みのドライハーブ（バジルやローズマリーなど）少々、ブラックペッパーを入れて混ぜ合わせる。

❸ きゅうりの水けを切り、2に入れる。よくかき混ぜてなじませ、ふたをして冷蔵庫で30分以上漬ける。

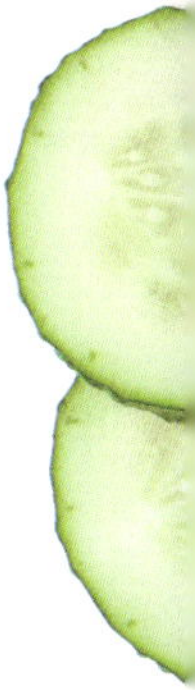

塩分摂取量が多い人はピクルスでいただく

カリウムはナトリウムと力を合わせて細胞の浸透圧（細胞内外の水分移動）を調整しているミネラルです。夏場に汗をたくさんかいたときは、きゅうりと塩気（ナトリウム）をセットで摂るようにしましょう。

一方、塩分の多い食事になりがちな人はナトリウム過剰で脱水症状が起こることもあるので、できるだけ塩分を控えた調理法できゅうりを調理します。ピクルスは胃酸分泌を促し、夏場の食欲増進にもつながるうえ、塩分も抑えることができます。1週間ほど保存可能で調理も簡単なので、忙しい方や料理初心者にもおすすめです。

夏に食べたい

肌や体を酸化から守るビタミンCの宝庫

赤パプリカは100gあたり170mg（＊4）ものビタミンCを持っていて、なんとレモンの1・5倍以上。まさにビタミンCの宝庫です。ビタミンAやカリウムなども含みますが、黄色よりも赤色のパプリカのほうがビタミンCもAも多い傾向にあります。ビタミンCはコラーゲンの生成に必要なプロチンとリジン（ともにアミノ酸）の安定化に必須の栄養素であり、若々しい肌を保つために重要です。また、ビタミンCの抗酸化作用は体を酸化から守ってくれますが、体に貯めておくことができない栄養素でもあるため、日々意識的に補給する必要があります。

赤パプリカ

黄色よりも栄養豊富

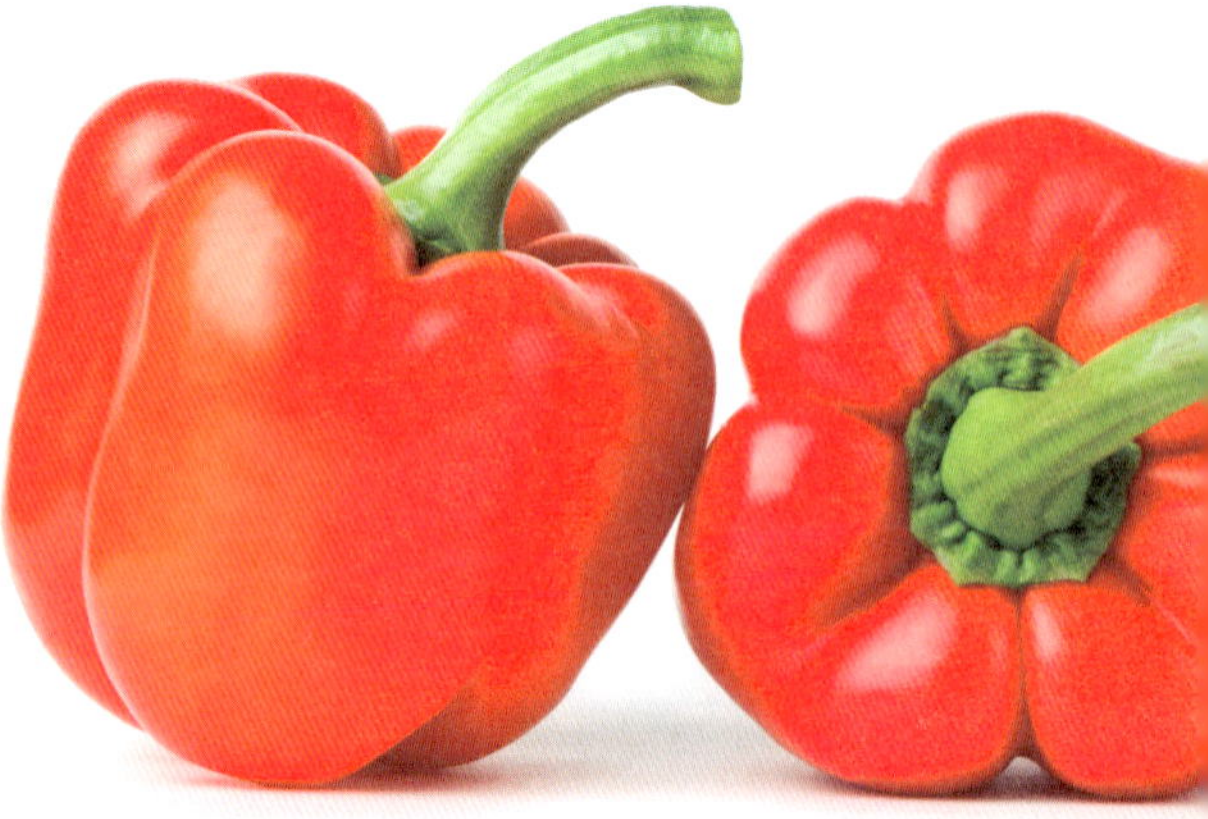

RECIPE:

赤パプリカ&アボカド納豆

（3～4人分）

❶ボウルに納豆2パック、粗みじん切りにした赤パプリカ1／4個、角切りにしたアボカド1／2個、好みでゆずこしょう少々を入れる。

❷しょうゆ（または納豆付属のたれ）を適量加えて混ぜ合わせる。

❸レタスを適当な大きさに切って器に敷き、**2**を盛り付ける。

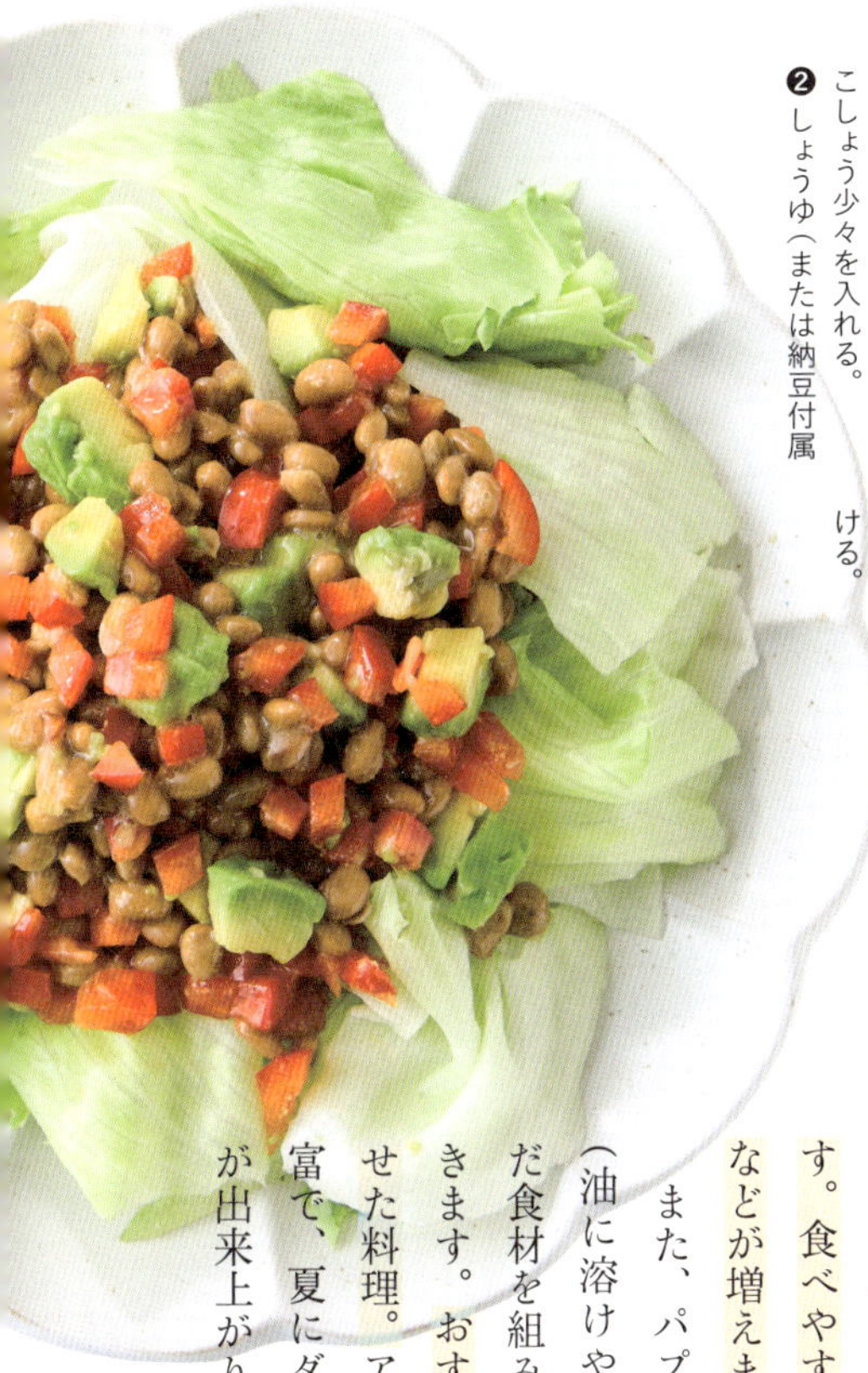

火を通すより生でいただく

パプリカは火を通した料理が多い印象ですが、生でも食べられる野菜。おすすめはぬか漬けです。食べやすくなり、栄養的にもビタミンB_1やB_2などが増えます。

また、パプリカに含まれるビタミンAは脂溶性（油に溶けやすい）ビタミンなので、脂質を含んだ食材を組み合わせることで効率よく栄養補給できます。おすすめしたいのはアボカドと組み合わせた料理。アボカドは食物繊維やビタミンEが豊富で、夏にダメージを受けがちな肌にもよい料理が出来上がります。

AUTUMN

秋は 冬に備える準備期間 冷えのレベルが変わる

秋に物悲しくなるのにはわけがある

冬は寒さのストレスから体を温める意識が働き、秋は日照時間がだんだん短くなり、気温も下がってくる時期。木々も落葉して、何となくさみしさを感じる季節かもしれません。これは「気のせい」というわけではなく、**日照時間が短くなることで体内のビタミンD生成量が減少していくことが関係していると考えられます。**

また、気温が下がって体が冷えると、血行が悪くなったり腸の動きが鈍くなったり、乾燥で粘膜がダメージを受けやすくなったりするため、気持ちも沈みがちになります。**日照時間が短い秋冬は、心と体の安定を図る期間。**秋は特に、これから寒い冬を迎えるための体の準備期間です。

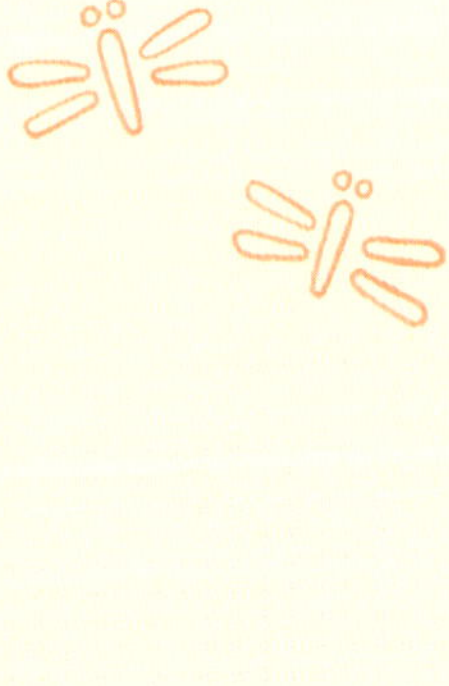

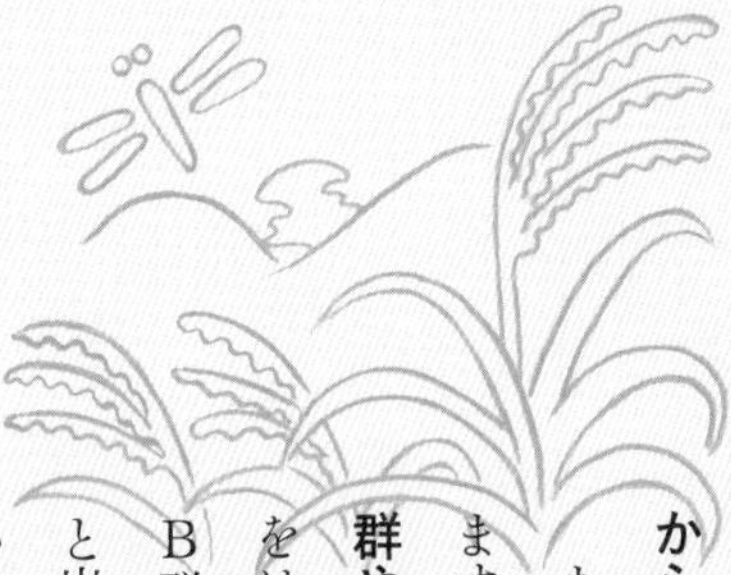

ビタミンDとでんぷん食材で腸も心も絶好調に

冬を迎える準備のために重要な栄養素が炭水化物（食物繊維）とビタミンDです。例えば、天日干しの干しシイタケ。ビタミンDのおもな供給源は魚介類ですが、**天日干しをしたシイタケは生シイタケの10倍以上のビタミンDを含む優秀な食材です。ビタミンDは体内に貯まるまでに2か月ほど要するため、9月あたりから干しシイタケをいただくとよいでしょう。**

また、秋においしくなる芋栗かぼちゃ。これらはでんぷんや食物繊維を多く含みます。**でんぷんや食物繊維をしっかりと補給し腸内環境を整えておくと、ビタミンB群やビタミンKなどの栄養が腸内で生成されやすくなります。**逆に、芋栗かぼちゃをはじめとした食物繊維が豊富な食品を避けてしまうと腸内環境が乱れ、ビタミンB群などの栄養素が不足することから体調にも悪影響が出てきます。秋にしっかりと炭水化物を補給することが冬のお悩み解決につながります。秋の実りをおいしくいただき、しっかりと動いて筋肉を使い、冬も元気に過ごせる体を作っていきましょう。

レンコン

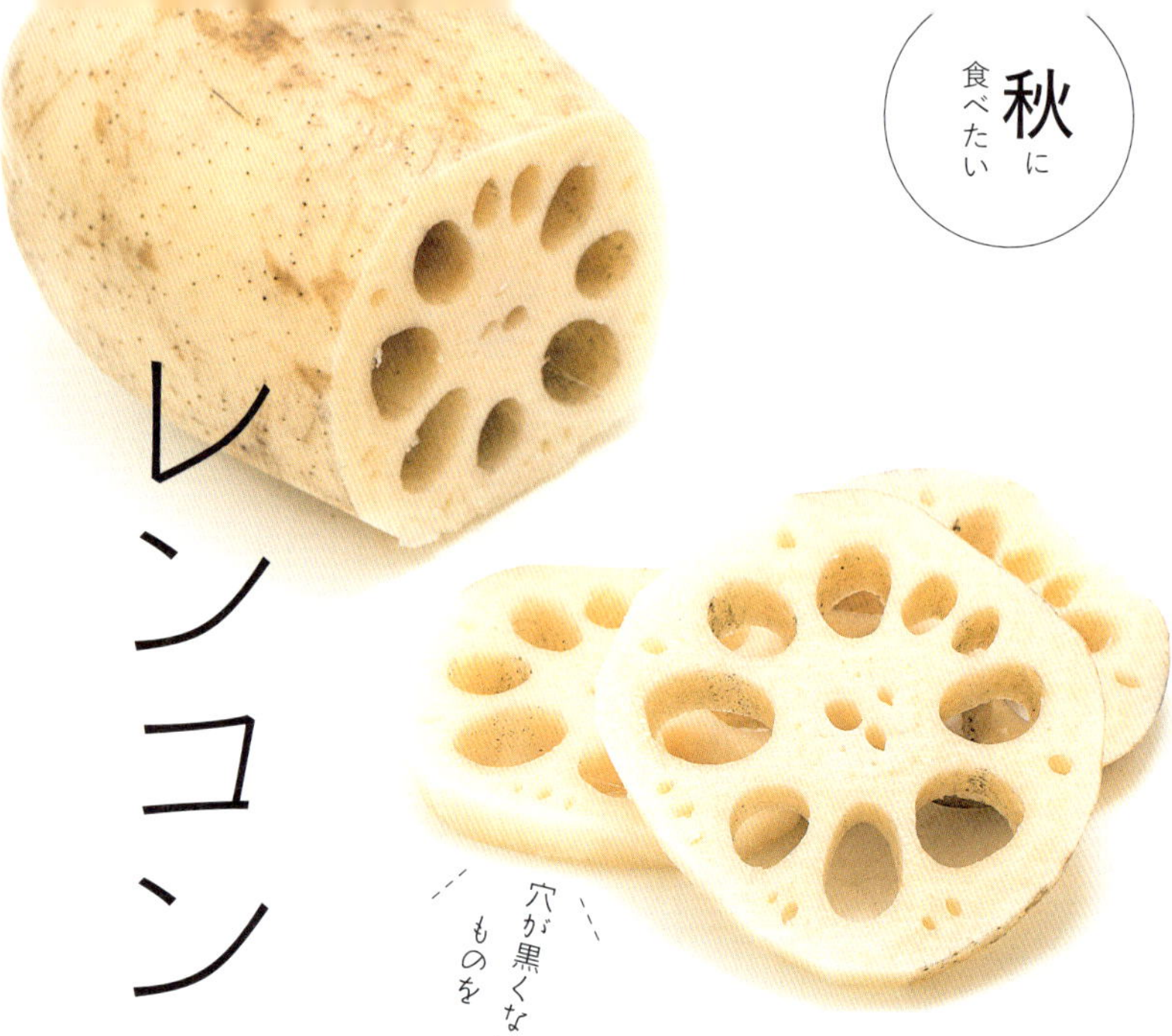

粘りけを作る成分が心を穏やかにしてくれる

レンコンを包丁で切ったときに、細く糸を引くことがありますよね。あの糸のもととなる成分がイヌリンという水溶性食物繊維です。イヌリンはビフィズス菌が好む食物繊維として知られ（＊10）、大腸がんリスクの低下や血糖値の安定化が期待され、盛んに研究が行われている成分です。血糖値の急上昇を抑えたり、高コレステロールを解消したりする働きも期待されるため、積極的に摂りたいところ。腸ではセロトニンやビタミンB群などメンタルに関わる物質が作られます。秋にさみしい気分になる方は、積極的に食べて腸内環境を整えましょう。

切り方を変えて食感を楽しんで

レンコンは切り方で食感が大きく変わります。繊維に沿って縦方向に切るとしゃっきりとしたしっかり食感が楽しめ、繊維を断ち切るように横方向（輪切り）に切ると歯切れのよい軽い食感になります。また、すりおろしてスープに入れるととろみがつき、高齢者や小さなお子さまでも食べやすくなります。定番のきんぴらや煮物以外にも、すりおろして水けを切り、団子状に丸めて揚げたり焼いたりすると、レンコンの香ばしさが際立ちます。いろいろな料理に活用して、秋のレンコンを楽しみましょう。

RECIPE:

レンコンのとろーりスープ

（作りやすい分量）

❶ 千切りしたにんじん1／5本、食べやすい大きさに切ったえのきたけ50g、千切りした生姜1片とだし汁※200mlを鍋に入れ火にかける。

❷ 5分ほど煮込み、だし汁を300ml追加し再沸騰させる。レンコン100gの皮をむいてすりおろしておく。

❸ 沸騰したらしょうゆ小さじ2、塩小さじ1／2を入れて味を調え、レンコンを加えてかき混ぜる。ごま油を適量回し入れて完成。

※かつおや煮干しのだし汁、無添加和風顆粒だしを溶いたものでOK

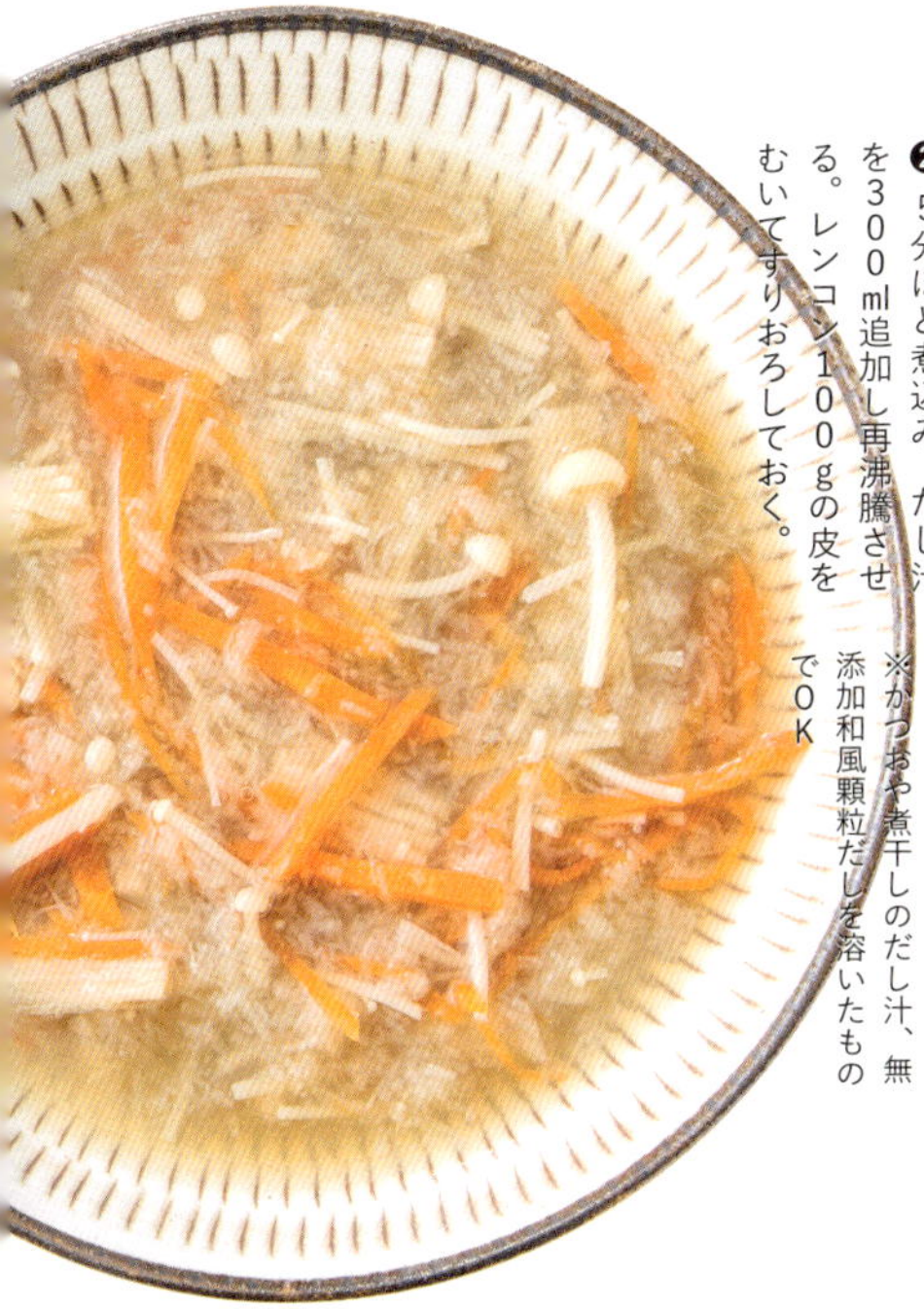

秋に食べたい

適度な糖質が血糖値を安定させてくれる

かぼちゃは夏に実をつけますが、おいしいのは秋。ビタミンA、C、Eが豊富に含まれる食品で健康美に欠かせません。最近では炭水化物量を気にして避ける人もいますが、かぼちゃの炭水化物は食物繊維とブドウ糖がいくつもくっついているでんぷん。そのため血糖値は急上昇しないと考えられます。逆に、適度に糖質を含むかぼちゃは、血糖値が下がってきたタイミングで取り入れると血糖を程よく上昇させてくれる食材。血糖値の乱高下は気持ちの浮き沈みにも影響を与えるため、かぼちゃを適度に取り入れることが、心も体も安定させることにつながるはずです。

かぼちゃ

種の断面が黒いと甘い！

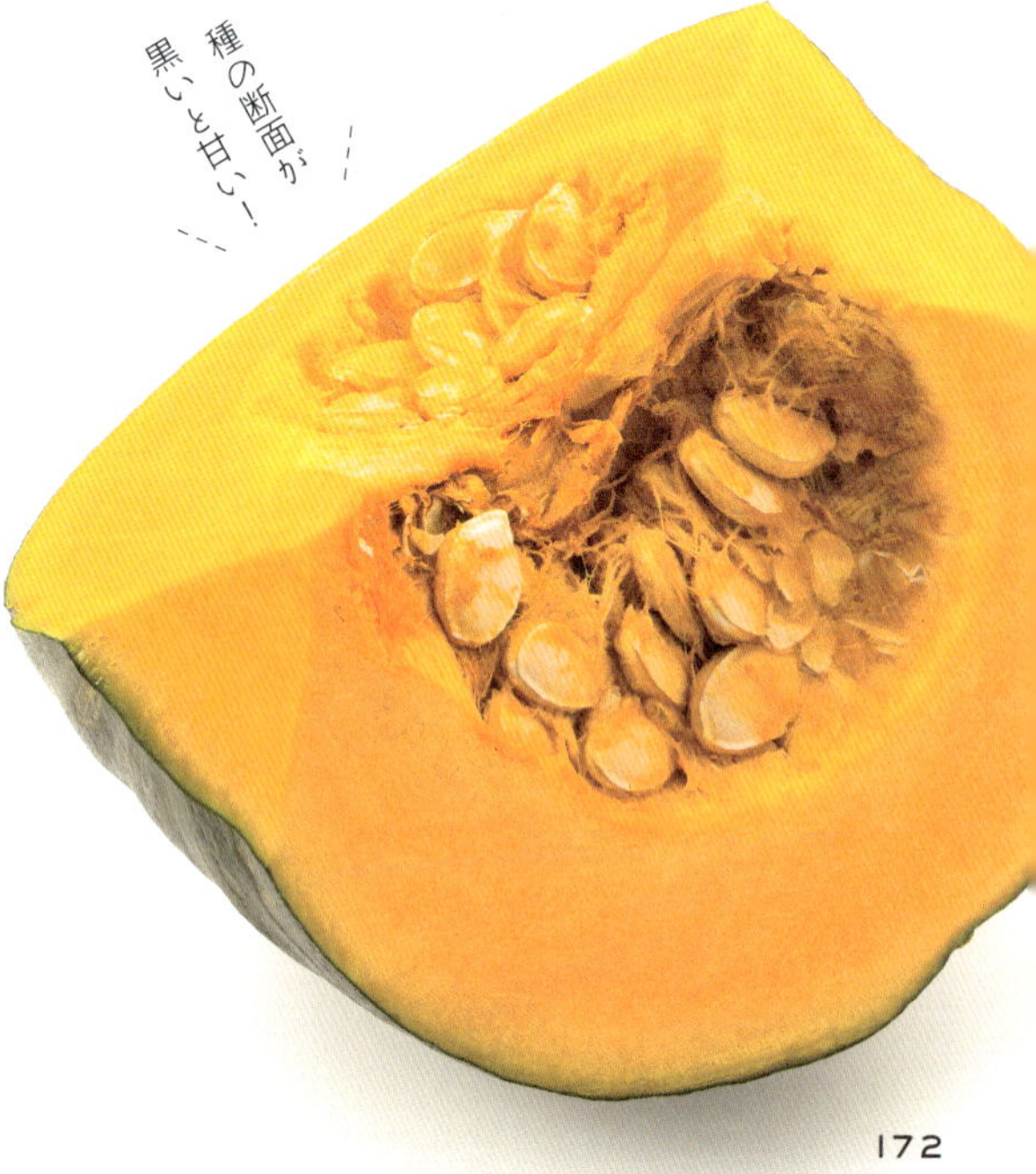

RECIPE:

かぼちゃの種の素揚げ

（作りやすい分量）

❶ かぼちゃの種は洗って天日干しする（水けが乾くまで干す）。

❷ 鍋に深さ1㎝ほど油を入れて160℃に熱し、かぼちゃの種を8～10分ほど時折ひっくり返しながら揚げる（温度が高すぎると破裂するので注意）。

❸ 器に盛り、お好みで天日塩を振り、殻を割って中の種をいただく。

捨てるのは
もったいない！
じっくり揚げれば
おいしーいおつまみに

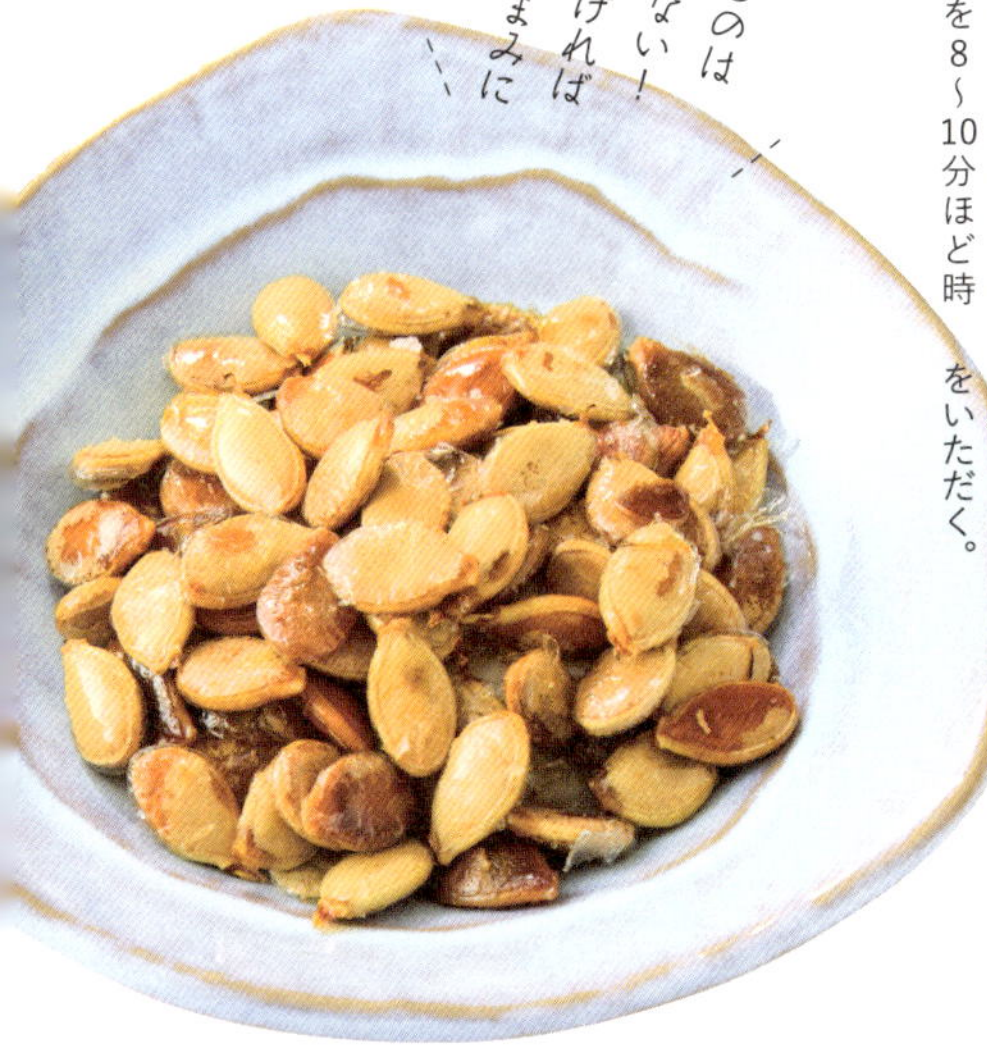

ワタ、皮、種
栄養を余すところなくいただく

かぼちゃはワタも皮も種も栄養が豊富です。ワタには果肉の5倍近い食物繊維が含まれており、皮はビタミンEが豊富です。そして種には、亜鉛や鉄といった日本人が不足しやすい栄養素も含まれています。

かぼちゃの煮物のように皮付きのまま料理ができるものは皮ごと料理し、種は素揚げするなど余すところなくいただきましょう。

甘く熟しているかどうかを判断するには、種を割ることです。割った種の周りが黒くなっていれば食べ時。1／4カットのかぼちゃを購入するときには、種に注目して購入してみてくださいね。

さつまいも

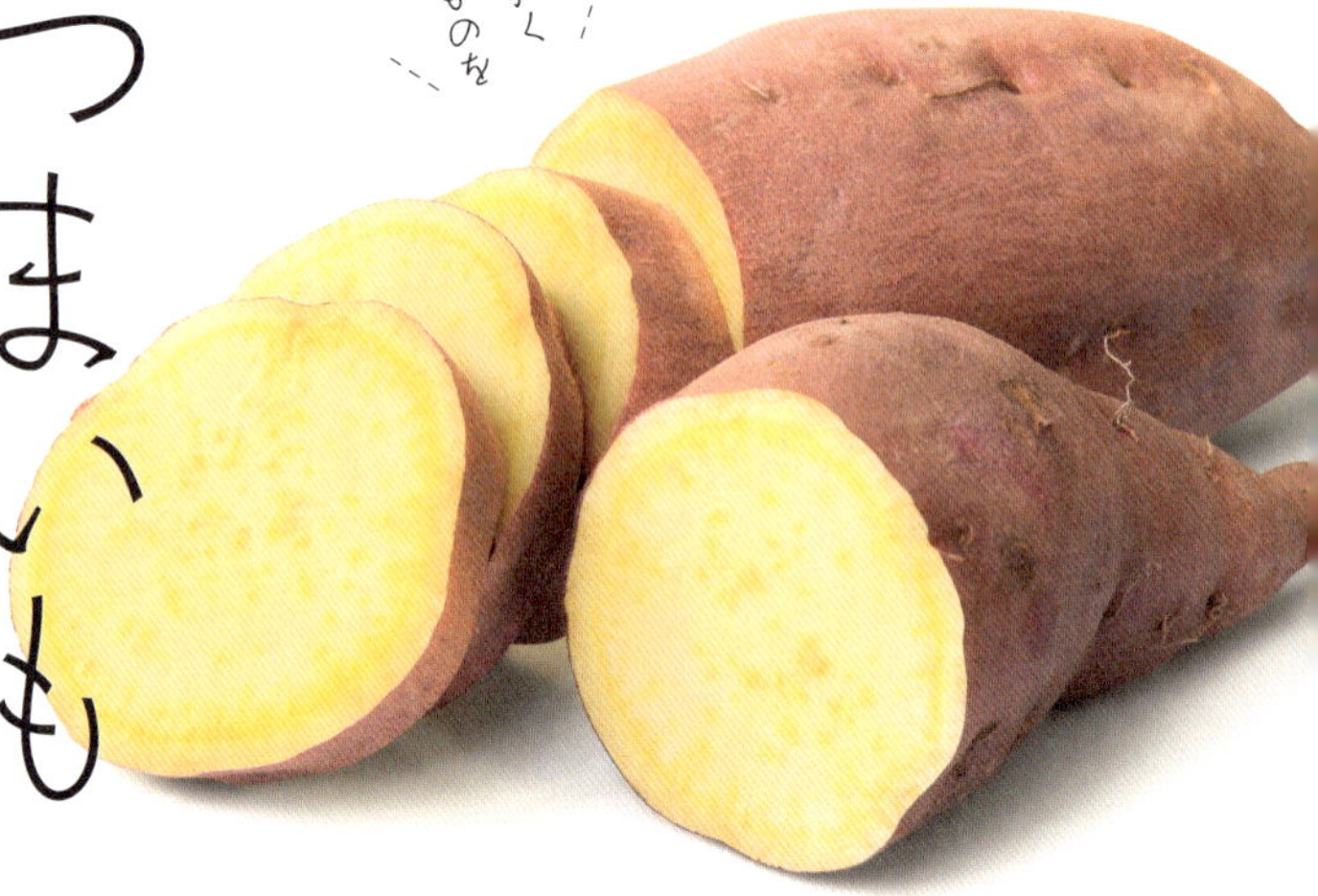

食物繊維が豊富に摂れる ただし糖度に注意

水溶性食物繊維と不溶性食物繊維、両方とも豊富なさつまいも。食物繊維が不足しがちな日本人は積極的に活用したい食材です。さつまいもは食物繊維以外にもビタミンCが比較的豊富。ビタミンCは水溶性なので、煮るよりも焼きいものようにじっくりと蒸し焼きにすると栄養を効率的に摂取することができます。

ただ、近年さつまいもの糖度は品種によって差があり、最も甘いと言われる紅はるかの加熱調理後の糖度は50~60度。鳴門金時（糖度13度）の4倍の糖度になるため、糖度が高い品種については食べすぎに注意しましょう。

発酵食と一緒に食べれば腸がぐんぐん健康に

さつまいもの水溶性食物繊維からは、腸内の酪《らく》酸《さん》菌《きん》によって酪酸が生成されます。酪酸は善玉菌が住みやすい腸内環境を作り、悪玉菌の発育を抑える働きがあるため、腸の健康作りには欠かせないもの。さつまいもにみそや甘酒などの発酵食を組み合わせると、酪酸菌だけでなくビフィズス菌などの善玉菌も活発になると考えられるため、大腸の健康を守るためにはさつまいものみそ汁や、甘酒を使った甘煮といった発酵食を組み合わせた料理を作ることを心がけましょう。ただし、食物繊維でお腹が張る方もいるので、そういった症状がある方はさつまいもの摂取は控えて。

RECIPE:

さつまいものソテー

(3～4人分)

❶ みそだれ※を作る。鍋にみそ100g、みりん50ml、てんさい(きび)糖大さじ1～2、白炒りごま大さじ1を入れて火にかけ沸騰させる。弱火にして1分ほどかき混ぜながら加熱し、火からおろす。

❷ さつまいも1本を皮付きのまま5㎜幅の輪切りにする。

❸ フライパンに油大さじ1を熱し、さつまいもを焼く。ひっくり返し、中心まで火が通ったら器に盛り、みそだれを添える。

※みそだれは作りやすい分量

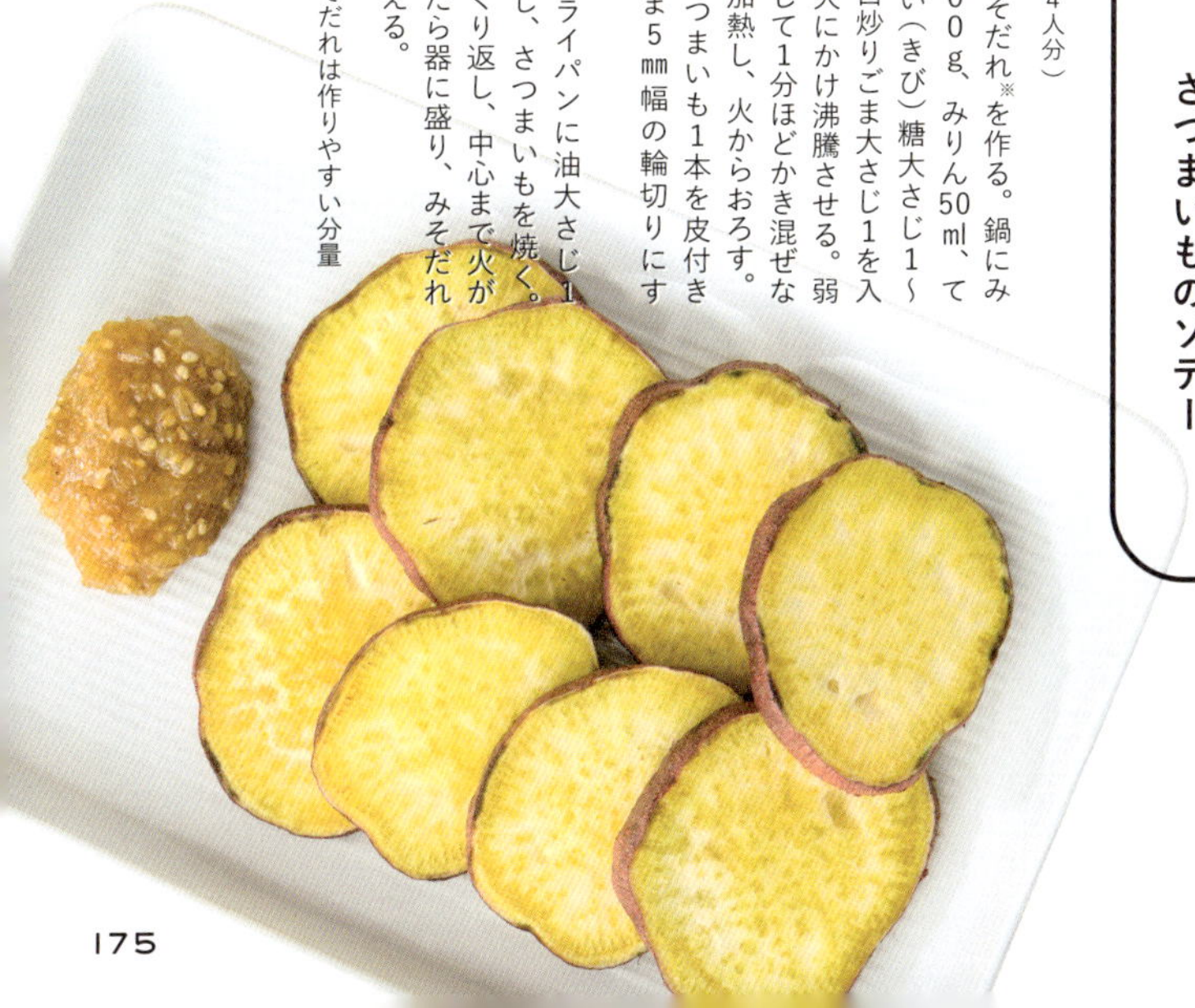

秋に食べたい

シイタケ

体が冷える季節だから β-グルカンで免疫力アップ

シイタケにはβ-グルカンという食物繊維の仲間が豊富に含まれています。β-グルカンはコレステロールを低下させる作用や腸内環境を整える効果が期待され、免疫の向上・正常化にも役立つと言われています。

また、生シイタケはビタミンDをさほど含まない代わりに生成する能力があり、天日干しするとビタミンDが10倍以上に増えると言われています。日照時間が短くなって、体内でのビタミンDの生成量が減っていく季節こそ、干しシイタケを活用していきましょう。

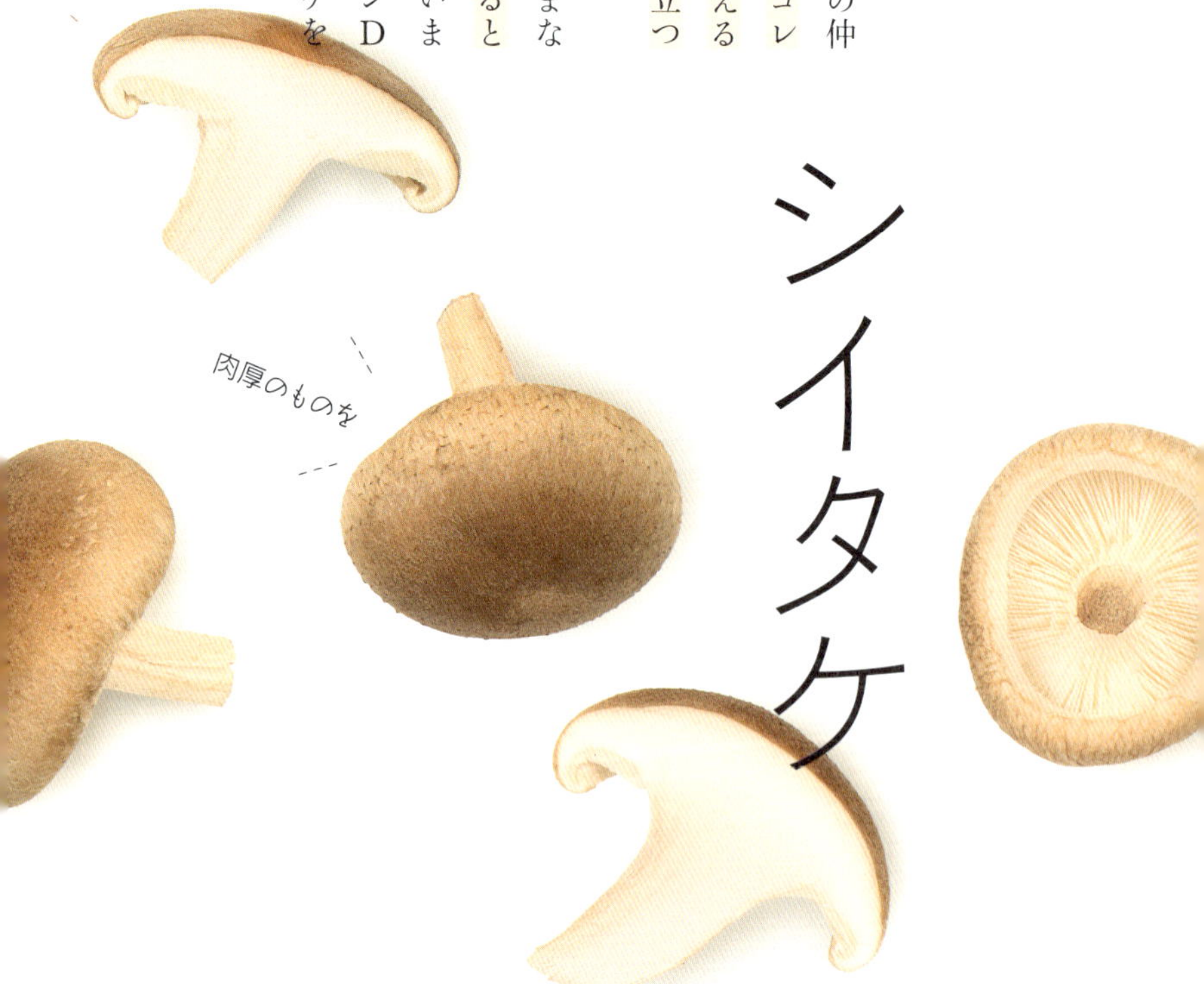

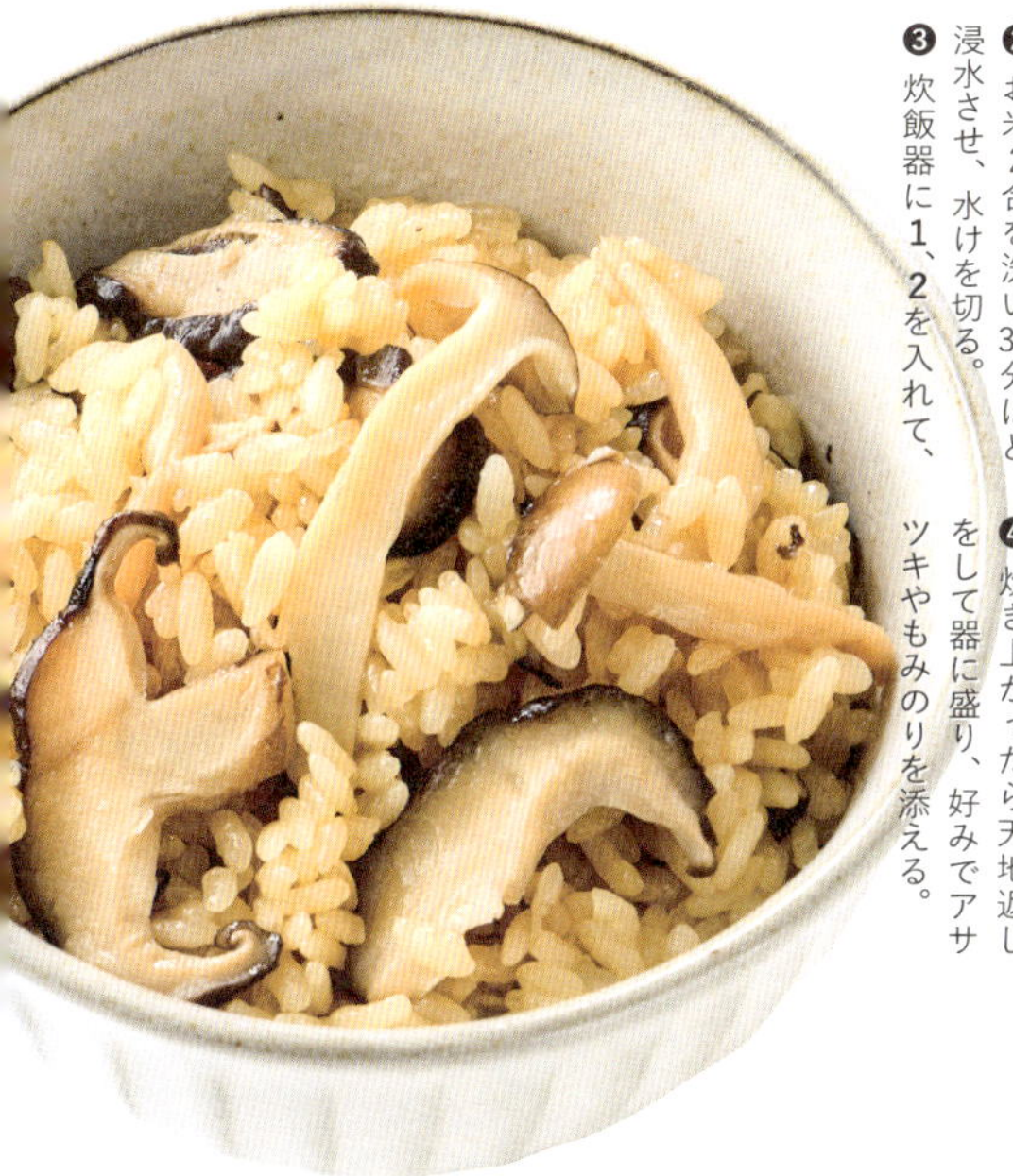

RECIPE:

きのこの炊き込みごはん

（茶碗約5杯分）

❶ シイタケ4枚、しめじ1／2パックを食べやすい大きさに切り、1日天日干しする。

❷ お米2合を洗い30分ほど浸水させ、水けを切る。

❸ 炊飯器に**1**、**2**を入れて、水300㎖としょうゆ、みりん各大さじ2を入れて炊飯する。

❹ 炊き上がったら天地返しをして器に盛り、好みでアサツキやもみのりを添える。

天日干しすれば うま味も栄養も格段に上がる

ビタミンDを摂りたいなら、干しシイタケを食べればいいのでは？　と思う方もいるかもしれません。でも実は、現在販売されている干しシイタケの多くは温風乾燥されたものであり、天日干しの商品はごくわずか。そのためビタミンD含有量はあまり多くないと考えられます。生のシイタケを購入し、自宅で1日天日干しすれば市販の干しシイタケより安価。さらに、天日干しの効果でうま味も凝縮するため、料理の味もワンランクアップします。干したシイタケはスープや炊き込みごはんに利用すると、だしが出ておいしくなるのでおすすめです。

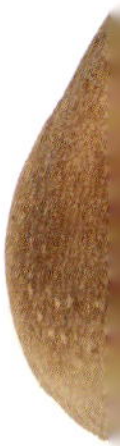

WINTER

冬は 野菜で免疫・消化サポート

冬は消化サポートの名手揃い

冬は寒さのストレスから体を温める意識が働き、肉魚の摂取量が増える時期。たんぱく質の適切な摂取は冷え、しもやけなどのトラブル回避につながります。その一方で、たんぱく質が増えることにより消化不良を起こしやすい時期でもあります。そこで活躍するのが冬野菜です。**冬野菜にはたんぱく質や糖質を分解する酵素を持つ食品がたくさんあります。代表的なのはかぶ、大根、長芋。これら**

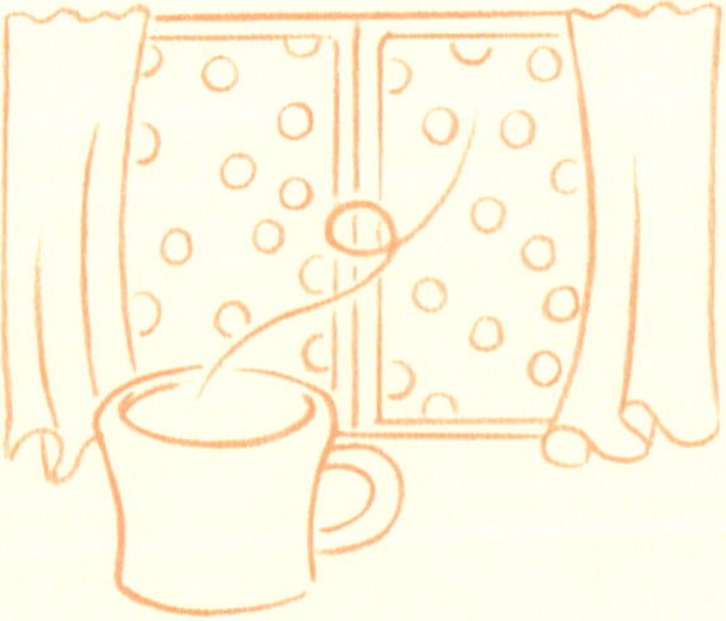

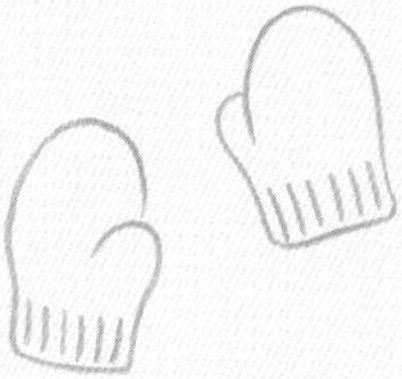

の食品をたんぱく質食材と組み合わせることで消化がスムーズに行われ、腸や肝臓の負担を軽減しながらたんぱく質を摂取することができます。ぶり大根やお刺身のツマなどは理にかなった食べ合わせで、先人たちの感覚の鋭さを感じさせられます。寒さによって胃腸の働きも悪くなりがちな冬は、野菜たちの力をフル活用しながら栄養補給を行うことをおすすめします。

冬野菜は免疫に効果的な栄養素もいっぱい

また、白ネギや白菜、大根などには免疫を高めるイソチオシアネートが含まれています。解毒や殺菌効果も期待されるため、お刺身を食べるときにも大根や白ネギは積極的に組み合わせていきましょう。

その他、**乾燥対策に役立つビタミンAやマグネシウムなどを含む春菊、にんじんは、肌を乾燥から守るためにも活用していきたい野菜です。**冬はイベントが多く、脂質やたんぱく質の摂取量が過剰になりがちです。冬こそたんぱく質の2倍の野菜を食べる意識を持ち、心身ともに絶好調な冬を過ごしましょう！

冬に食べたい

自然薯《じねんじょ》（山芋）

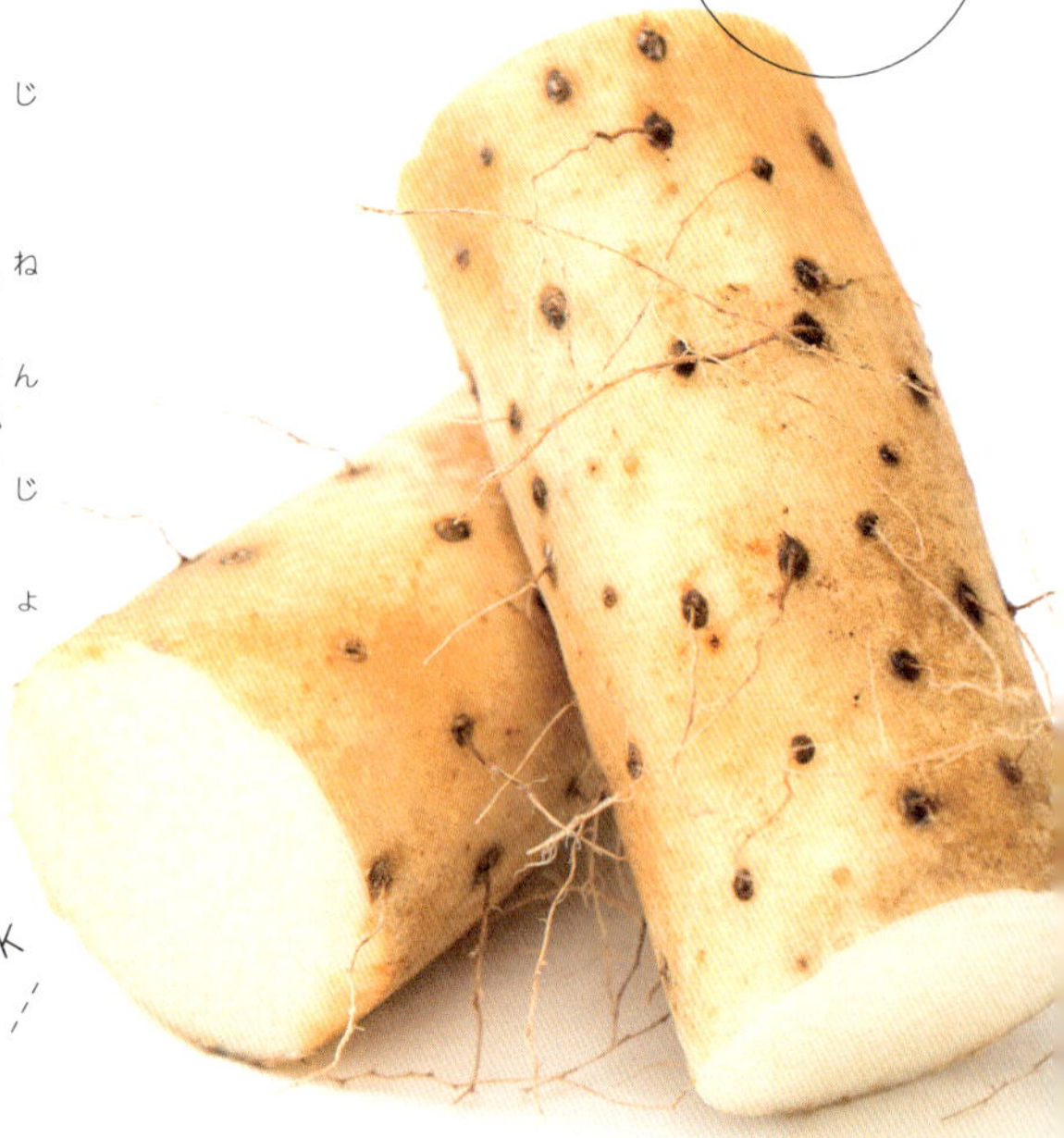

山芋や長芋でもOK

豊富な栄養が元気で強い体を作る

自然薯（山芋）は昔から滋養強壮の効果があるとされ漢方でも使われてきた食材。中でもめずらしいのは自然薯に含まれるジオスゲニン配糖体《はいとうたい》という物質。体内でジオスゲニンに変換され、性ホルモンの前駆体《ぜんくたい》（化学物質ができる前段階の物質）であるDHEAを増やす効果が期待されています。また、ビタミンC、E、カリウムや不溶性食物繊維も豊富で、アンチエイジングに活用したい食材でもあります。さらに消化酵素のアミラーゼも含まれ、胃腸の負担も軽くしてくれます。食べすぎが心配な年末年始は自然薯を用意して、ごちそうのあとにいただいてみてはいかがでしょうか。

手に入らないときは長芋や大和芋で代用を

いただくときは、しっかり洗ってひげ根を焼いて落としてから、皮ごとすりおろすのがおすすめです。皮はβカロテン、ポリフェノールを豊富に含むうえ、自然薯に含まれるアミラーゼはすりおろすとより効果を発揮しやすくなります。

ただ、自然薯は栽培が難しく、収穫できる時期も短いため手に入りにくい印象。栄養素量はやや減少しますが、長芋や大和芋にもビタミンEやビタミンC、食物繊維、アミラーゼが含まれるため、これらを活用して冬の体調管理につなげていきましょう。

RECIPE:

山芋とめかぶのゆずこしょう和え

（2人分）

❶ 山芋60gはしっかりと洗い皮ごとすりおろす。40gは皮をむいて角切りにする。

❷ **1**とゆずこしょう少々をボウルに入れて混ぜ合わせる。

❸ **2**を器に盛り、中央にめかぶ2パックをのせる。しょうゆを適量回しかけてしっかりとかき混ぜていただく。

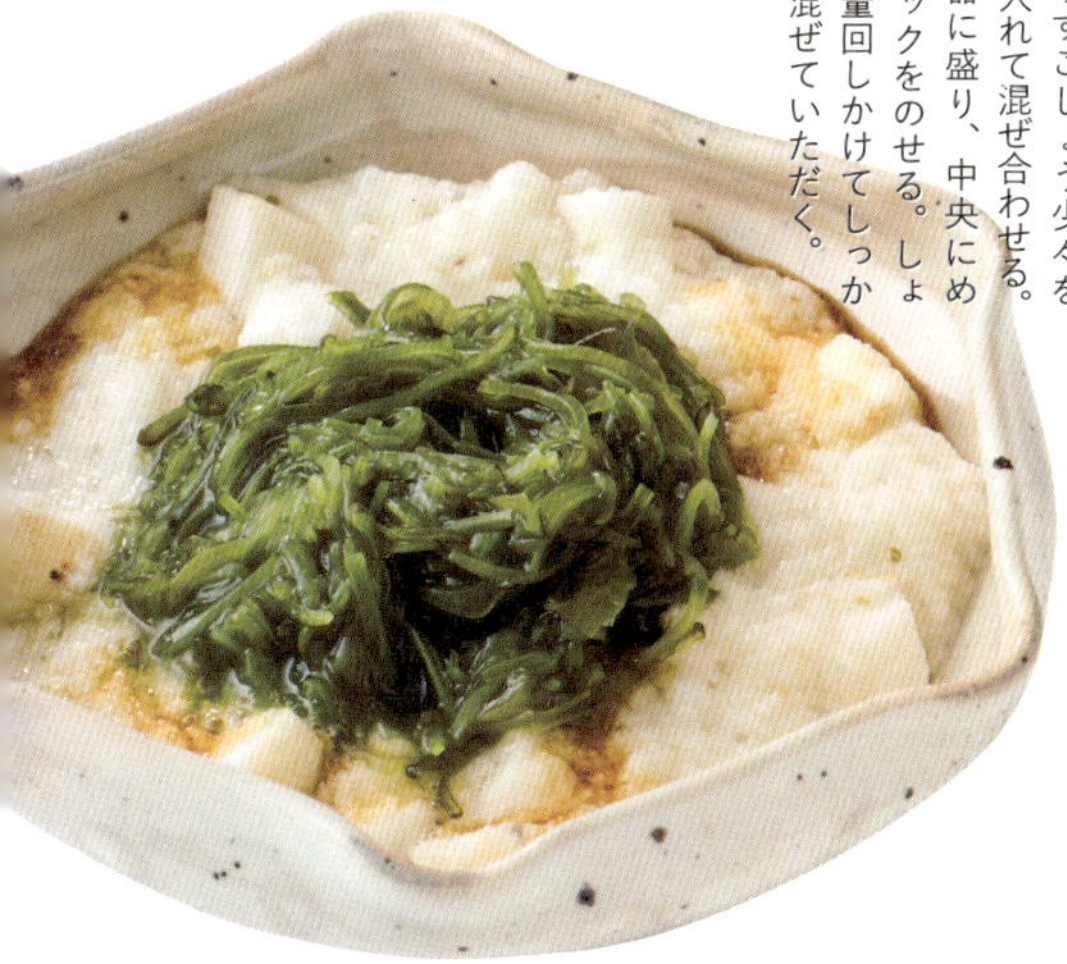

冬に食べたい

消化を助ける冬のお守り食材

冬の定番野菜、大根。私も大好きで、体調管理の面でも助けられている食材です。大根にはたんぱく質、脂質、糖質の3つを消化する酵素が含まれるため、食べすぎたときでもひとまず大根を食べれば安心。胃もたれや消化不良を感じたときはぜひ、大根のすりおろしをいただいてみてください。また、エネルギー代謝を進めるために必要なビタミンCやB_6、葉酸も含みます。切り干し大根は100gあたりで見ると、ビタミンCや消化酵素は生の大根よりも減りますがカルシウム、マグネシウム、鉄などは大幅に増加します。どちらも体にいい食材なので、ぜひ活用しましょう。

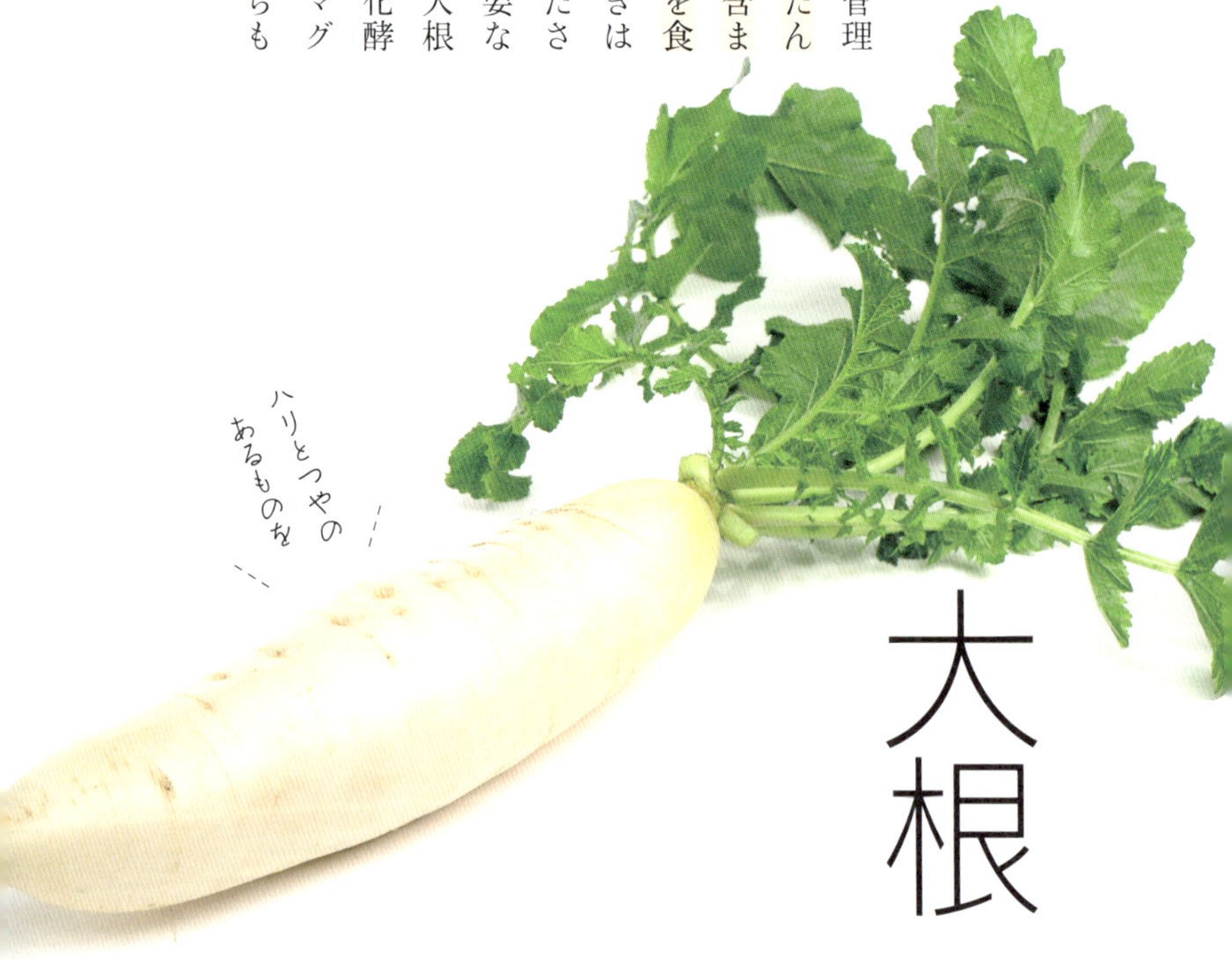

大根

RECIPE:

はちみつレモン大根

（作りやすい分量）

❶大根300gは1㎝幅の短冊切りにしてボウルに入れ、塩小さじ1／2を振ってもみ、10分程度置く。

❷レモン（またはゆず）1／2個は皮をむき、皮は千切りに、果肉は果汁をしぼる。

❸ポリ袋に水けをしぼった大根、レモン果汁、酢各大さじ1、はちみつ大さじ2、レモンの皮適量を入れる。冷蔵庫で30分以上漬けてからいただく。

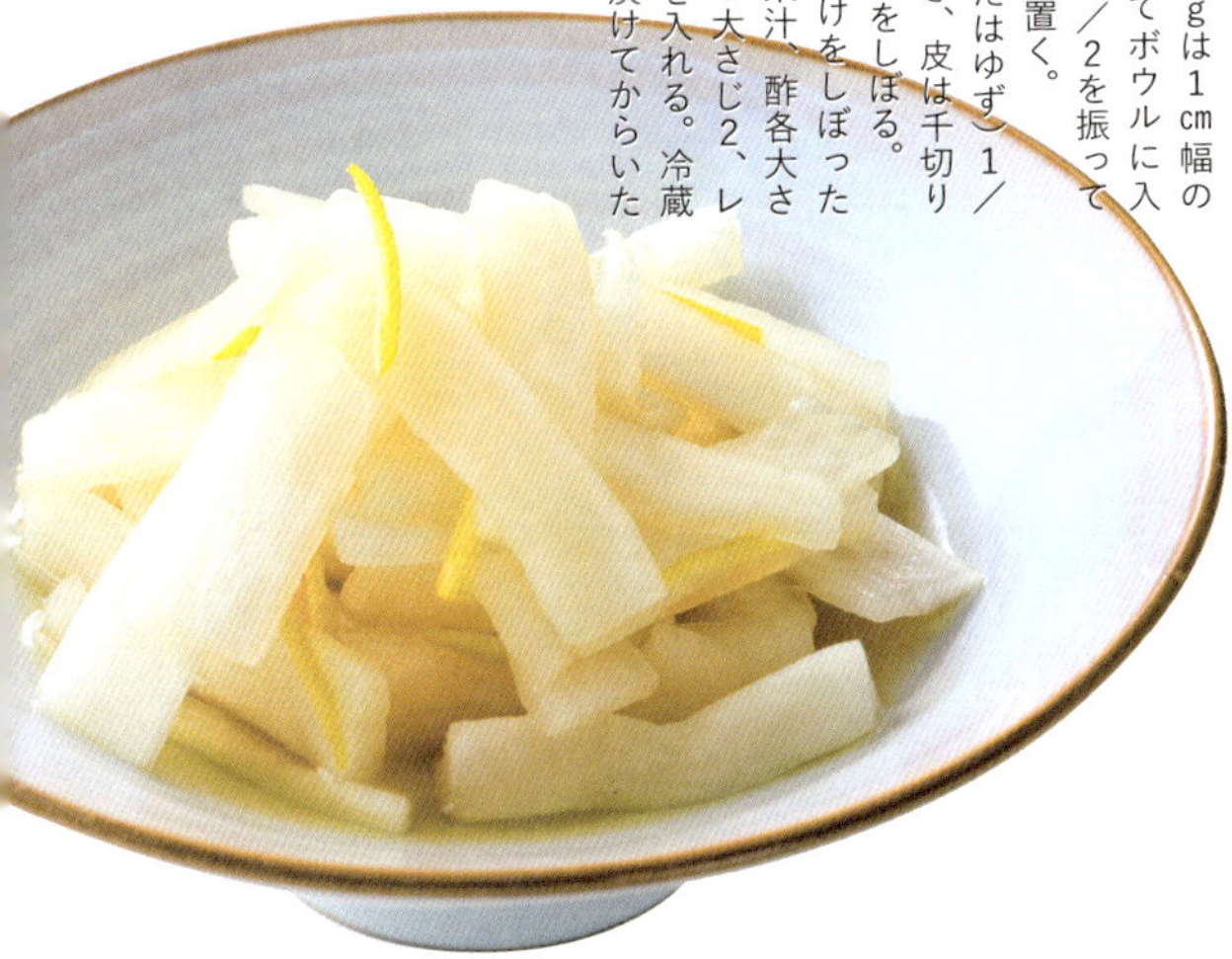

にんじんと食べるときは酢を使って栄養を守る

大根とにんじんは定番と言える組み合わせですが、大根に含まれるビタミンCはにんじんに含まれるアスコルビナーゼによって破壊されることがわかっています。

ただ、アスコルビナーゼは酸に弱いため、酢を使った料理にすると大根のビタミンCを守ることができます。生のにんじんと大根を組み合わせて料理するときには酢やレモン、柑橘類を組み合わせてビタミンCを効率よく摂取していきましょう。

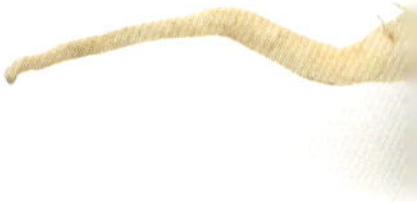

食べたい冬に

長ネギ

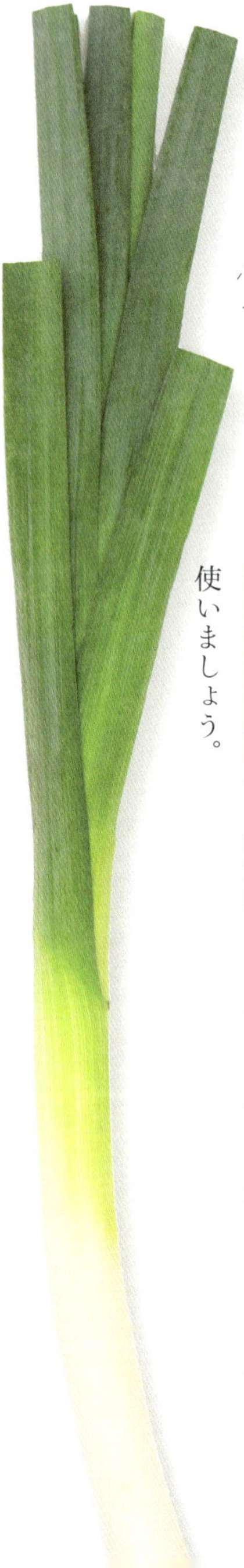

ずっしり重みのあるものを

風邪の空気を感じたら青い部分ごといただいて

ネギはカリウムが豊富で食物繊維やカルシウムも含む食材。冬には鍋料理や煮物が増えてどうしても塩分過剰を招きやすくなりますが、ネギのようなカリウムを含む食材と組み合わせるとナトリウムとカリウムのバランスを保て、体の負担を軽くすることができます。玉ねぎ同様、硫化アリルを含む食材のため、心疾患リスクの低下や、抗菌・抗炎症作用も期待されます。冬は風邪をひきやすくなる時期。ビタミンCが含まれる長ネギの青い部分まで食べることで風邪予防にも◎。冬の鍋料理やみそ汁にはぜひ、長ネギをたっぷりと使いましょう。

ネバネバ成分は裏切らない便通改善、血糖値安定化も

ネギを切ると粘性を持ったゼリー状のものが出てくることがあります。これは糖の一種「フルクタン」です。

フルクタンは便通改善の効果や血糖値の急上昇を抑える効果などが期待できます。また、味としてもフルクタンが含まれているほうが加熱後に甘みを感じやすくなります。取り除かずに、ぜひそのまま料理に活用しましょう。

フルクタンは熱に強いため、焼き鳥や鍋料理などの料理に使っても大丈夫です。

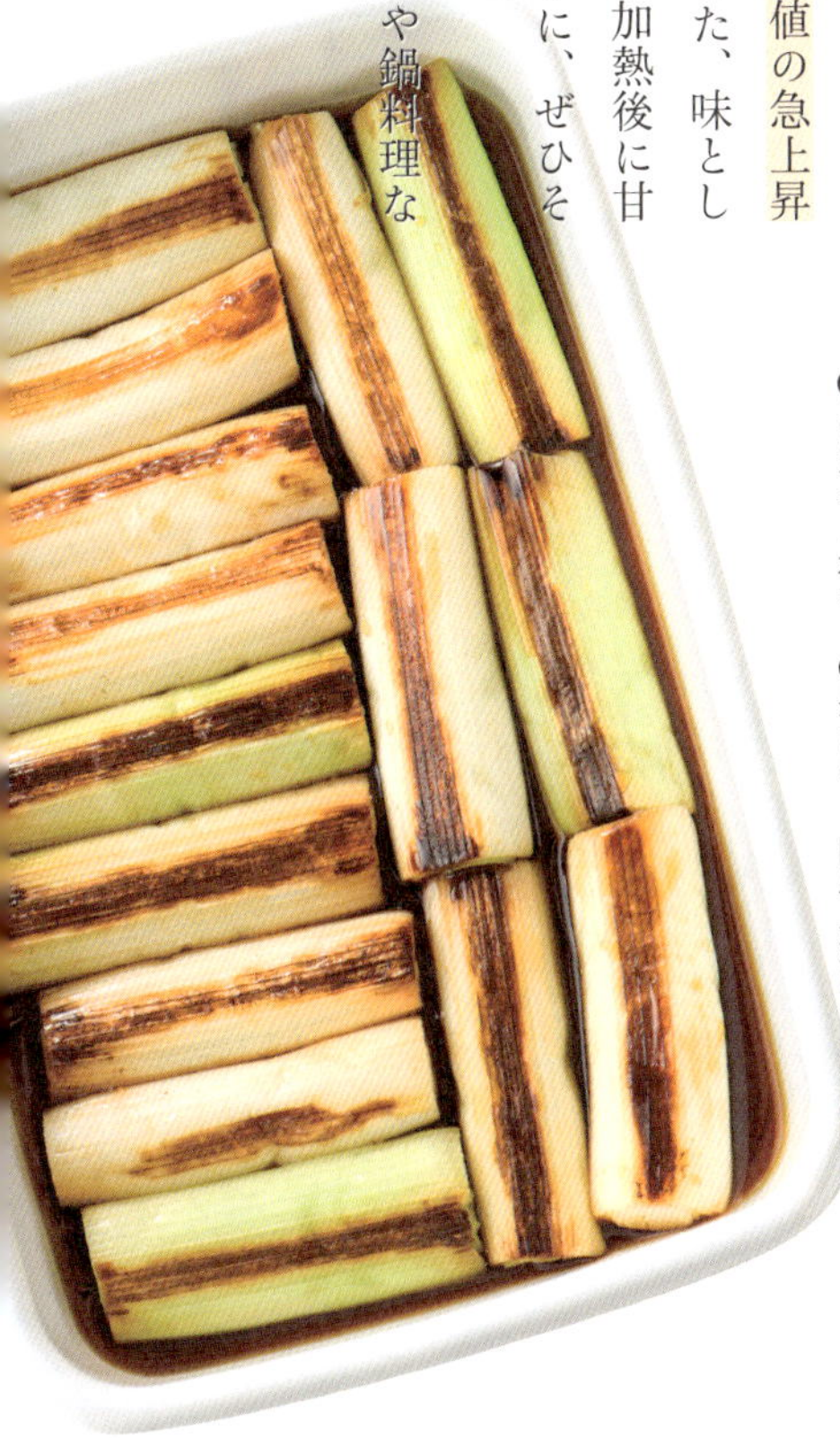

RECIPE:

長ネギの焼きびたし

（作りやすい分量）

❶ 小鍋に無添加顆粒だし小さじ1、しょうゆ、みりん各大さじ2を入れて沸騰させ、弱火で1分ほど煮たら火からおろす。

❷ 白ネギ2本を5㎝長さのぶつ切りにし、フライパンで焼き色がつくまで中弱火でじっくりと焼く。

❸ 2を保存容器に入れ、1を回しかける。冷蔵庫で1時間以上漬けてからいただく。

冬に食べたい

春菊

肌荒れが気になる人はたんぱく質と組み合わせて

春菊にはβカロテンやビタミンC、カリウムが含まれ、意外と鉄の含有量も多く不溶性食物繊維も豊富です。ビタミンCはたんぱく質からコラーゲンを生成するために必須の栄養素であるため、春菊とたんぱく質食材を組み合わせて食べる鍋料理はまさに美肌料理。冬に肌荒れを感じたときにはぜひ魚介類や鶏肉などを春菊と合わせて料理しましょう。春菊の特徴的な香りはベンズアルデヒドやα-ピネンという物質によるもので、抗炎症作用や整腸作用があるとされています。生で食べるとこれらの香りがきつくなりすぎないため、香りが苦手な方は生でいただくのがおすすめです。

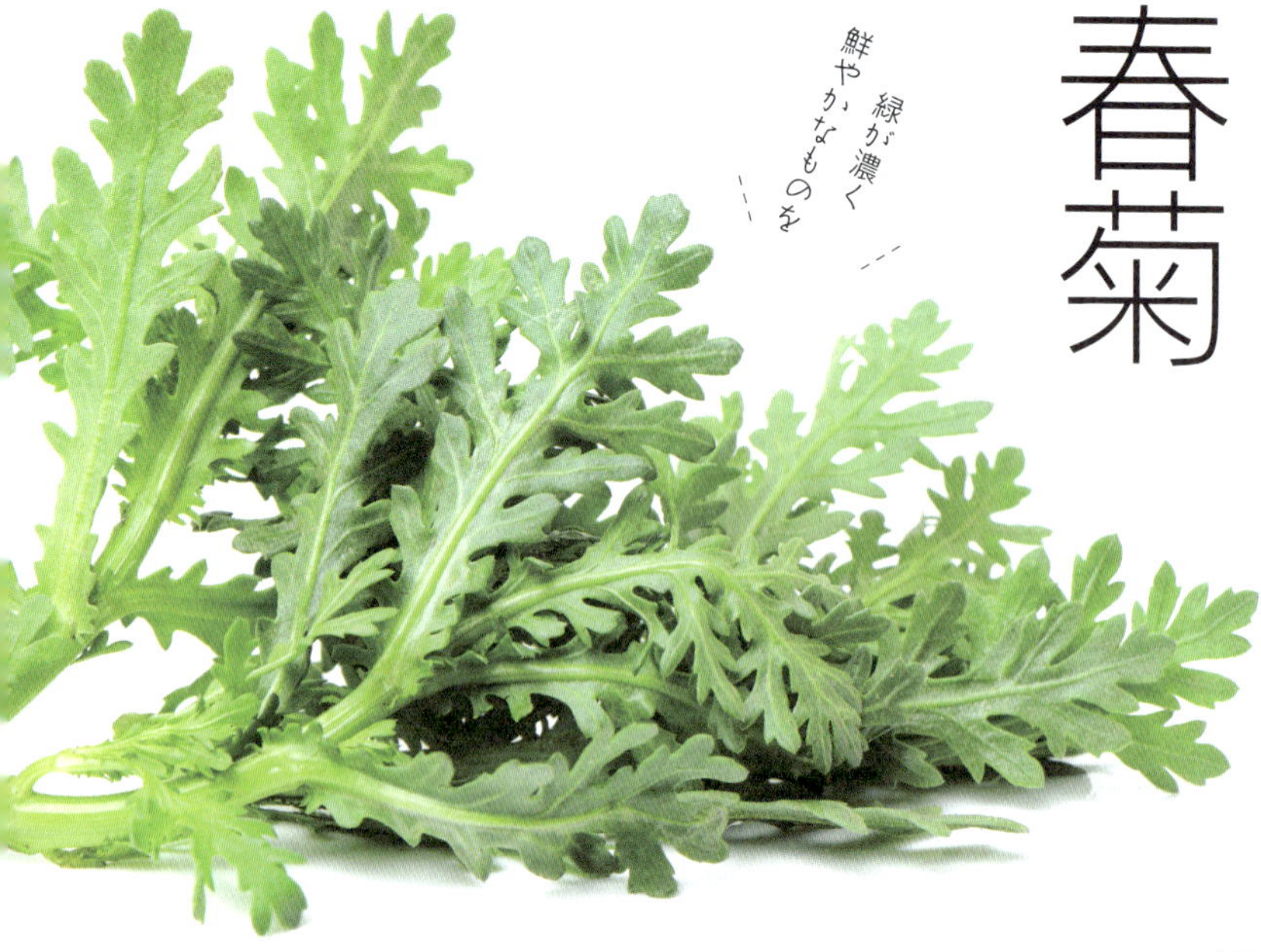

緑が濃く鮮やかなものを

RECIPE:

春菊のソイソースサラダ

（2～3人分）

❶ 春菊60gは食べやすい長さに切る。ミニトマト4個は放射線状に4等分にする。アボカド1／2個は種と皮を取り一口大に切る。

❷ ボウルに酢、しょうゆ各大さじ1、オリーブオイル、はちみつ各小さじ2、黒こしょう少々を混ぜ合わせ、1を加えてサッと和える。

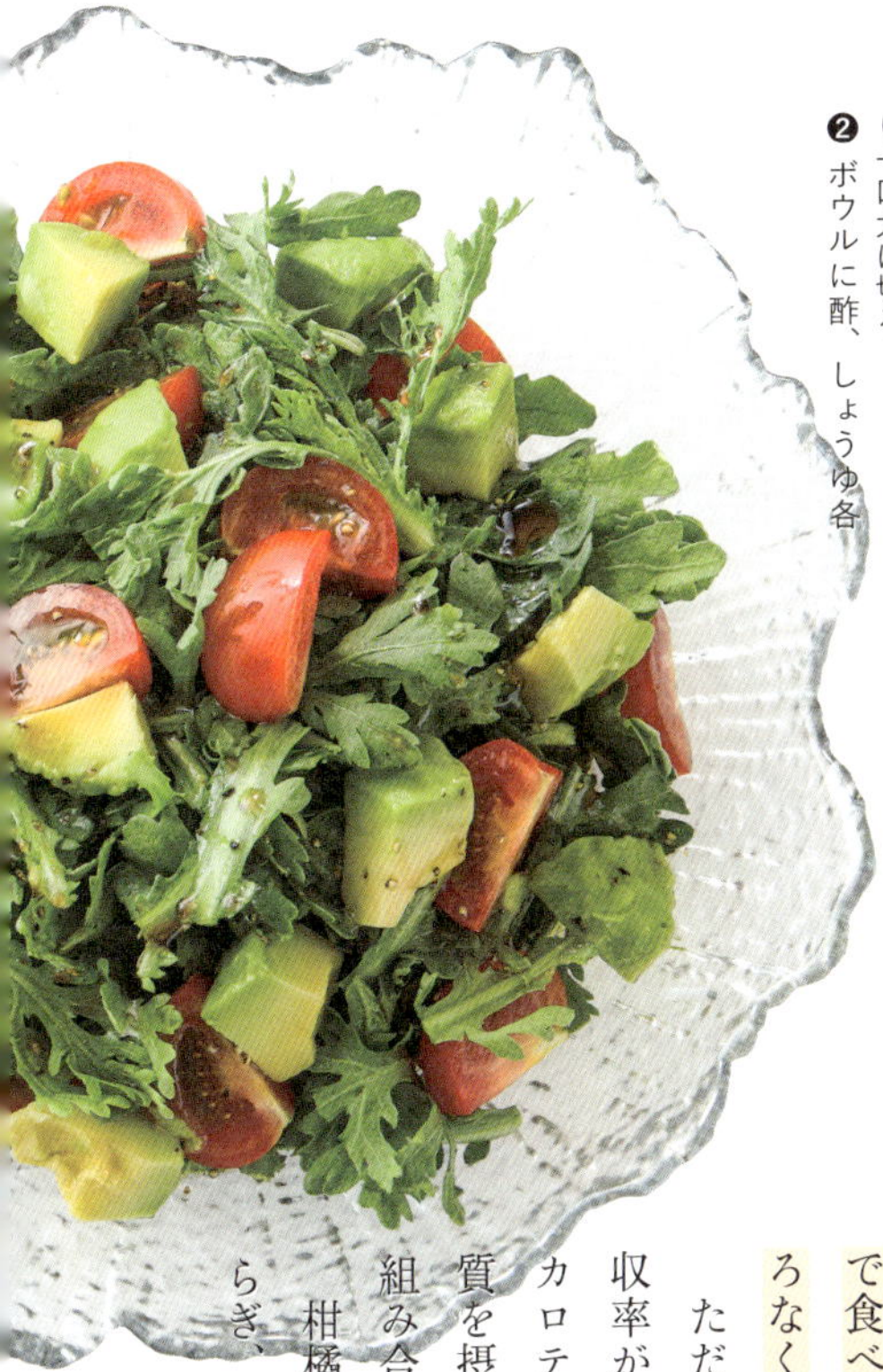

生春菊＋油の組み合わせで栄養を余すところなく摂る

春菊はすき焼きのような加熱した料理に入っているイメージですよね。でも、葉の部分は特に生で食べられて、ビタミンCやカリウムを余すところなく摂取できます。

ただ、βカロテンは油と組み合わせることで吸収率が上がる栄養素。ビタミンC、カリウムとβカロテンを効率的に摂るなら、ほかの料理から脂質を摂取するか、ドレッシングなどを使って油と組み合わせるとよいでしょう。

柑橘類と組み合わせると春菊の香りが少しやわらぎ、さわやかな味わいを楽しむこともできます。

漬物で糖質をエネルギーに変える

日本の誇るべき発酵食の1つが「漬物」。漬物の中には発酵していないものもありますが、日本には、微生物が直接発酵することでできたものや、みそや酒粕、米ぬかなどによって発酵させた漬物が数多くあります。

その中でも私の一押しが「ぬか漬け」。ぬか漬けは、米ぬかで作ったぬか床に野菜を漬け込んだもの。たくあん漬けも本来はぬか漬けの一種です。

ぬか漬けは乳酸菌や酵母の力によっておいしくなりますが、もちろんおいしいだけではありません。発酵過程でビタミンB_1が格段に増えるため、糖質がスムーズにエネルギーへ変換できるようにサポートしてくれます。その他ビタミンB群や、ビタミンEも含まれるので疲労回復、夏バテ予防にも◎。

通常、植物性の食品にはビタミンB_{12}がほとんど含まれていませんが、発酵した漬物の場合は微生物の働きによってビタミンB_{12}が含まれるのもメリット。肉魚卵をあまり多く食べられない方は、漬物からもビタミンB_{12}を補給するとよいでしょう。

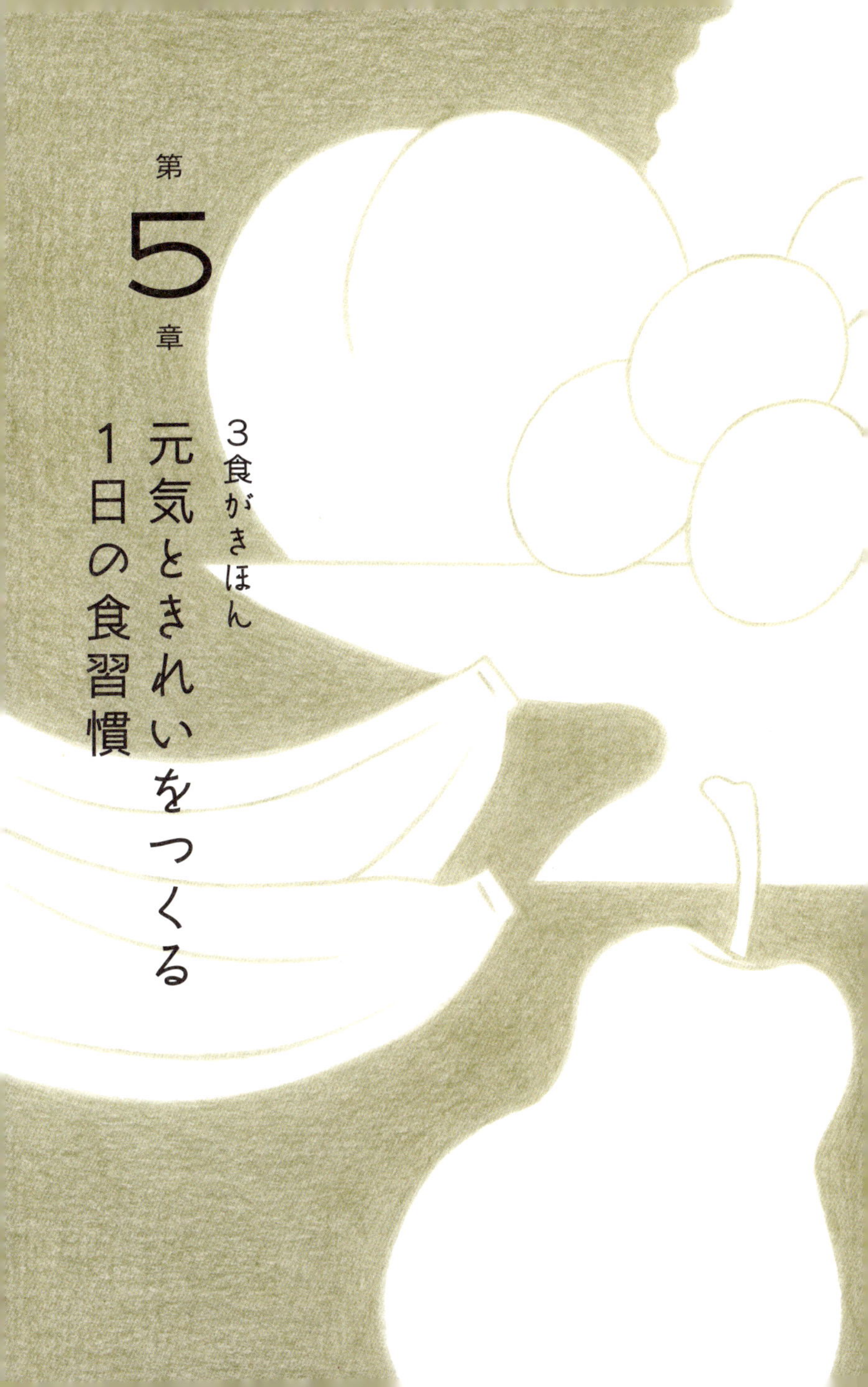

第5章

3食がきほん
元気ときれいをつくる
1日の食習慣

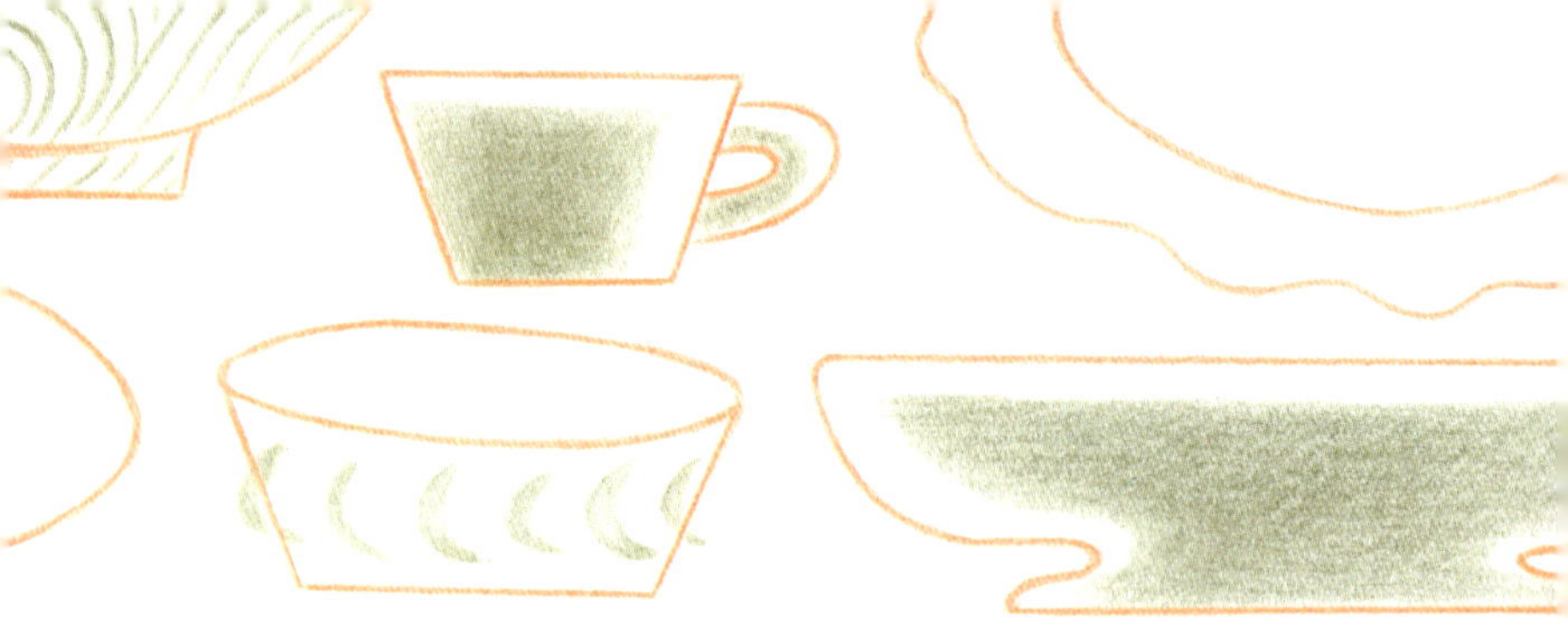

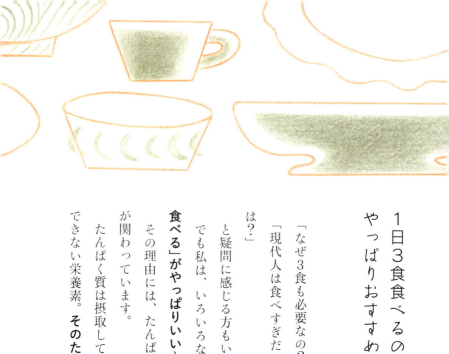

1日3食食べるのが やっぱりおすすめ

「なぜ3食も必要なの？」

「現代人は食べすぎだから食べない時間を作ったほうがいいのでは？」

と疑問に感じる方もいらっしゃると思います。

でも私は、いろいろな食習慣を試した結果、ド定番の**「1日3食食べる」がやっぱりいい**という答えに行き着きました。

その理由には、たんぱく質の利用可能時間と栄養素吸収のしくみが関わっています。

たんぱく質は摂取してから6時間程度しか体内で利用することができない栄養素。**そのため日中は、少なくとも6時間おきに補給し**

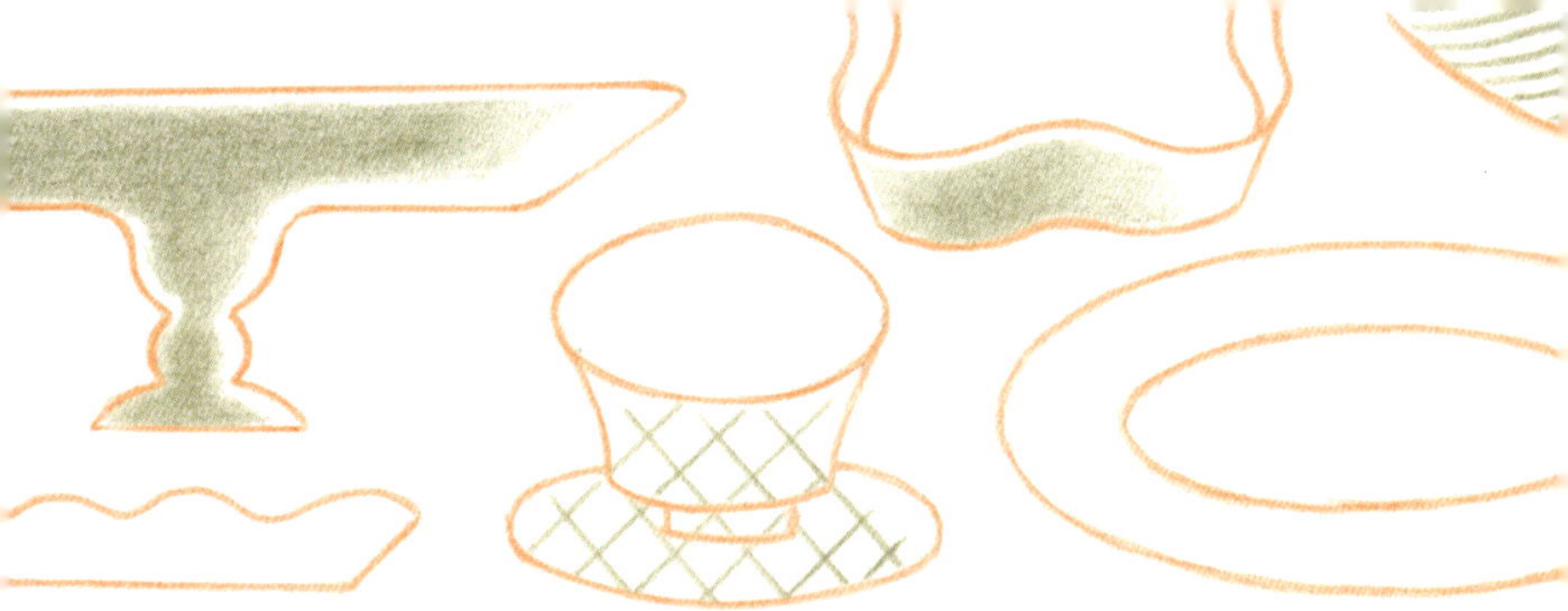

たいところです。朝食を抜いてしまうと朝から昼にかけてのたんぱく質が不足して、筋肉や内臓、神経や骨のたんぱく質を代わりに利用することになってしまいます。そうなると、筋力がない、骨が弱い、メンタルが不安定、消化吸収能力が低下するといった問題を抱えるようになります。

だから、たんぱく質は朝昼晩の3回に分けて食べることがとても重要なのです。

●ミネラルは少しずつしか吸収できない

ビタミン・ミネラルについてもまとめ食いのできない栄養素が多くあります。まず水溶性ビタミンは体に貯めておくことができません。

また、鉄や亜鉛、銅などは「金属」であり、体内に存在しすぎると命の危険も出てきます。そのため体はわざと吸収率を低めにして少量ずつ吸収するようにコントロールしています。

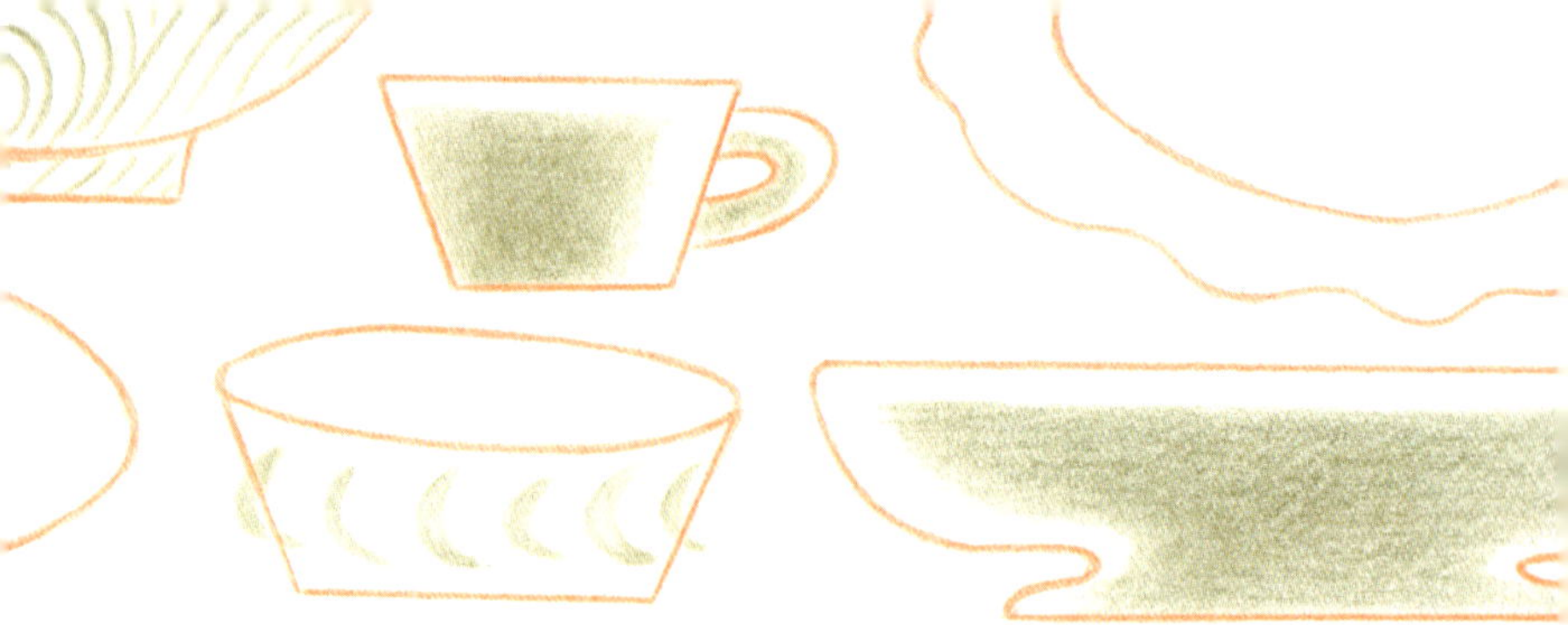

どちらも、こまめに摂取して体に補給しなければならない栄養素です。

●現代人は栄養がないものを食べすぎている！

「現代人は食べすぎだ」と言われますが、そうではなく「現代人は栄養がないものを食べすぎている」のだと述べました。

現代人の平均エネルギー摂取量は、戦後1946年あたりのエネルギー摂取量と同等で、鉄、亜鉛、マグネシウム、ビタミンB群、ビタミンDなどの栄養素は不足傾向にあるという結果が出ています（＊11）。

さらに、食べなければ胃腸が休まるというのも半分正解で半分間違いです。正確には、胃腸を修復させる材料を持っている人が食べなければ胃腸修復がなされ、逆にたんぱく質や亜鉛、ビタミンAやビタミンDなどの栄養素が不足している人が食べなければ胃腸は

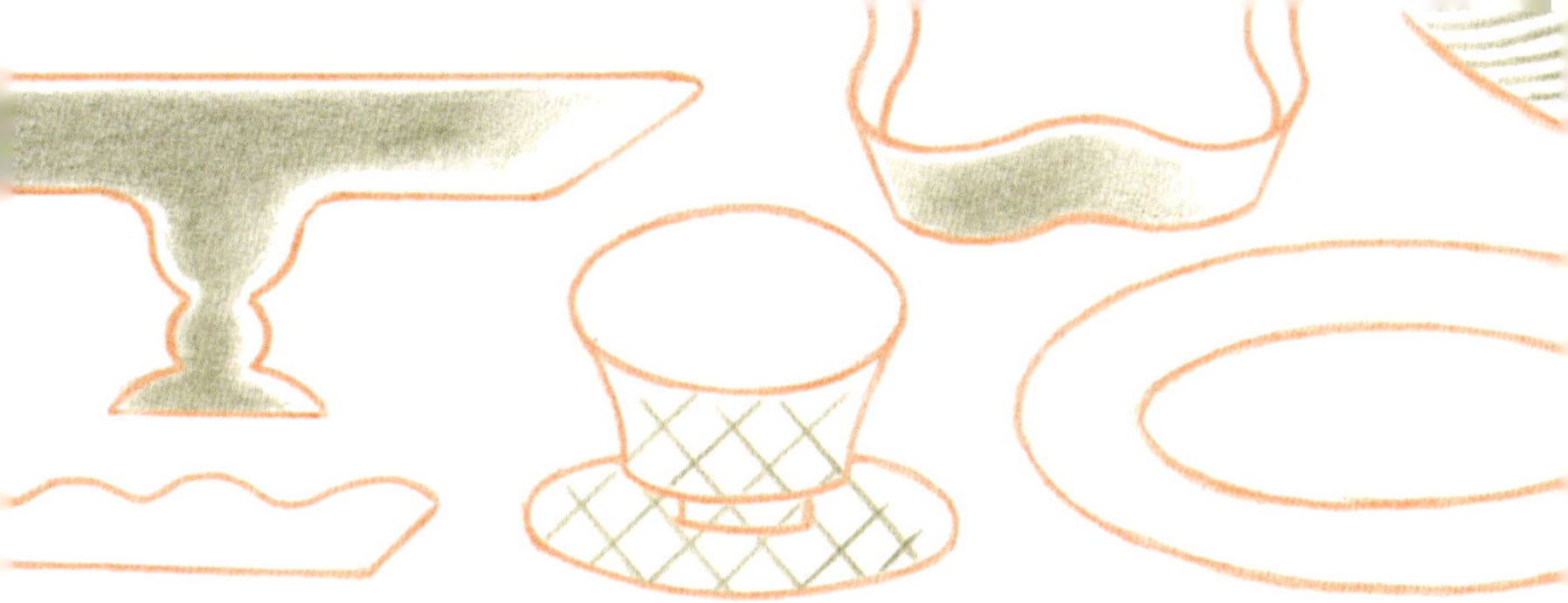

体まるどころか機能が低下し、余計に栄養吸収が悪くなって、修復する材料も足りずボロボロになります。

日本人女性の9割は1日3食型の体

たんぱく質をしっかりと消化吸収することができ、鉄や亜鉛の不足がなく、腸内環境もよく、トレーニングを重ねてしなやかな筋肉を持っている人は、一時的に1日2食にしたり断食をしたりするのもよいでしょう。でもそういった女性は、日本人の1割にも満たないと感じています。

日本人女性の9割は1日3食で栄養をこまめに摂取しなければ、健康が維持できない体なのです。

本章では、具体的な3食のメニュー例をご紹介します。少しでもイメージをつかむお手伝いができましたら幸いです。

あこの食事術

朝は炭水化物・たんぱく質を意識

朝に食べたものが夜の眠りの質を決める

朝食で優先すべきは炭水化物、たんぱく質、水分。体内時計をリセットさせるためにも、ホルモンのムダ遣いを減らすためにも、朝食では必ず炭水化物を摂取します。血糖値を安定的に上昇させるために主食はでんぷんを多く含んだごはんをチョイス。できれば食物繊維も豊富に含む雑穀米や発芽玄米を。そして朝に欠かせないもう1つの栄養素がたんぱく質。朝食でたんぱく質を摂ると基礎代謝が上がり筋肉量が増加しやすいだけでなく、夜の快眠にもつながります。睡眠ホルモンのメラトニンはたんぱく質を原料に、摂取から14〜16時間後に生成されるため、朝食のたんぱく質摂取は快眠の大きなカギです。朝はしっかりとたんぱく質を摂取しましょう。

炭水化物とたんぱく質を摂るメリット

- ☐ 体内時計をリセットできる
- ☐ ホルモンのムダ遣いを減らせる
- ☐ 基礎代謝が上がる
- ☐ 睡眠ホルモンが作られ睡眠の質が上がる

朝ごはんの考え方

ごはんを中心にたんぱく質メニューを用意。おすすめは卵料理や納豆、さば・いわしの缶詰や真空パック商品。どうしてもパンが食べたいときは食物繊維を含むライ麦パンや雑穀パンを。キウイやパイナップルをプラスして、たんぱく質の分解を促して。

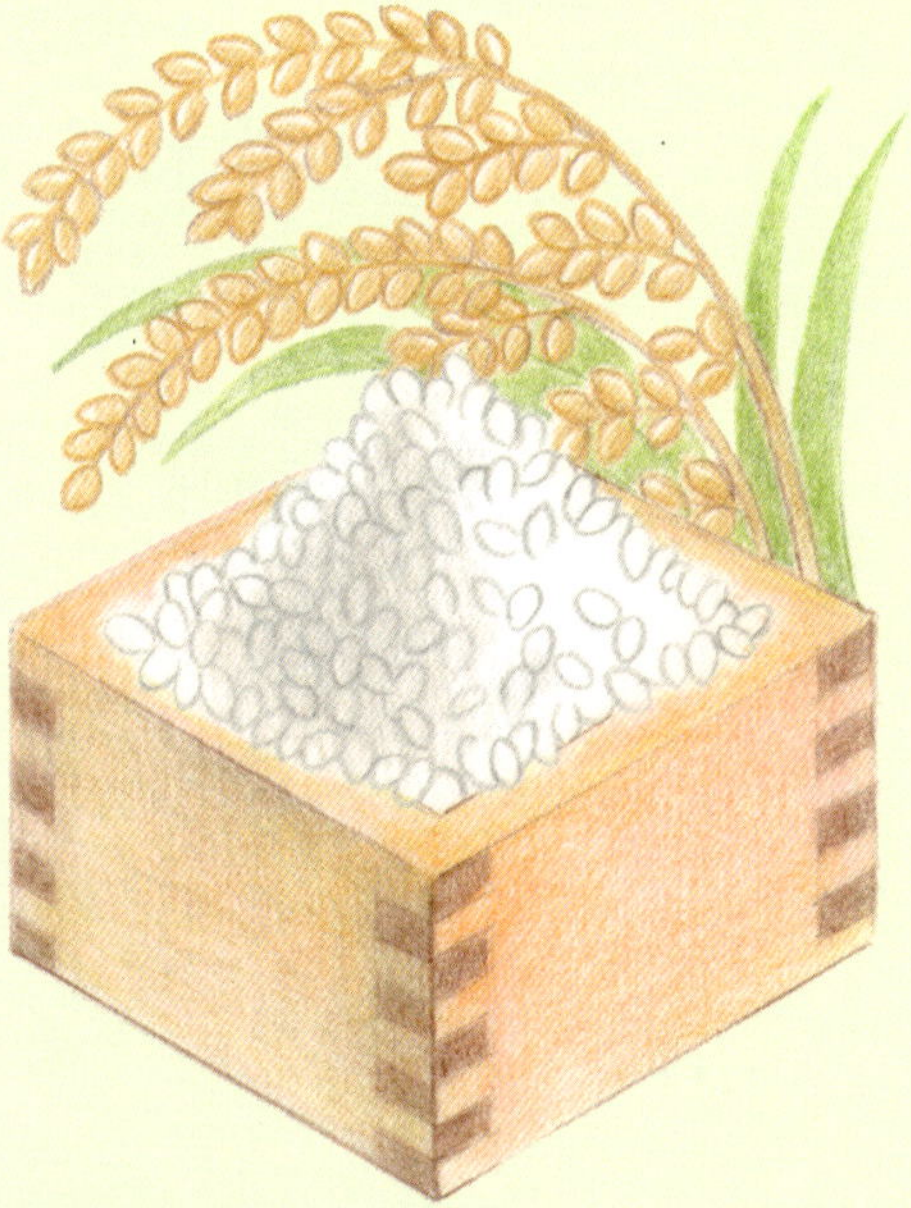

野菜で食物繊維をプラス
魚でたんぱく質をプラス

炭水化物中心に考える

↓ パン食 p. 197

↓ ごはん食 p. 196

これはNG

朝にバナナ1本（糖質約17g）を食べるだけでは
お昼までエネルギーをもたせるのは困難。食欲がない場合を除いて、
1食あたり100～150gのごはんを食べて。

ごはん食の献立

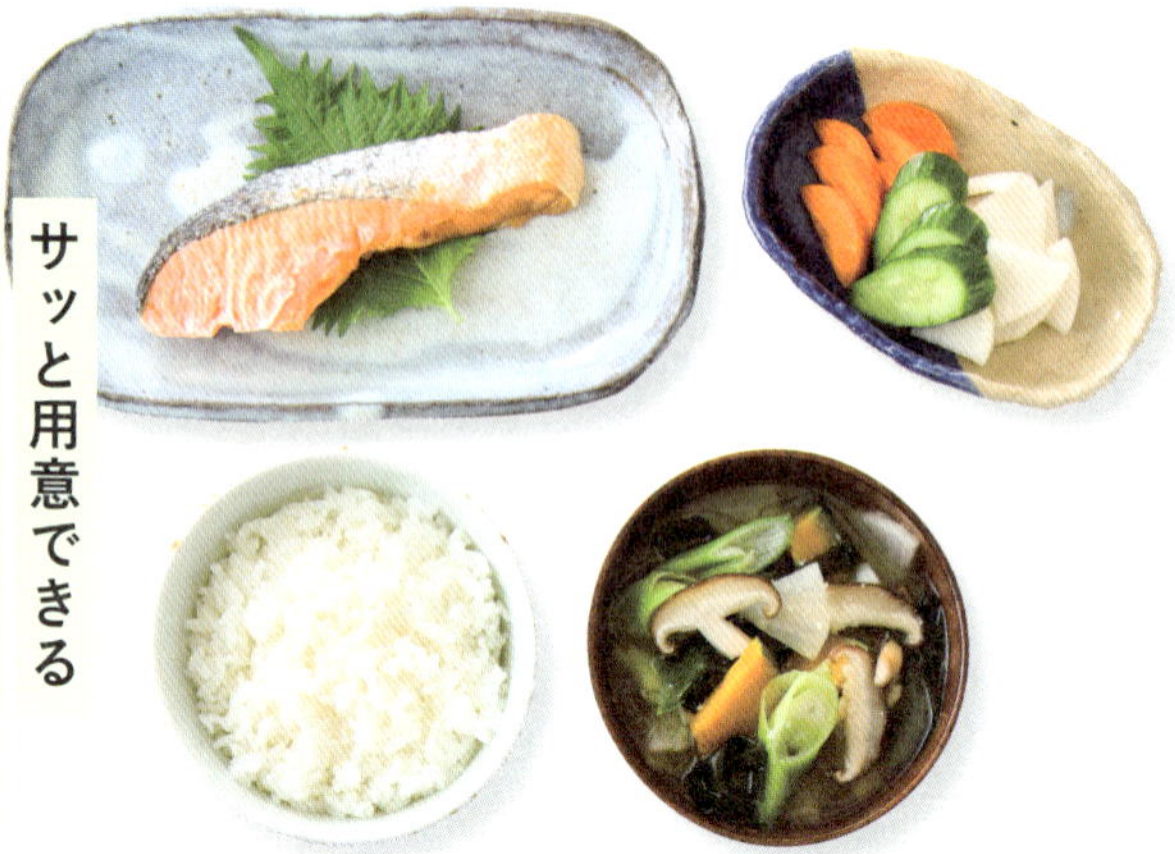

サッと用意できる
さば缶や塩ざけをストック

さばやさけはビタミンDやカルシウムなどを補える一石二鳥の食材！
みそ汁は昨夜の残りでOK。

こんな組み合わせでも

玉子焼き＋おにぎり（約70g×2個）＋野菜のみそ汁

1人用の玉子焼きフライパンを活用。家族3～4人分の場合は卵3～4個を使って玉子焼きを作り、おにぎりと合わせれば1食10g／人のたんぱく質の確保が可能。おにぎりはまとめて作って冷凍ストックが◎。

時間がないときは

納豆卵かけごはん＋焼きのり1枚

時間がない！　食欲があまりない……というときに。朝食を食べ慣れていない場合は卵かけごはんや納豆ごはんだけでもOK。徐々に慣れてきたら食材をプラスして量を増やして。

パン食の献立

ライ麦パンで食物繊維を補給！

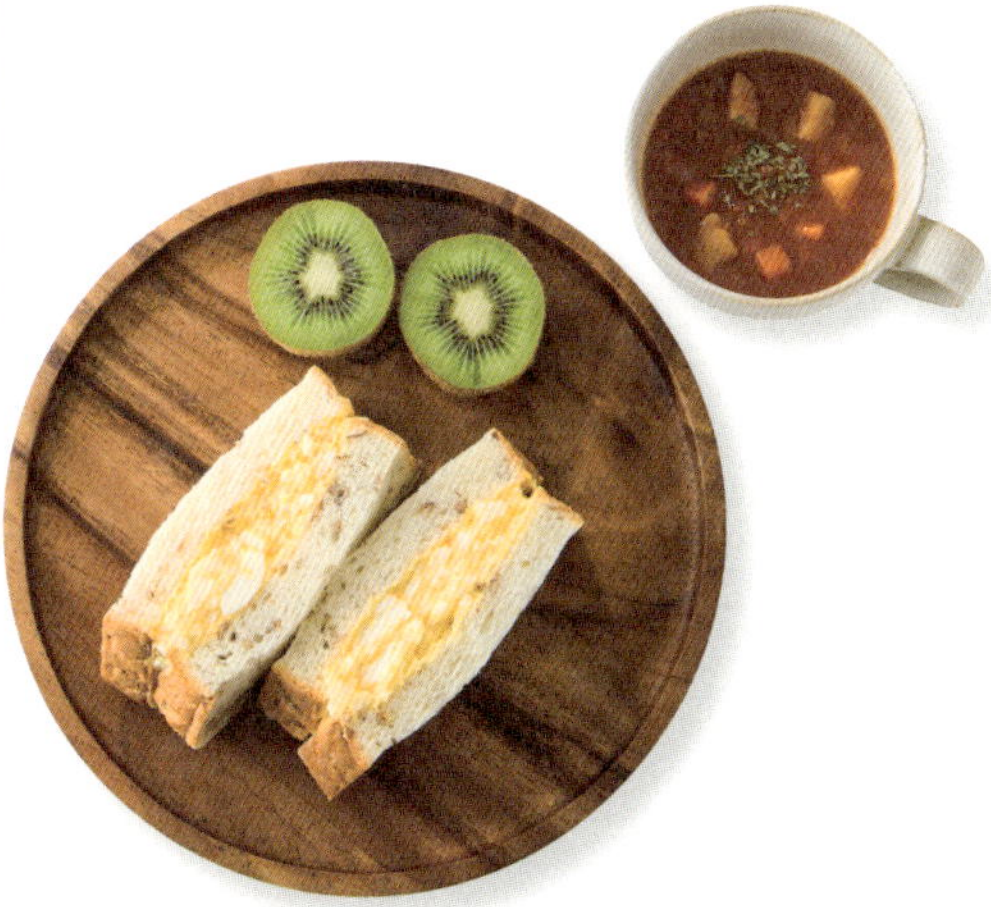

ライ麦パンを2切れ（約90g）食べて食物繊維を追加。
でも、パンのグルテンは腸内環境を乱す
可能性があるので週2回までがベター。

こんな組み合わせでも

雑穀パン1枚（5枚切り）＋巣ごもり卵（レシピ⇒P.95）

ライ麦パンがなければ雑穀入りのパンでも食物繊維が摂れるのでOK。卵とほうれん草はアミノ酸のバランスがさらによくなるので好相性！

時間がないときは

ライ麦パン2切れ＋市販ミネストローネ＋市販ゆで卵

朝にごはんを作る気力がないときは市販品を活用してOK。たんぱく質と炭水化物に合わせて、水分と塩分をしっかり補給すると体は比較的シャキッとしやすい。

あこの食事術

昼はエネルギー補給を意識

朝食から4時間以上6時間以内が狙い目

昼は最もエネルギー代謝がよいので、しっかりとエネルギー補給をしたい時間帯。仕事や育児・介護で忙しくて昼食が遅くなりがちな人もいるかもしれませんが、昼食はできるだけ朝食から4時間以上6時間以内に食べるようにするとよいでしょう。早めの時間帯に昼食を摂るほうがダイエットによいという報告もあります。

パスタやうどんといった麺類中心だと炭水化物量だけが多くなり、たんぱく質やビタミン、ミネラル、食物繊維が不足しやすいため、不調や眠気の原因になります。ここでもできるだけごはん食をチョイスして。

4時間以上6時間以内に食べるメリット

- □ エネルギー代謝が活発になる
- □ ダイエット効果を期待できる
- □ （アドレナリン分泌が抑えられ）イライラしにくい
- □ 筋肉分解を防止できる

昼ごはんの考え方

いくつも品数を用意するより、野菜とたんぱく質を1品に詰め込んだ料理で手軽に栄養補給するのが忙しい人にはおすすめ。たんぱく質食材1：野菜2のイメージで、家にある食材を活用。麺類は週1回程度を目安にして、野菜やたんぱく質食材を必ず組み合わせて。

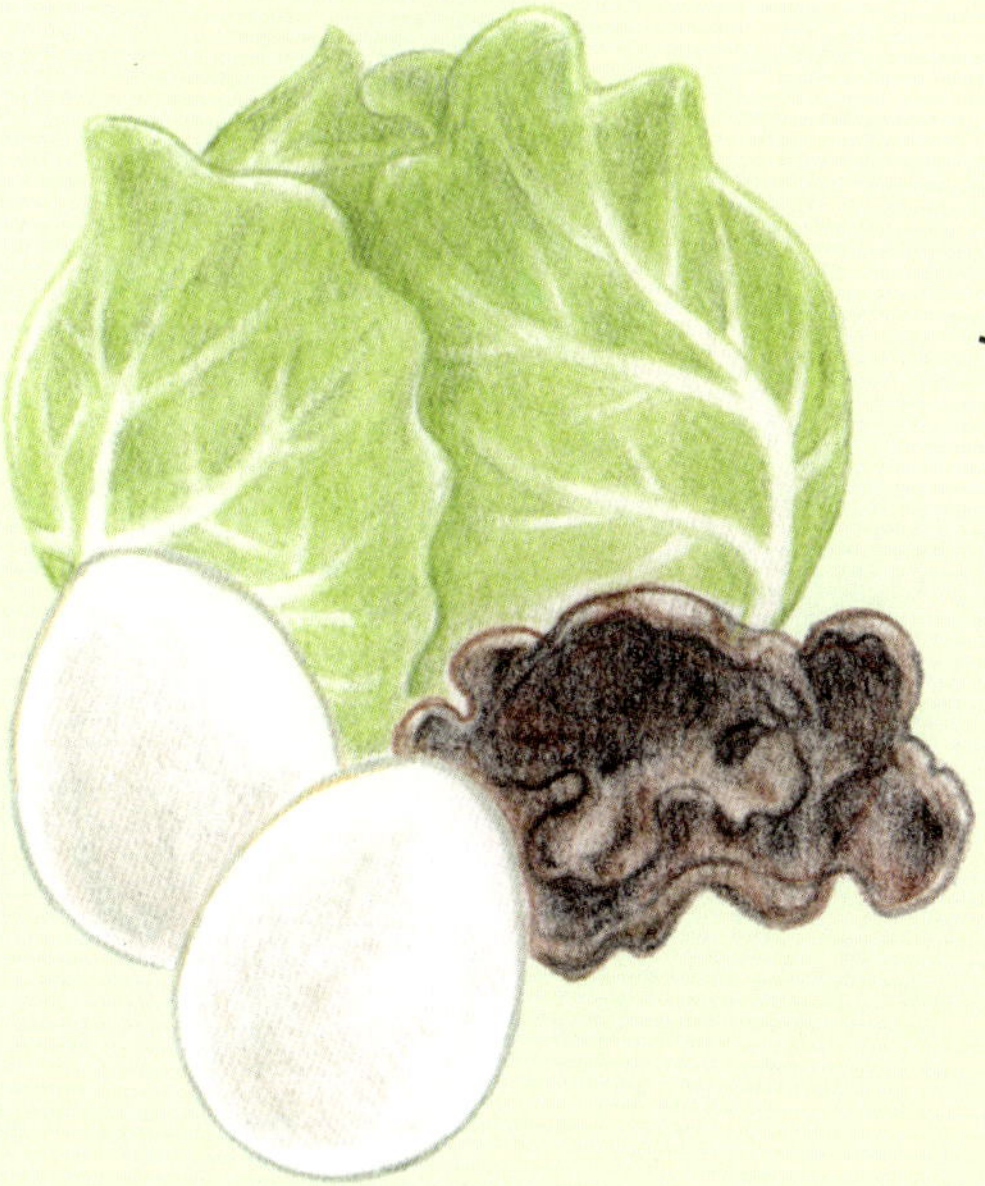
食物繊維もたんぱく質もひとまとめに調理
主食はごはんに

ひと皿栄養補給で考える

外食 p. 201

自炊 p. 200

これはNG　春雨スープや野菜サラダとおにぎり1個だけの昼食はNG。エネルギー量が足りず夕食後の食欲暴走につながる。

自炊の献立

煮込むことでビタミンを逃さない！

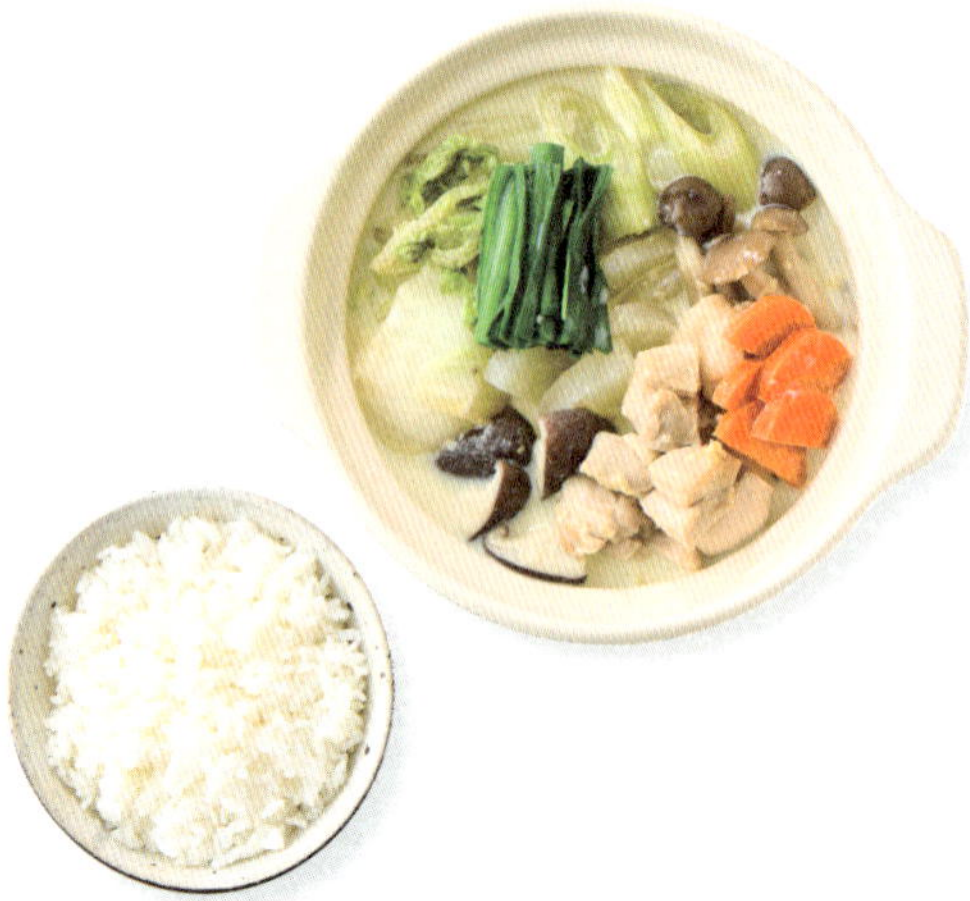

煮込めば野菜の水溶性ビタミンやカリウムも丸ごと摂れる。
豆乳を入れるとたんぱく質や鉄も補えるほか、
コクとうま味が加わって減塩効果も。

こんな組み合わせでも

ごはん＋ニラたま豚キムチ（レシピ⇒P.97）

サッと炒めるだけで10分以内に作れるのに、栄養補給もできる1品。卵と豚肉でたんぱく質を、ニラでビタミンや食物繊維を摂れる。キムチを使うので腸内環境を整えたい方にもおすすめ。

時間がないときは

七色納豆（レシピ⇒P.139）

青森のお寿司屋さん発祥と言われている料理。漬物類やネバネバ食材をのせ、温泉卵をとろーり割って召し上がれ。ごはんにのせる場合は160gまでにしておくと◎。

外食の献立

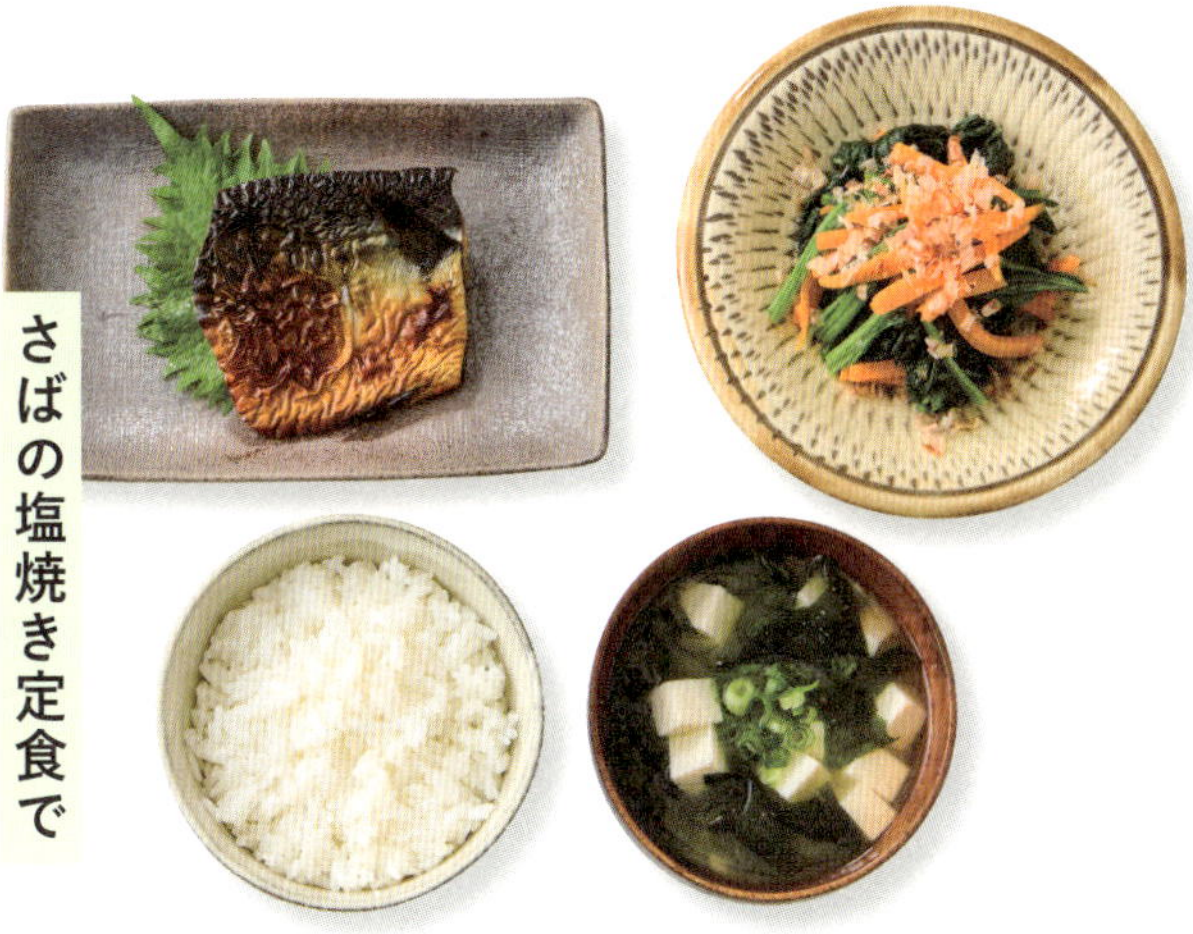

さばの塩焼き定食で
余計な調味料を排除

外食なら、できるだけ魚料理を選んで余計な調味料を摂らないこと。
飽和脂肪酸やオメガ6系脂肪酸の摂りすぎを防げる。

こんな組み合わせでも

パン＋チキンサラダボウル

パンが食べたいときは、たっぷりの野菜とたんぱく源が入ったものをセレクト。サラダの上にチキングリルをのせたサラダボウルや、蒸し鶏をサンドしたサンドイッチは積極的に選んで。

時間がないときは

おにぎりセット（コンビニ）＋野菜100％ジュース

小ぶりのおにぎり2つに卵焼きや小さな魚が入ったおにぎりセット。野菜100％ジュースをプラスしてビタミンAやカリウムを補給。普通サイズのおにぎり1個にサラダチキンと野菜100％ジュースを組み合わせても。

あこの食事術

夜はビタミンB群を意識

摂るか摂らないかで翌日の体調が変わる

「夜は主食はいらない」という話を聞きますが、これは間違い。寝ている間も脳は活動量をほとんど落とさず記憶の整理を行い、ホルモンの分泌を指示していますし、肝臓は解毒を行っています。そのため糖質はお茶碗1杯程度食べましょう。また、1日の疲れを癒し、神経の修復や神経伝達物質の分泌をスムーズにするためにはビタミンB群が重要です。特にビタミンB1、B2、ナイアシン、B6はエネルギー代謝に重要なビタミンB群であるうえ、神経伝達物質の分泌にも関わっています。砂糖たっぷりのお菓子を夜に食べないようにするだけで、ビタミンB群をはじめとしたビタミン・ミネラルの過剰消費を防ぎ、疲労回復がスムーズになります。

ビタミンB群を摂るメリット

- □ 神経の修復がスムーズに行われる
- □ 神経伝達物質の分泌がスムーズになる
- □ 代謝力を落とさない
- □ 疲労回復が進む

夜ごはんの考え方

たんぱく質食材1、2種類と野菜3～5種類が入っていれば0K。大豆製品がメインのときはしらすや干しエビを副菜にプラスしてビタミンB12不足を防いで。魚は心疾患や脳血管疾患のリスクを低下させる(＊12)というデータもあり、週1回以上は食べられると◎。

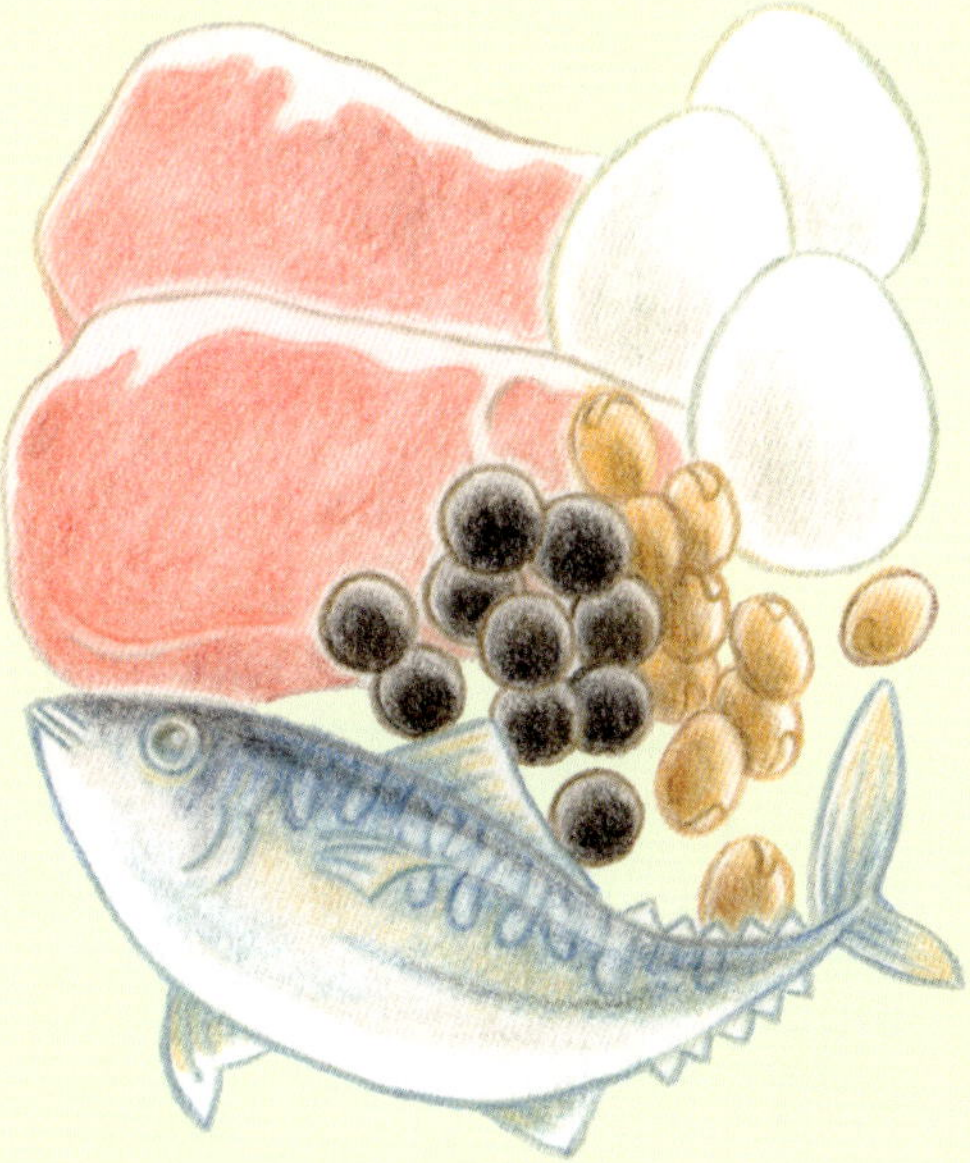

「肉：魚：大豆製品(卵)／1週間」のおすすめ配分は3：3：1

夜も主食はごはんを摂って

ビタミンB群中心に考える

外食 p. 205

自炊 p. 204

自炊の献立

元気な人は一汁三菜。お疲れ気味なら一汁一菜

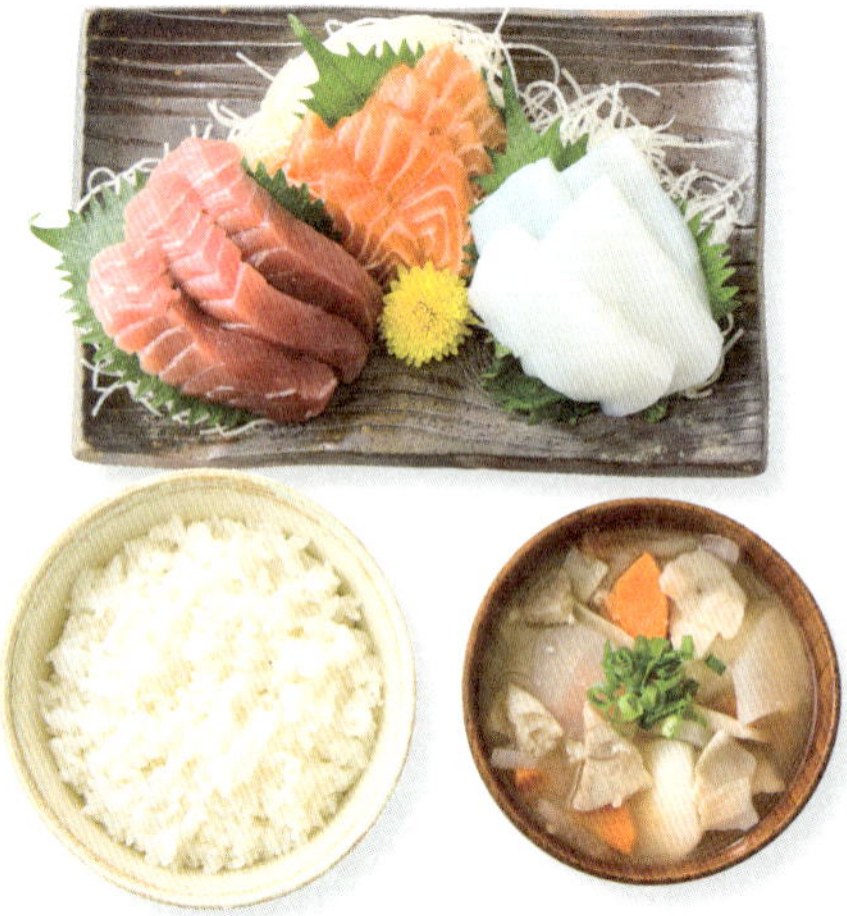

手軽でおすすめのメインはお刺身。加熱調理していないため、
熱に弱いオメガ3系脂肪酸を質のよい状態で摂取できる。
余裕があればここに副菜や漬物をプラスして。

こんなメインでも

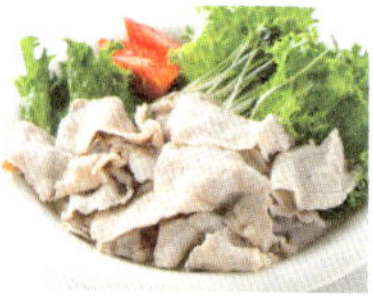

豚しゃぶ

ビタミンB群を複合的に持っている豚肉。その他の季節野菜も一緒にしゃぶしゃぶにすれば1品で炭水化物以外の栄養はばっちり！

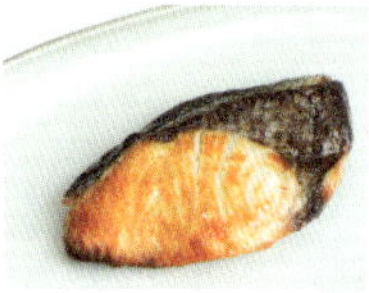

焼き魚

良質なたんぱく質と脂質が摂取できる。ぶりやはまち、かつおなどを利用すれば鉄や亜鉛も摂れて◎。小ぶりな切り身（60～70g程度）を男性や成長期の子どもが食べるときは、納豆や練り製品などをプラスしてたんぱく質を補って。

外食の献立

たんぱく質とビタミンB群を手軽に補給

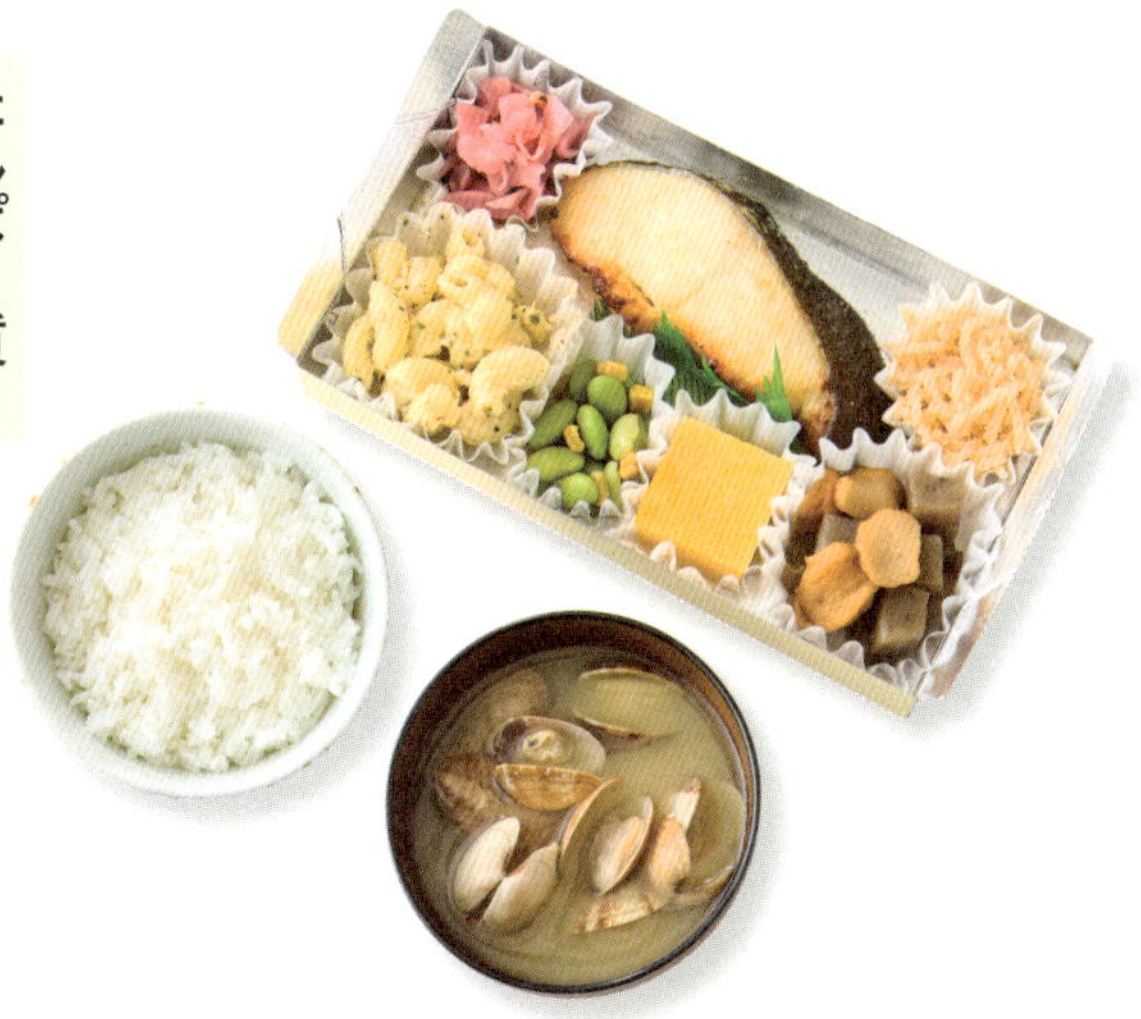

外食やおそうざいなら魚の塩焼きにするなど、
シンプルな調理方法をセレクトすると
脂質や砂糖を余分に摂取するリスクが減る。

こんなおそうざいでも

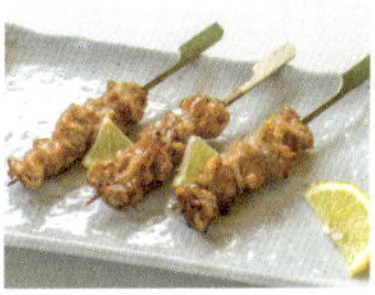

焼き鳥

塩味の焼き鳥を選ぶと、砂糖の摂取量を抑えられて◎。砂肝などを選ぶと鉄や亜鉛、ビタミンA摂取にもつながってなおgood。

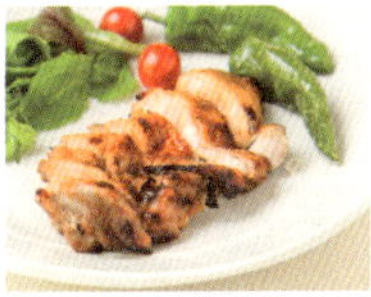

チキンソテー

たんぱく質とビタミンB_3などが摂取できる。高温調理による過酸化脂質（中性脂肪やコレステロールが酸化したもの）やAGEが気になる方は、副菜にカラフルな野菜料理や酢の物をプラスして抗酸化を意識して。

小腹が空いた

ぜひお腹がペコペコになる前に何か口に運びましょう。特に、慢性的な疲労を抱えている方や、手の震え、脱力感を感じやすい方、貧血気味の方は血糖値をやや上げるものを食べて。

16時前後は最も血糖値が下がりやすいため、15〜16時くらいに糖質10〜20g程度を目安に補給すると、夕方以降の仕事・家事の効率が上がりやすくなります。

おすすめは生のフルーツやドライフルーツ。バナナなら1本、ドライイチジクやプルーンなら2個くらいが目安。普段の食事でたんぱく質を多く食べられない人は、ゆで卵や豆乳、するめやナッツ類を取り入れるのもおすすめです。

これ食べて！

バナナ 1本 または プルーン 2個 または ドライイチジク 2個

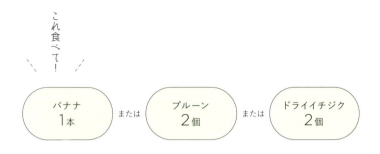

朝から食べるのが苦手

朝食を食べると胃が重たい、眠気がするという場合は、消化力が弱っていたり、耐糖能※が少し低下したりしている可能性があります。そのまま朝食を食べずにいると、ますます食べ物を取り込むのが苦手な体質になってしまい、さらなる不調を招くことも。まずは何かしら食べることからスタートしましょう。

はじめは糖質やたんぱく質にこだわらなくてOK。バナナ1本、スープ1杯からでも◎。飲み物がよいという方は、ココアやハーブティーにココナッツオイルを小さじ1〜2杯溶かして飲むだけでもかまいません。少しずつ食べることに慣れてきたら、ごはんや卵にトライしてみましょう。

ここからはじめて！

バナナ 1本　または　スープ 1本

※血糖値を正常に保つためのグルコース（ブドウ糖）処理能力のこと

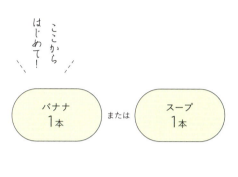

ここから
はじめて！

朝ごはんだけでも時間を決める

忙しくて食事が不規則

お仕事を頑張っていらっしゃる方は、「規則正しく」というのが難しいことも多々ありますよね。この場合は朝食だけでも時間を決めて食べるようにしましょう。毎日異なる時間に起きて、異なる時間に朝食を食べることは、体内リズムを乱す大きな原因になります。逆を言えば、朝起きる時間や朝食の時間が一定になるだけで体内リズムが整い、体調よく過ごせる日が増えるということです。ただ、空腹時間が長すぎて長時間エネルギー切れが続くのは、体にとっては負担になることがあるため、日中の食事と食事の間が6時間以上空く場合はドライフルーツや干し芋などでエネルギーを補給するのがよいと思います。

夕食が遅くなってしまった

こう食べて！

就寝2時間前を切っているなら
食べる量はいつもの6割

夕食が遅くなったとしても、ごはん、たんぱく質食材、野菜を組み合わせて食べるルールは同じ。野菜スープだけ、主食は抜きのような極端な制限をすると眠りの質が悪くなり、翌朝に疲労を感じたりむくみを感じたりすることも出てきます。ポイントは量。就寝2時間前までに夕食を食べ終えられるのであればいつも通りでOKですが、2時間前を切っている場合は、いつもの食事量の6割を目安に。ただし、エネルギーが不足しがちになるため、夕食が遅くなるとわかっているときは、夕方に小ぶりのおにぎり1個を食べられるとベスト。深夜の「がっつり食事」はいいことがないので、夕食は21時までに終えるのが理想です。

＼これ食べて！／

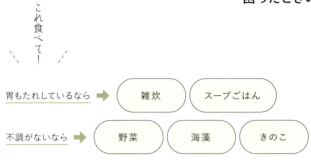

胃もたれしているなら → 雑炊　スープごはん

不調がないなら → 野菜　海藻　きのこ

前日に食べすぎてしまった

会食やイベントに出席すると食べすぎることもありますよね。翌日に胃もたれを感じたり、食欲が低下したりしている場合は、無理してバランスよく食べる必要はありません。消化しやすい雑炊やスープごはんでやさしく胃腸を労わりましょう。

特に胃もたれや食欲不振を感じていない場合は、いつも通りの食事をして問題ないと考えられますが、野菜、海藻、きのこを摂る意識は重要です。不足しがちなビタミン、ミネラルをそれらから補いましょう。

「断食」「ごはん抜き」「肉魚は食べない」という極端な行動は、あとになって耐糖能低下や体内リズムの乱れを招くため、やめておくのがベターです。

夜にお酒が飲みたい

お酒を飲むとビタミンB群や亜鉛などを消費しやすくなります。また、飲酒後は血糖値が急激に下がりやすいのも注意したいところ。そのため、お酒を飲むときはビタミンB群を豊富に含む赤身や青魚のお刺身、豚肉や枝豆、亜鉛を含む貝類やカシューナッツなどをおつまみに。飲酒後は茶碗6割くらいの主食を食べて、肝臓のエネルギー源を補給しましょう。

お酒は嗜好品の一種なので飲まないに越したことはありません。飲む量だけでなく「頻度」も死亡リスクに大きく関わっているので(＊13)、「娯楽・エンターテイメント」としての位置づけで楽しむ程度にするとよいでしょう。

一緒にこれ食べて！

刺身（赤身・青魚）　豚肉　枝豆　→　ビタミンB群

貝類　カシューナッツ　→　亜鉛

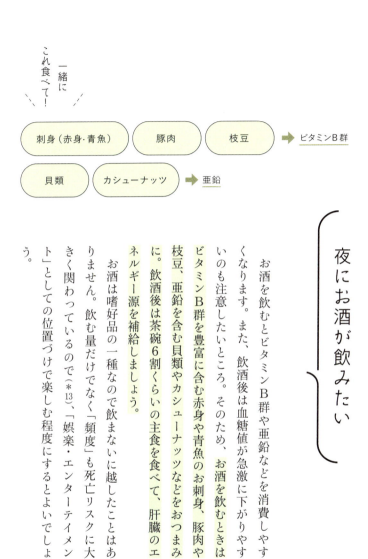

あこの台所5

だしで栄養の吸収を高める

だしは料理をおいしくする。これは日本人の誰もが感じていること。しかし、おいしいだけではなくすばらしい栄養補給源でもあるのです。かつお節や煮干しのだしにはアミノ酸やビタミンB群、セレンなどが含まれ、昆布のだしにはアミノ酸やカルシウムやカリウムなどが含まれます。たんぱく質不足に気がついたとき、多くの方が「肉や卵を食べよう！」と頑張るのですが、今までたんぱく質の摂取量が少なかった方にとっては胃腸の負担になりがち。

そこで活用したいのが「だし」。だしには吸収効率のよいアミノ酸が含まれています。最近では、かつお節や煮干し、昆布などを細かく粉末にした商品もあり、効率のよいアミノ酸補給（たんぱく質補給）が可能。だしをとる時間がない方でも、こういった商品は手軽な栄養補給源になるので強い味方です。

かつお節や煮干しに含まれるセレンはアンチエイジングや免疫の正常化にも必要な栄養素なので、だしを毎日摂取することが健康美を守るうえで重要と言えそうです。

第6章

これっていいの？　ダメなの？

食品別　上手な付き合い方

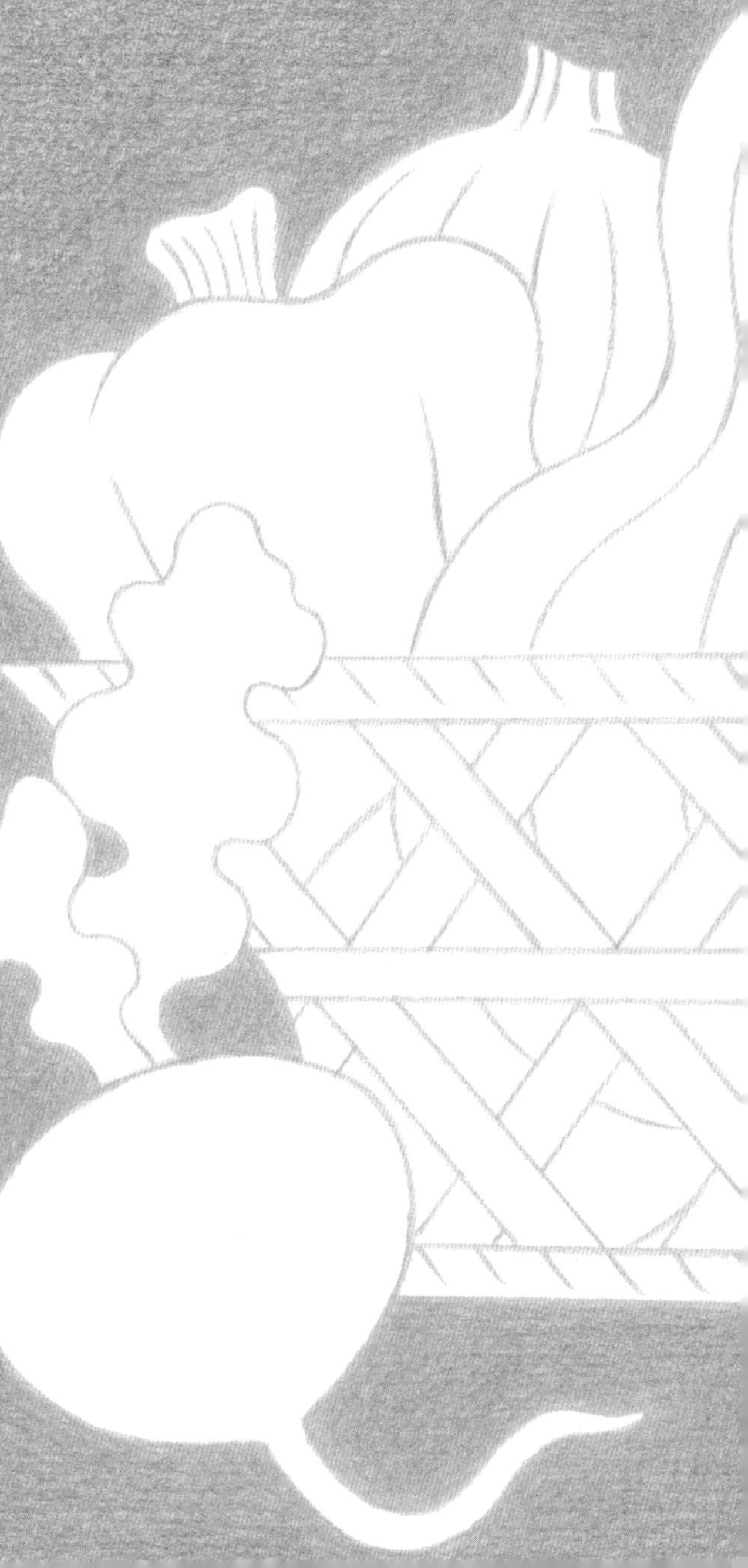

白米

鉄不足さんは「お冷ごはん」がベター

白米は肥満を招くから食べてはいけない。そう考えている方もいらっしゃるかと思いますが、よい点もあります。例えば、白米には栄養吸収を阻害するフィチン酸が入っていない点。玄米の場合は、鉄や亜鉛の吸収を阻害するフィチン酸が含まれており、鉄不足の人にはおすすめできません。一方で、白米の食べすぎは糖尿病リスクが上がるという報告があるのも事実（＊14）。これは食物繊維が不足することが要因と考えられているのですが、このデメリットをカバーできるのが冷ごはんです。ごはんを一度冷ますと「レジスタントスターチ（難消化性デンプン）」が増加し、2型糖尿病や肥満に対する予防効果があると示されています（＊15）。

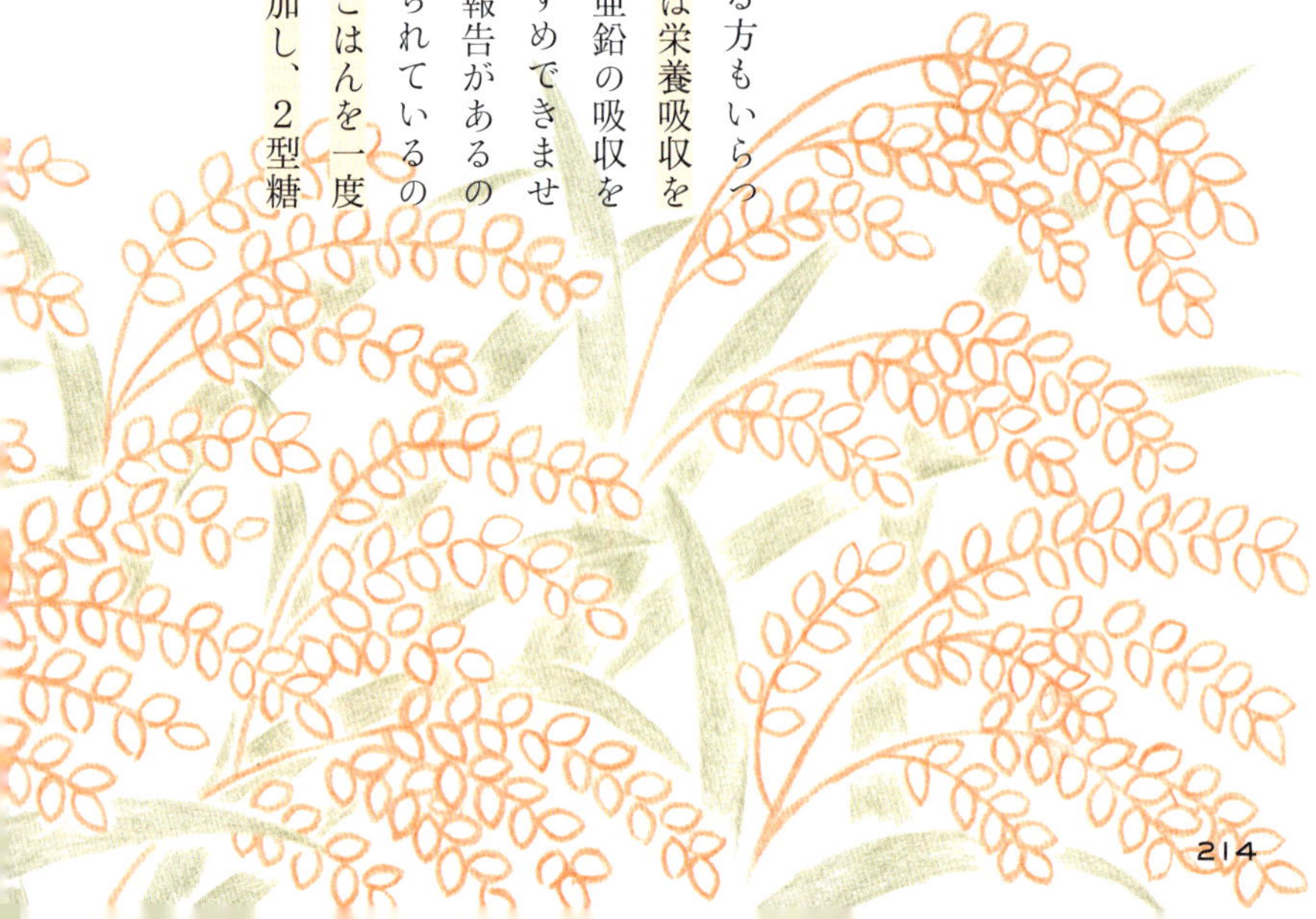

雑穀米で老化スピードを遅らせる

最もおすすめしたいのは雑穀米。黒米や赤米、きびやあわやアマランサス、もち麦などの雑穀をごはんにブレンドすることで、白米では不足する食物繊維や鉄、マグネシウム、ビタミンB群などを補うことができます。2021年に発表されたメタ分析では、雑穀の長期的な摂取は2型糖尿病患者の空腹時血糖およびHbA1c（ヘモグロビンエーワンシー）レベルの改善につながることが報告されています（＊16）。血糖値をコントロールすることは老化予防にもつながるので、女性には雑穀米を積極的にセレクトしていただきたいです。フィチン酸についても白米に雑穀を混ぜるため、影響は気にならない程度です。

玄米を食べたいという方には発芽玄米はいかがでしょうか。発芽玄米にするとフィチン酸を50％以上減少させることができるうえ、第7の栄養素と言われるフィトケミカルも摂取することができます（＊17）。

種類別、食物繊維含有量（100gあたり＊19）

- 大麦（もち麦）… 8.7g
- アマランサス … 7.4g
- キヌア … 6.2g
- 黒米 … 3.3g
- 発芽玄米 … 3.1g
- 玄米 … 3.0g
- 白米 … 0.5g

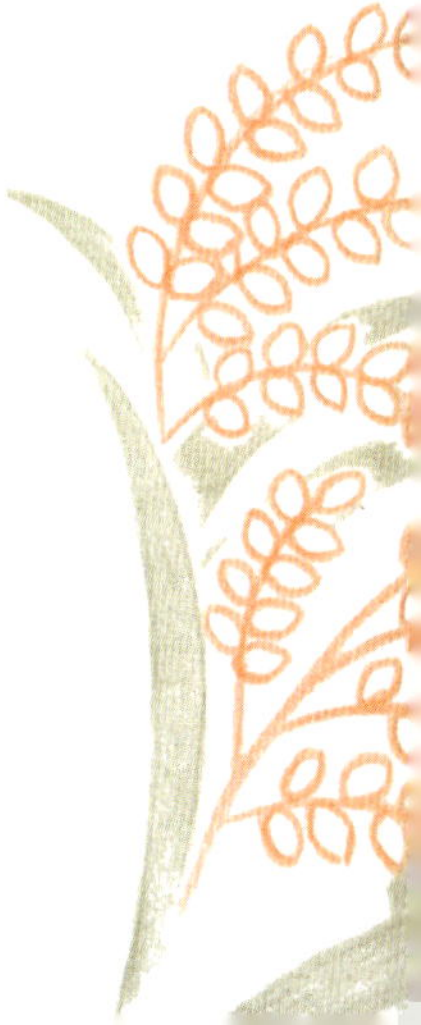

パン

腸内環境を荒らす可能性があるゾヌリン

パンに含まれるグルテンにはゾヌリンというたんぱく質の一種が含まれます。ゾヌリンは腸の粘膜細胞のつなぎ目をゆるめてしまい、そこから体によくない物質が取り込まれる可能性が。この現象は一般的に「リーキーガット症候群（腸管粘膜の透過性亢進《とうかせいこうしん》）」と呼ばれ、アレルギーや肌荒れなどの原因になる可能性が指摘されています。これがパンの食べすぎはよくないと言われる所以《ゆえん》です。

こう言われるとパンを排除したくなるかもしれませんが、全くパンを食べられない「セリアック病」の人は日本人では0・1％未満。ですので、パンを一生排除する必要もないかなと私は考えています。

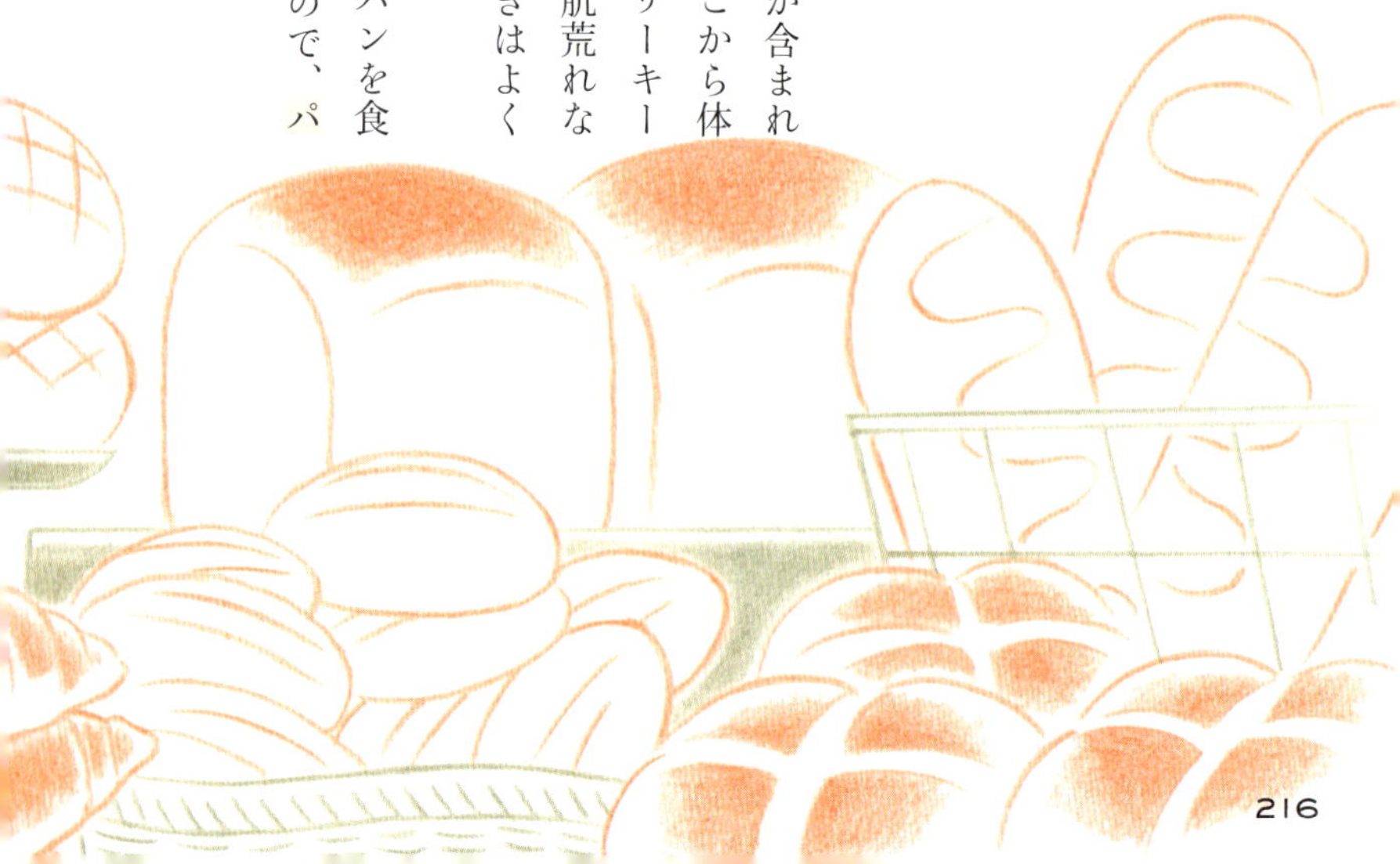

体調を見ながら「ごはんときどきパン」

最も大切なことは頻度とタイミング。パンを食べる頻度が毎日の人と週1回の人では、腸に対するインパクトが異なることが想像できます。また便秘や下痢、腹部膨満感などのお腹の症状があるときにはパンを控えておくなど、タイミングを見計らうことも重要です。パンは手軽で食べやすいものですが、食パンや菓子パンは肥満や糖尿病のリスクも上昇させる可能性があります。基本の主食はごはんとし、自分の体調を見ながらパンの頻度を月2回、4回などと目安を作っておけると◎。この頻度は年々変化していく可能性もあるので、フレキシブルに対応していくのがよいでしょう。

2007年に行われたメタ分析では、大麦粉や全粒粉などを利用したパンは糖尿病リスクを低下させることが示されています（＊18）。パンでもごはんでも食物繊維を多く含むものが「健康効果あり」というわけですね。

これらのことを踏まえて、ご自身なりのパンとの付き合い方を考えていけるとよいと思います。

種類別、食物繊維含有量（100gあたり＊19）

- ライ麦パン … 5.6g
- 全粒粉パン … 4.5g
- 食パン … 4.2g
- フランスパン … 2.7g

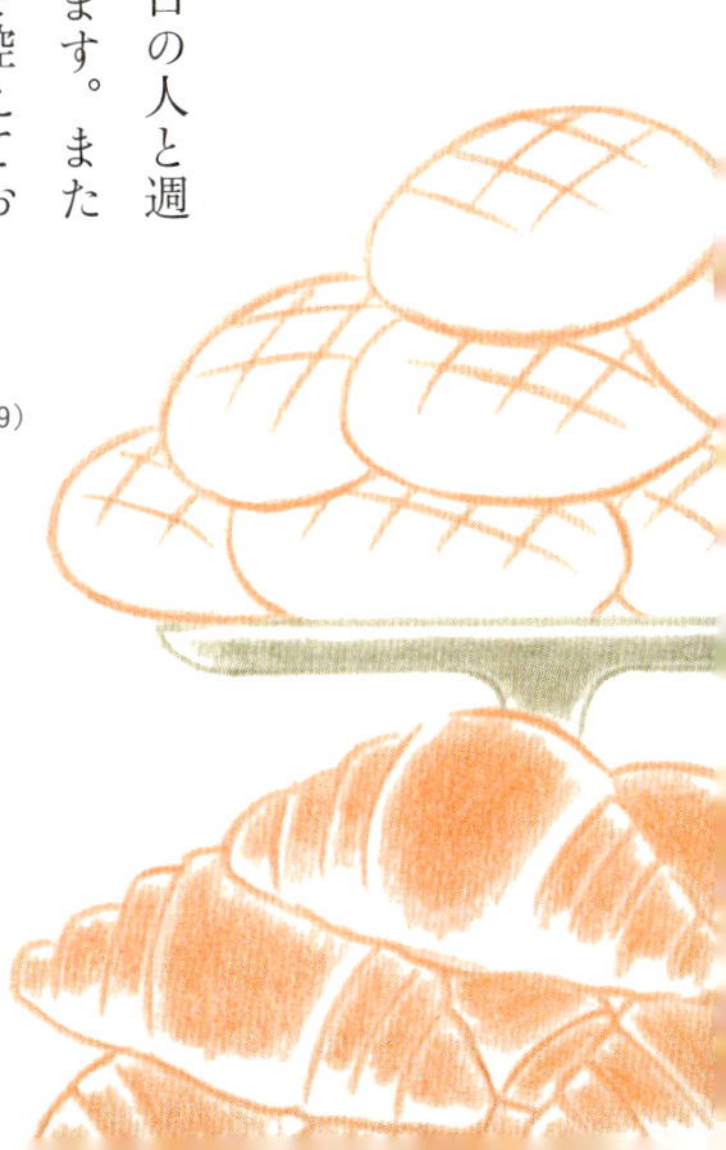

乳製品

栄養はある一方、体に合わない人も多い

乳製品のメリットはたんぱく質とカルシウムが手軽に補える点。私もたんぱく質摂取が進まない方にはおすすめすることがあります。一方、デメリットはマグネシウム不足を招くことや乳糖が含まれる点。第3章でお話ししたように、体内ではカルシウムとマグネシウムがバランスを保ちながら存在しており、その比率はカルシウム：マグネシウム＝2：1がよいとされています。ところが牛乳は10：1（＊19）。体のあらゆるところからマグネシウムを引っ張り出すため、筋肉や神経でマグネシウムが不足する事態が生じます。また乳糖不耐症は世界の70％以上の人が発症していると言われ、乳糖不耐症によるビタミン・ミネラル不足が懸念されています。

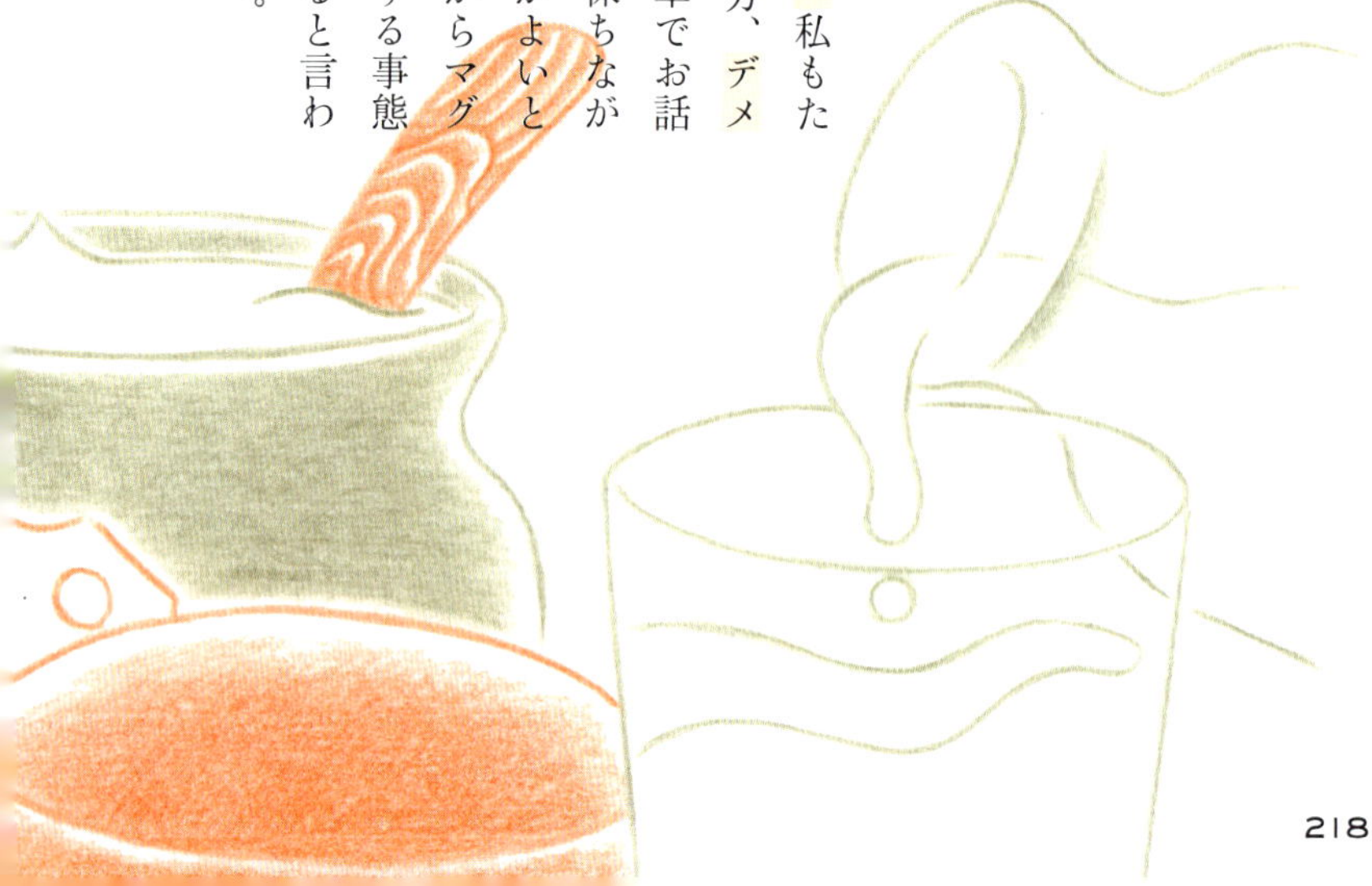

マグネシウム食材を活用すれば恩恵も

乳糖を分解するラクターゼは、年齢を重ねるごとに失活（活性が失われて反応がなくなること）していくため、子どもの頃は牛乳が飲めていたけれど大人になってダメになった方もいるかと思います。乳糖が合わないと感じる方は、腸内環境悪化によるビタミン・ミネラル不足の可能性が出てくるため、牛乳やヨーグルトを摂るのは控えましょう。一方、バターや生クリーム、チーズはほとんど乳糖を含まないため、乳糖不耐症の方でも活用することができます。

これらを踏まえると、乳糖を含まずたんぱく質やカルシウムを補給できる乳製品はチーズ。そして、マグネシウムの摂取量が普段から少ない人の過度な乳製品摂取はデメリットが勝ってしまうため注意が必要ということです。日常的に海藻や豆腐、雑穀やごま、青菜類といった食品を摂っている人が乳製品のメリットを活かせると心得ましょう。

乳製品を摂っていい人、ダメな人

摂っていい人

日常的にマグネシウムを摂る人

➡ ［例］海藻、豆腐、雑穀、ごま、青菜類

摂らないほうがいい人

食べると不調が出る人

マグネシウム不足を感じている人

（体がちがちタイプ）

➡ 乳糖を含まないチーズを活用

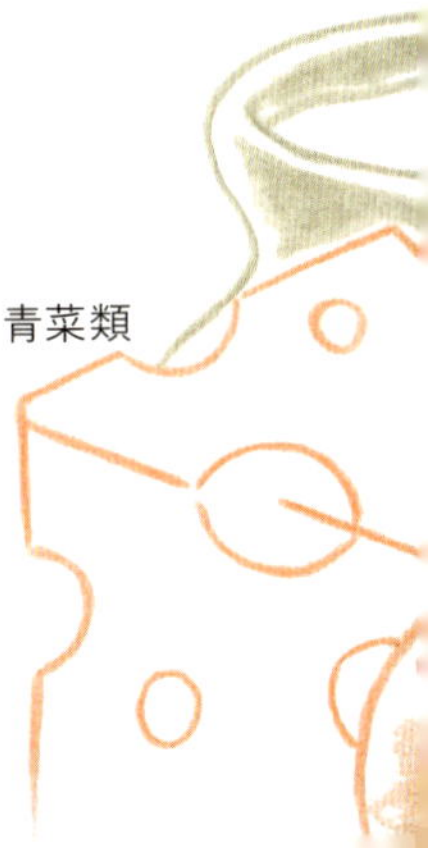

肉

「日本人女性は肉を食べる意識を持つ」

肉類はあまり食べないほうがよいという印象がありますが、日本人女性に限って言うと「食べる意識を持ったほうがよい」という研究結果が報告されています。２０２０年に発表された日本人男女9万人を14年間追跡したコホート研究（＊20）では、男女別の肉類摂取と死因別死亡との関連が示されています。肉類を最も多く摂取していた男性のグループは最も少なかったグループと比較して総死亡リスクが高まっていましたが、肉類の摂取が最も多かった女性グループは最も少なかったグループと比較して脳血管疾患の死亡リスクが低下していたのです。これは日本人女性の肉類の摂取量が少ない傾向にあることが起因していると考えられています。

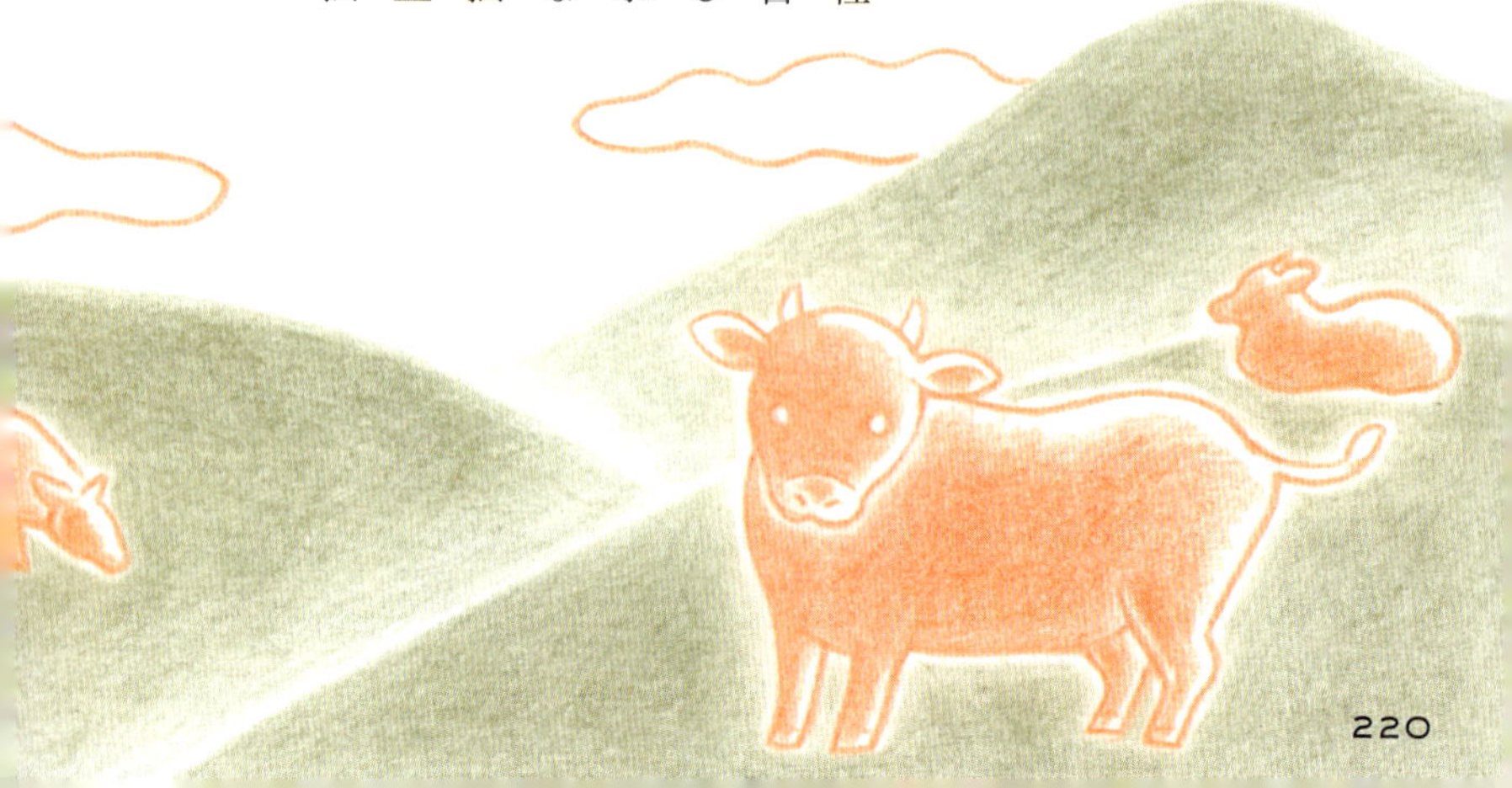

大切なのは量と組み合わせ

肉類に多く含まれるたんぱく質は、血圧を適正に保つために必要な栄養素です。この研究結果は、たんぱく質は多すぎても少なすぎてもダメで、適切な摂取が重要だということを示しています。といっても、男性グループの結果にもあるように、肉類をやみくもに食べていいというわけではありません。

大切なことは適量とその他食材との組み合わせ。2022年に発表されたレビュー（*21）では、果物や野菜、食物繊維を多く含む食材、そしてマグネシウムを含む食材などの摂取量が少ない人が肉類を多く摂取すると、脳卒中のリスクが高まることが示されています。肉類は私たちの体に必要だからこそ、野菜やきのこ類・海藻を組み合わせて食べる意識が必要です。そのため私は「肉類：野菜きのこ海藻＝1：2」のバランスを推奨しています。

種類別、たんぱく質含有量（100gあたり＊19）

牛	豚	鶏
ヒレ…20.8g	もも…20.5g	ささみ…23.9g
もも…19.5g	肩ロース…17.1g	むね…21.3g
肩ロース…13.2g	バラ…14.4g	もも…16.6g

油（脂質）

魚介類から脂質を摂る

脂質は細胞膜の材料になり、肌のハリを保つために重要な栄養素。だからこそ質を重視して選ぶことを私は推奨しています。脂質にはさまざまな種類がありますが、最も重要なのはオメガ3系脂肪酸。これは体内で作ることができない脂質であるため、魚介類やえごま油、アマニ油などの食品から摂取する必要があります。２０２０年のランダム化比較試験のメタ分析（＊22）でも、日常的にオメガ3系脂肪酸を摂取していると心疾患リスクが低下するという結論が出ているので、青魚のお刺身や牡蠣やエビなどを日常的に摂取したいところです。

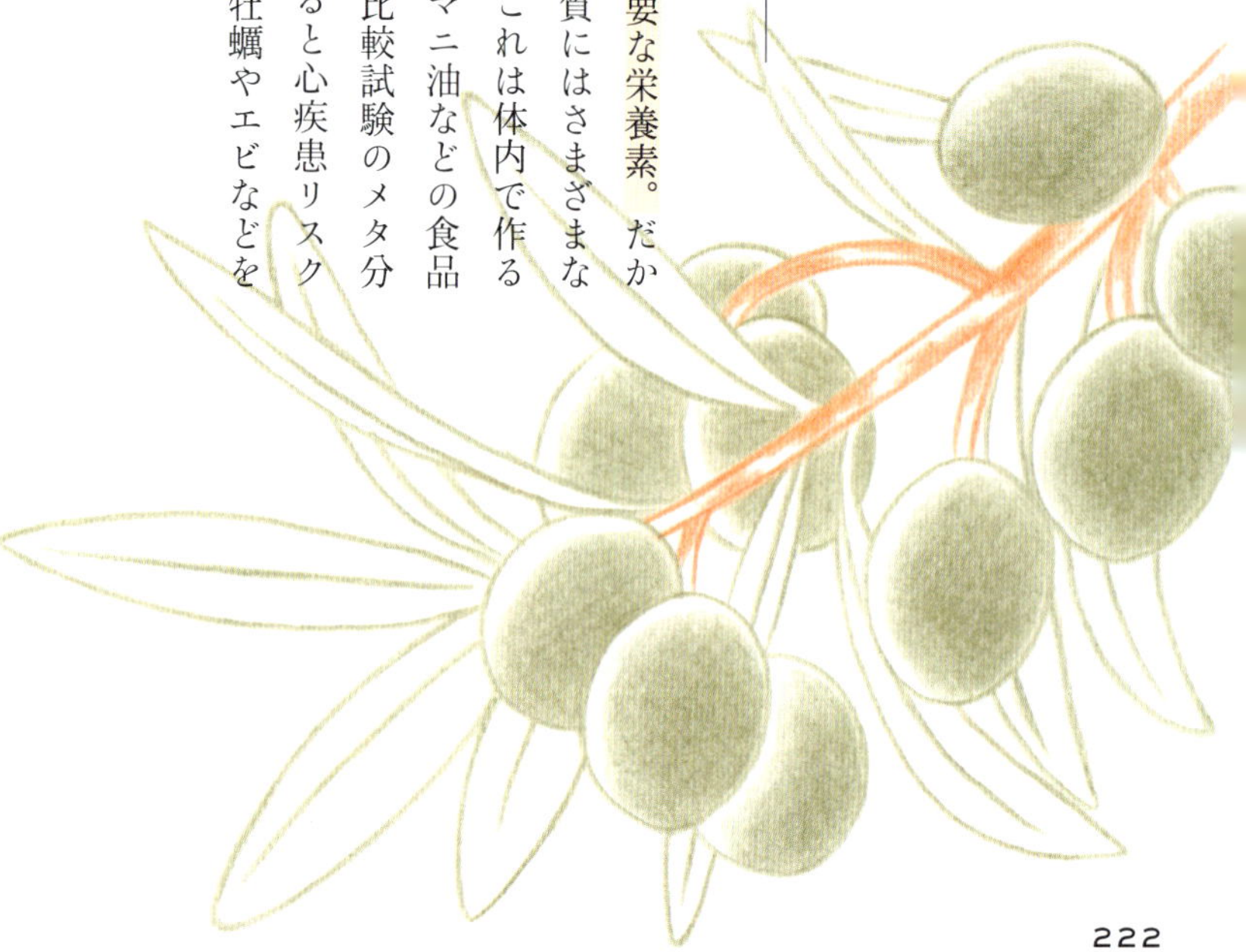

酸化脂質は美容健康の大敵

もう1つ知っておいていただきたい油がオメガ6系の脂肪酸です。おもにキャノーラ油や大豆油、サフラワー油、ごま油などに含まれています。このオメガ6系脂肪酸も体内で作ることができない脂質であるため食品から摂取する必要がありますが、摂りすぎは体内での炎症を助長することがわかっています。**オメガ3系：オメガ6系のバランスは1：4**程度にするのが最適と言われています（＊23）。

何より、油を選ぶうえでキーワードになるのは「酸化」です。酸化した油は心疾患リスクが上がるという研究データもあるため、**特に酸化しやすいオメガ3系脂肪酸は非加熱で使用**しましょう。オメガ6系でもオメガ9系でも脂質は加熱することで多かれ少なかれ酸化します。油の種類にかかわらず揚げ油は使い回さないこと。炒め物等でも「圧搾一番搾り（コールドプレス）」と表示されたものを使うことをおすすめします。

オメガ3は積極的に、オメガ6はほどほどに

オメガ9	オメガ6	オメガ3（生で摂る）
➡ 適度に摂る	➡ ほどほどに	➡ 意識して摂る
● オリーブオイル	● キャノーラ油	● 魚介類
● 米油	● サフラワー油	● えごま油
	● ごま油	● アマニ油

果物

果物はダイエットにも糖尿病予防にもよい

果物も甘いから太るのでは？　という疑問をよく耳にしますが、2019年のメタ分析（＊24）で「果物にはダイエット効果がある」という結果が得られています。また果物には果糖が多いため、長年の間「果物は中性脂肪になりやすい」と言われてきましたが、これについても2018年に果糖の代謝経路が明らかになり、果物中の果糖は、ほとんどが小腸で代謝されることからこの説も否定されています。血糖値への影響については、合計42万人のデータをメタ分析した結果で1日250gまでの摂取なら糖尿病リスクが逆に下がるという結論が出ており（＊25）、糖尿病患者さんに対しても果物の摂取はさほど影響がないことが示されています（＊26）。

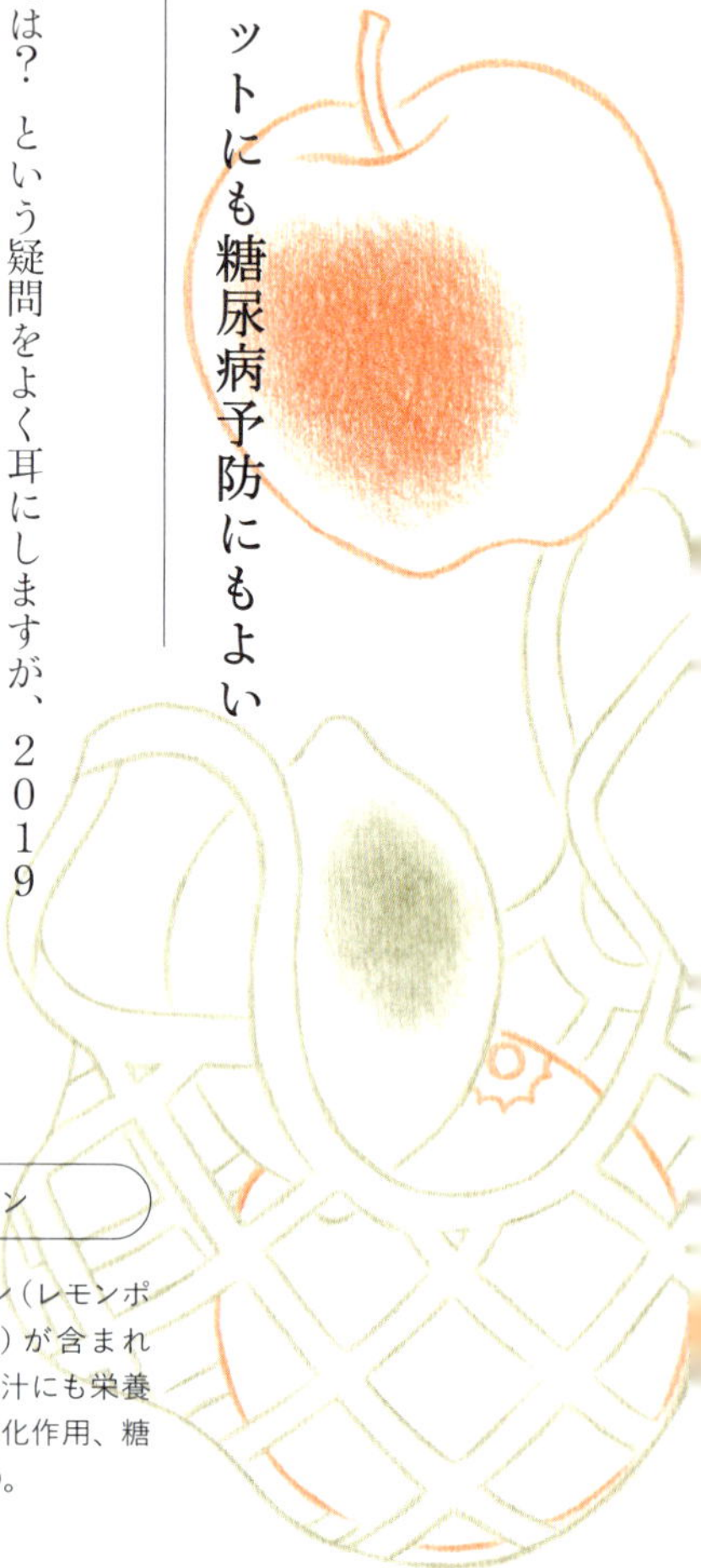

温州みかん

ヘスペリジンが含まれる。ビタミンCの吸収を高め、炎症を抑える働きも。

レモン

エリオシトリン（レモンポリフェノール）が含まれる。皮にも果汁にも栄養があり、抗酸化作用、糖尿病予防に◎。

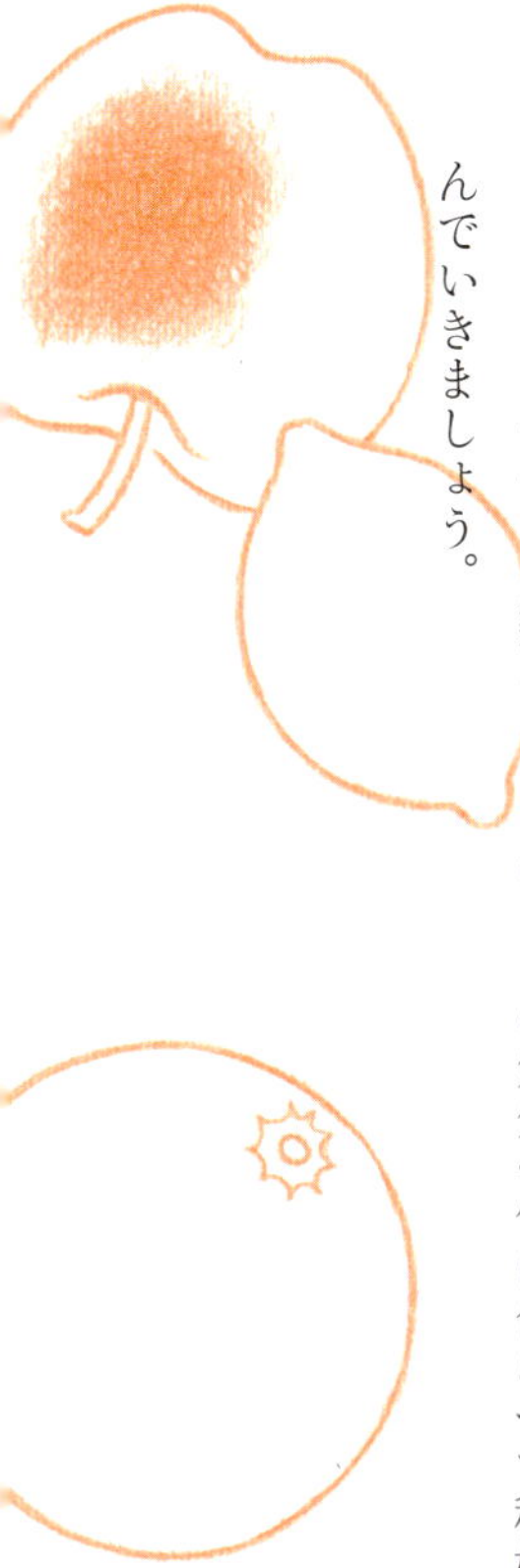

日本人は果物摂取量がかなり少ない

果物は腸内細菌のエサである水溶性食物繊維やオリゴ糖を含むほか、ビタミンCやフィトケミカルを含む食材も多いので積極的に召し上がっていただきたいものです。ただし、いくらでも食べていいというわけではなく、果物を400g以上摂取した場合は糖尿病のリスクが上がるという結果も得られています（＊25）。果物の摂取量は毎日250g程度が目安。日本人の果物摂取量は100g程度にとどまっており（＊11）、ほとんどの人はもっと食べていいと言えるでしょう。例えば果物を15時のおやつにすると、血糖値が程よく保て体重コントロールにも最適です。バナナやみかん、リンゴやベリー類など、そのときの気分や旬に合わせて積極的に楽しんでいきましょう。

果物はもっとたくさん食べていい

ブルーベリー

アントシアニンが豊富。抗酸化作用、抗炎症作用、血糖調整機能が期待できる。

リンゴ

ポリフェノールが豊富。抗酸化作用、動脈硬化予防に。

キウイ

ビタミンCが豊富。抗ストレス、抗酸化作用が期待できる（1個で70～140㎎のビタミンCを摂れる）。

ナッツ

美容にもメンタルにもいい栄養の宝庫

ナッツの健康効果の高さは数々の研究で証明されており、取り入れている方も多いかと思います。２０２４年に発表されたコホート研究で興味深かったのが「妊娠中の母親がナッツを摂取することで子ども同士の問題発生リスクが低下する」（＊27）というもの。妊娠中にお母さんが食べているものが子どもの行動にも影響を与えることをあらためて感じさせられます。ナッツにはたんぱく質やマグネシウム、食物繊維やビタミンEが豊富に含まれ、クルミにはオメガ3系脂肪酸、カシューナッツやひまわりの種、かぼちゃの種には亜鉛が含まれるため、美容や体調管理によいだけではなくメンタル面にもよい影響をもたらすと考えられます。

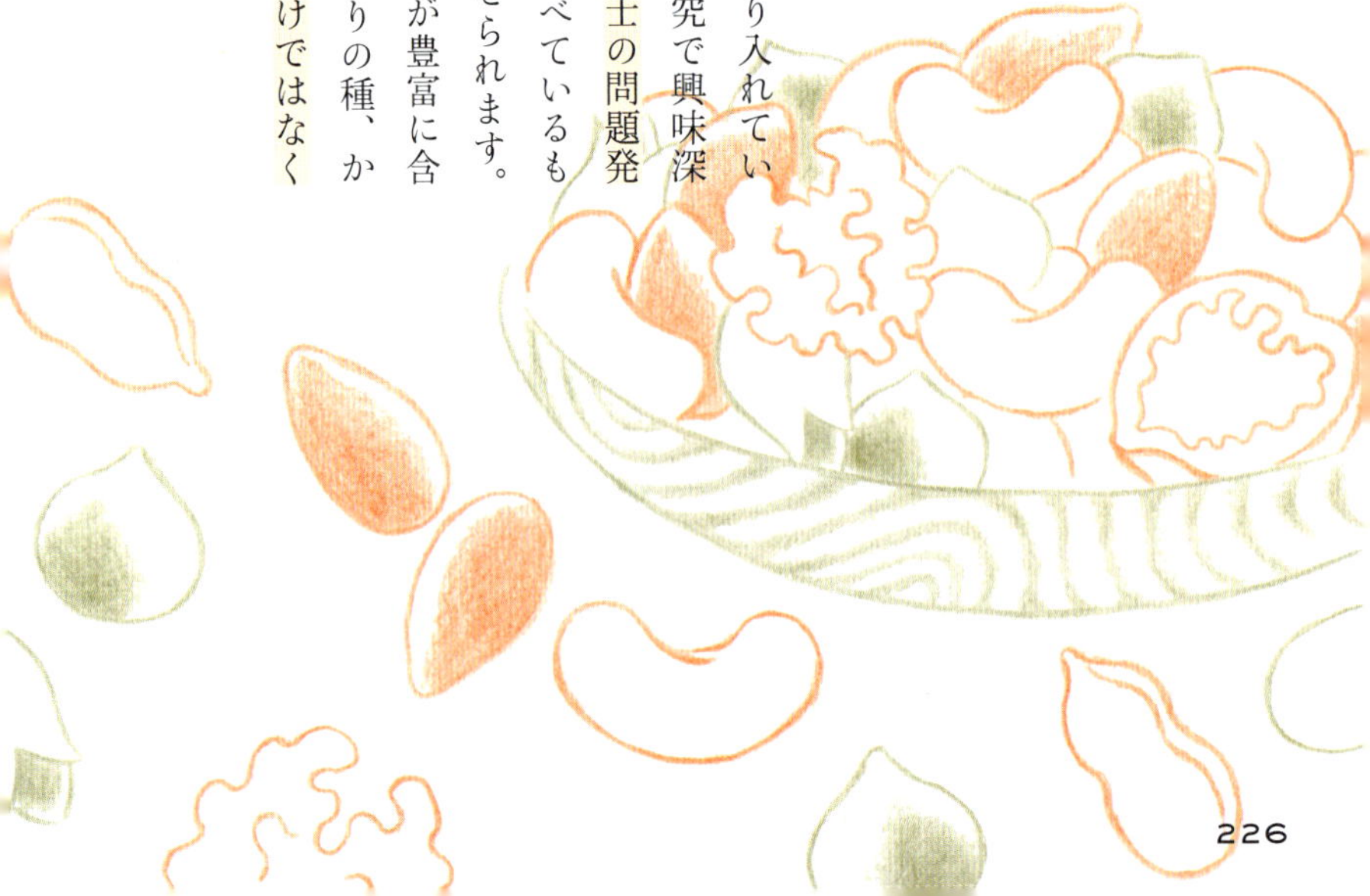

1日の摂取量は約28gが目安

一方で、ナッツを食べすぎると肌荒れを起こすという方がいるのも事実。これは脂質の代謝がうまくいっていない可能性があります。ナッツ類は脂質が豊富に含まれるため、脂質の代謝がうまくいっていない場合や、特に胆のう摘出術などを受けている方は、あまり多用しないことをおすすめします。

一般的にはどんなナッツでも多くとも約28g（1オンス）程度が目安と言われていますが、自分がどれくらい食べたら調子がよいのかを見極めるのが最もよいと思います。

減量効果やがん予防効果、美肌効果などさまざまな効果が期待できるナッツを自分の体調に合わせて取り入れていきましょう。

どのナッツも栄養豊富

- アーモンド … たんぱく質
- ピーナッツ … たんぱく質、ビタミンE
- くるみ … オメガ3系脂肪酸
- ピスタチオ … ビタミンB_6
- カシューナッツ … 亜鉛、マグネシウム

ハイカカオチョコ

優秀な「間食」。でもちょっと注意も必要

ハイカカオチョコレート（カカオ70％以上のもの）は砂糖や植物油脂の含有量が少ないうえ、カカオポリフェノールを摂取できることから「健康的なおやつ」のイメージがあると思います。私もおやつにハイカカオチョコをいただきます。ただ1つ注意したいのがカフェインの量。ハイカカオチョコレート100ｇのカフェイン含有量は70～120㎎。欧州食品安全機構（ＥＦＳＡ）が示している1日のカフェインの目安量は体重1㎏あたり5・7㎎／日ですので、ハイカカオチョコだけでカフェインの摂りすぎになることはありませんが、カフェイン飲料との組み合わせによっては摂りすぎを招くことがあります。

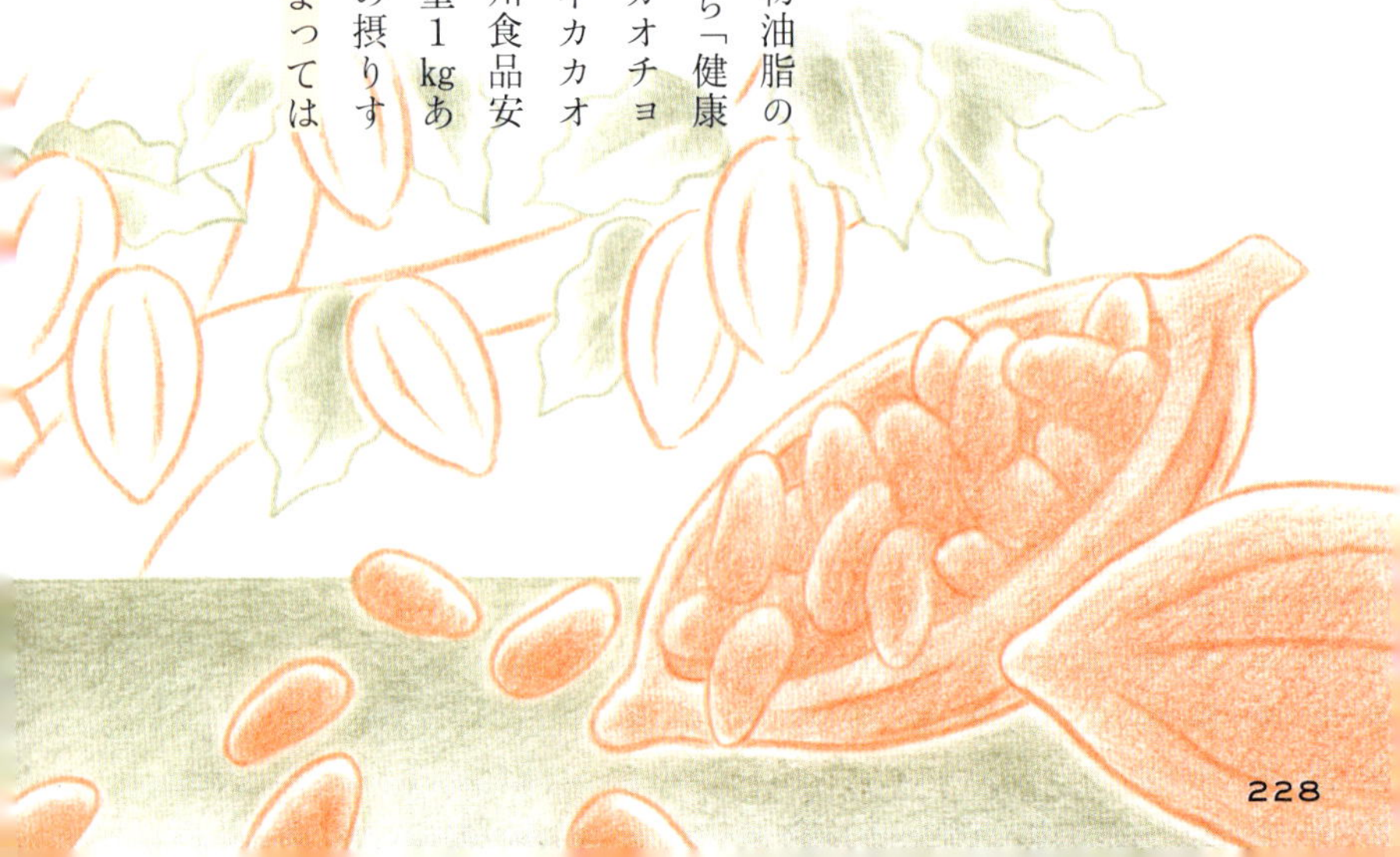

ミルクチョコレートを選んだほうがいい人も

例えば体重50kgの人を例にすると1日285mgがカフェイン量の目安。栄養ドリンク1本にコーヒー1日3杯と緑茶を毎食後（1日3杯）飲んでいる人がハイカカオチョコをおやつに食べた場合は、カフェイン過剰の懸念が出てきます。仕事でコーヒーや緑茶を飲む機会が多い方は、ハイカカオチョコよりもミルクチョコをセレクトしてみてはいかがでしょうか。

ただ、第3章でお話しした「毎日へとへとタイプ」さん（72ページ参照）の中には、カフェインを摂ってエンジンを無理やりかけようとする方もいらっしゃいます。この場合はホルモンバランスを乱す可能性がありますので、「カフェインを摂らないと元気が出ない」という方は、カフェインを摂らなくても元気な自分を取り戻すためにまずは睡眠をとり、第3章を参考に食事を整えていきましょう。

チョコレートは生活に合わせて選ぶ

ミルク 25~36mg ＜（カフェイン量） ハイカカオ 70~120mg

カカオ含有量 多
＝
カフェイン 多

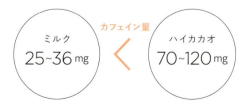

コーヒー、緑茶

コーヒーや緑茶はメリットがある

コーヒーは減量効果、パーキンソン病や肝疾患などを予防する効果があるという報告が多数あり、２００６年のレビューでもこれらが裏付けられています（＊28）。緑茶に関しても肥満予防効果や疲労回復効果が期待できるとされており、２０１５年に9万人の日本人を対象に行われた研究（＊29）では、心疾患や呼吸器疾患、脳血管疾患の死亡リスクを優位に低下させるという結論が得られています。しかし、コーヒーはインスリン感受性を低下させる（＊30）という研究結果もあります。これらを踏まえて、特段の不調がない場合、コーヒーや緑茶は２２８ページで示したカフェイン量内でコントロールしながら楽しむのがよいでしょう。

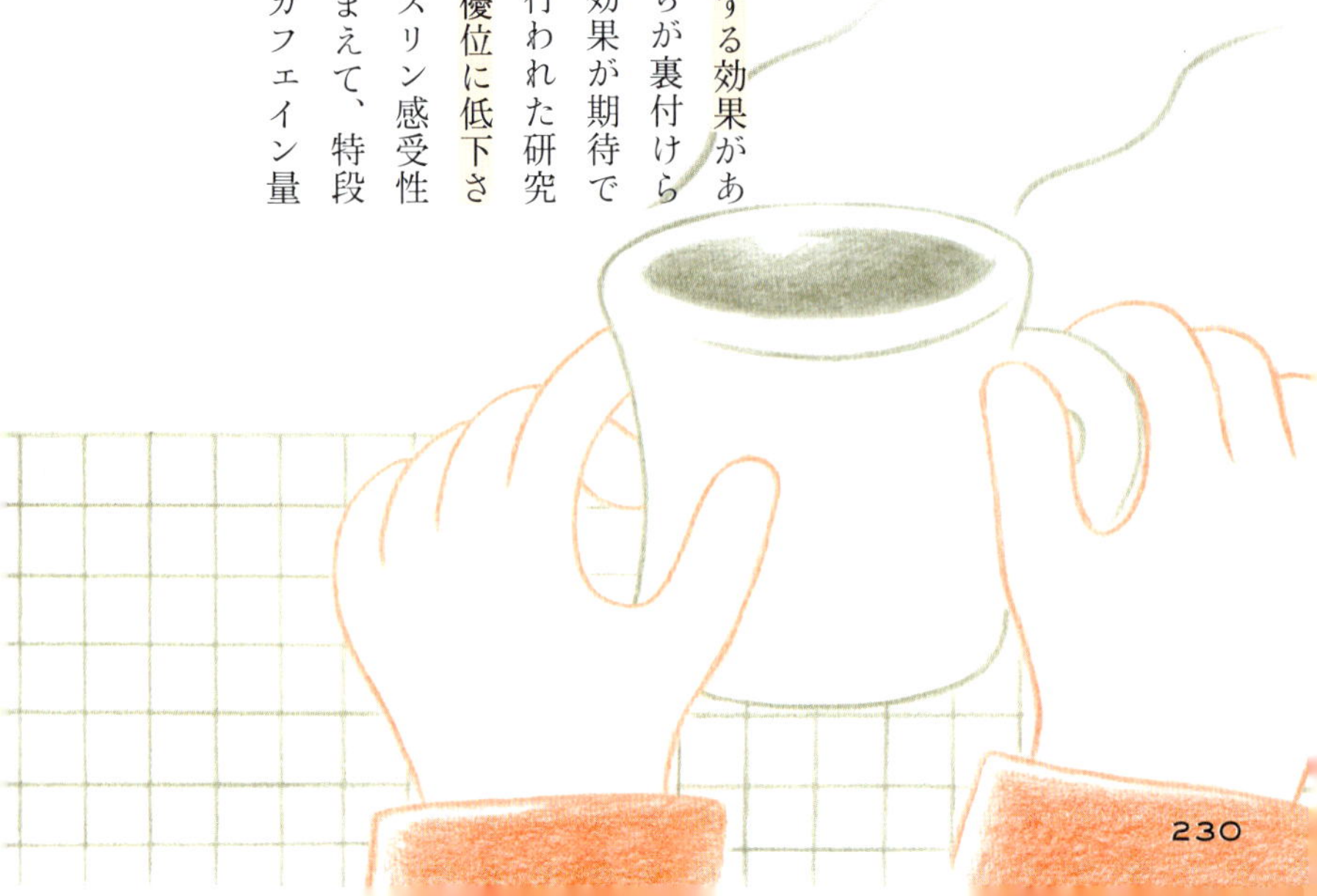

控える意識が必要な3タイプ

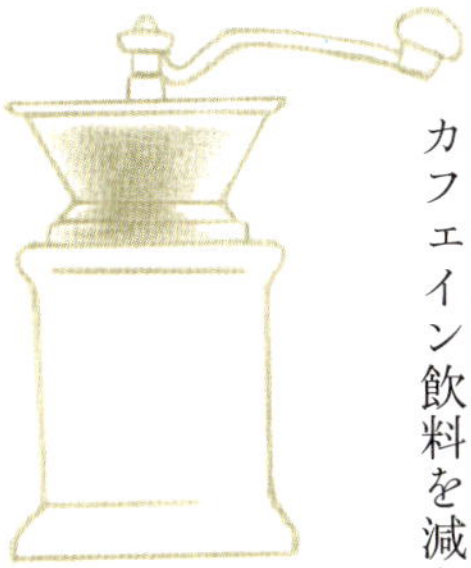

カフェインは非ヘム鉄や亜鉛などの吸収率を低下させるので、鉄や亜鉛が不足している可能性がある「毎日へとへと・メンタルふらふら・お腹よわよわ」タイプさんは注意が必要です。できれば、コーヒーや緑茶を控えましょう。カフェインには中毒性があり、過剰摂取はホルモンバランスや睡眠リズムを乱す可能性があります。ですので、コーヒーを1日400㎖以上飲むことはおすすめできません。体にとって全面的にポジティブな効果を得るためには、適量を守ることが重要。229ページで述べた通り、カフェイン飲料を飲まないと目が覚めない、エンジンがかからない人は、カフェイン飲料を減らしてみることをおすすめします。

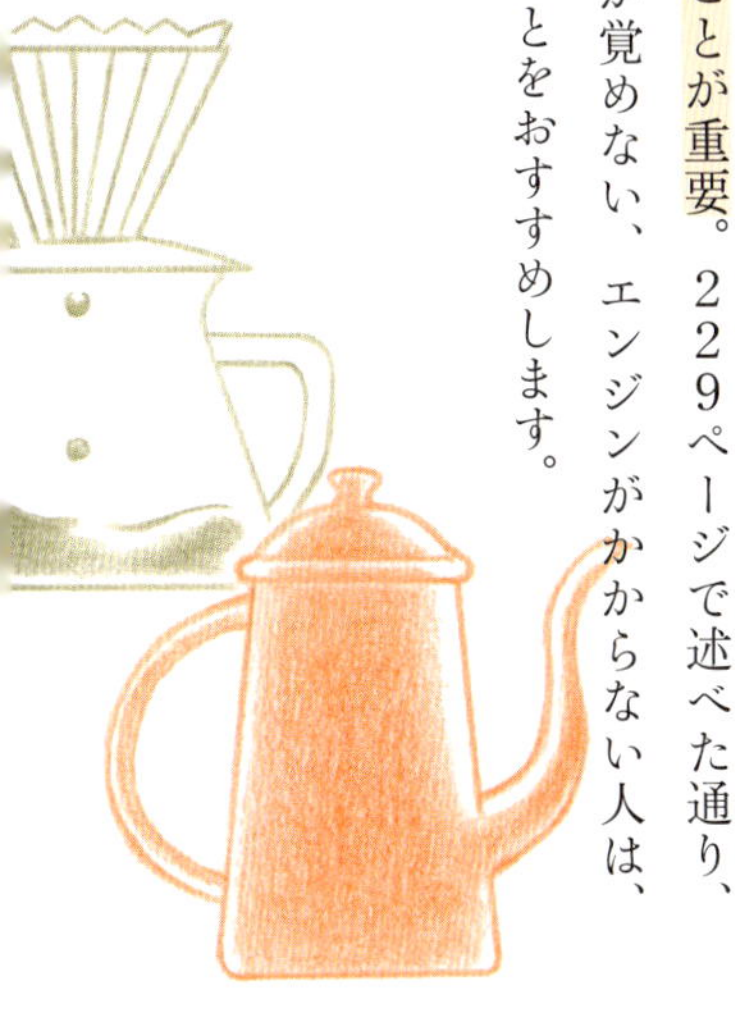

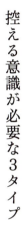

インスリン感受性とは

インスリンの効きやすさのことを「インスリン感受性」といいます。対義語として「インスリン抵抗性」という言葉がありますが、これはインスリンの効きにくさのことです。インスリンは膵臓から分泌されるホルモンで、血糖を下げる働きを持ちます。つまり「感受性が下がる」ということは、血糖が下がりにくくなるということを意味します。

ジュース

砂糖・異性化糖《いせいかとう》入りのジュースは特別なものと考える

清涼飲料水はあまり飲まないことをおすすめします。というのは、清涼飲料水には一般的に「ブドウ糖果糖液糖（異性化糖）」が使用されているからです。異性化糖は肝臓に負担をかけ、隠れ脂肪肝の要因になることも。血糖値の乱高下やビタミンＢ群不足などを招く懸念もあります。

また、還元濃縮タイプの１００％果汁ジュースの場合、一部の商品で「異性化糖」を使用していることがあります。ですので、できる限り１００％果汁ジュースも「ストレートタイプ」を飲むのがよいでしょう。ただし、ストレートタイプの１００％果汁ジュースでも一気飲みをすると血糖値が急激に上がり、のちの疲労感や情緒不安定につながるので注意して。

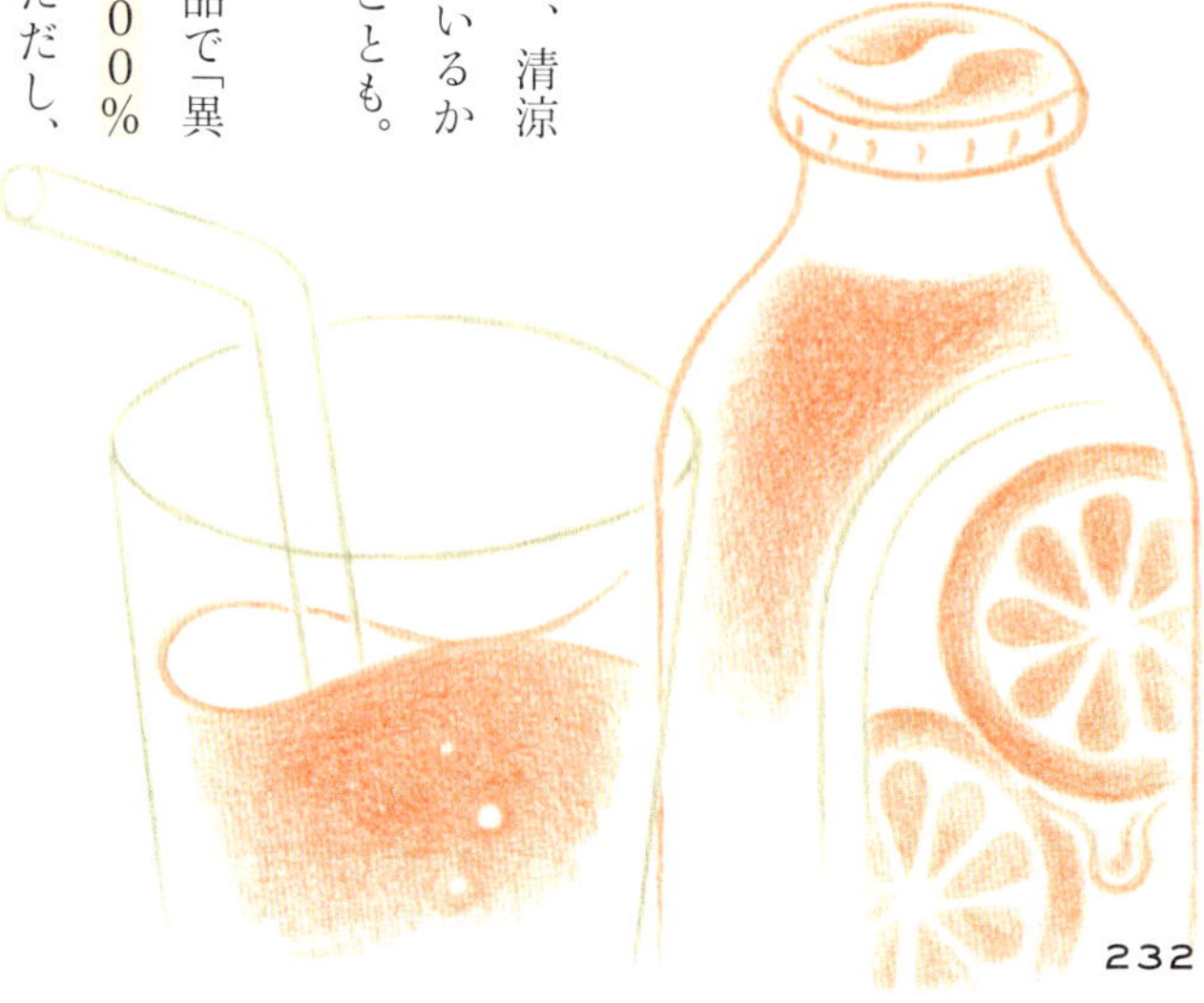

スポーツドリンク

スポーツドリンク１本よりも１日３食

スポーツドリンクには意外と砂糖が多く含まれており、一般的な市販のスポーツドリンク５００㎖中にはスティックシュガー約８～10本分の糖質が含まれています。糖質は水分吸収のためにある程度必要ですが、スポーツドリンクの常飲はビタミンB_1不足をはじめ、慢性疲労やエネルギー代謝の悪化を招くことがあるので注意が必要です。最も大事な熱中症対策は３食食べること。食事を摂っていれば、30分程度の散歩ならお茶をこまめに飲むことで水分補給はできると考えられます。激しい運動をする場合はもちろん必要に応じてスポーツドリンクを活用し、豚肉や雑穀、かつお、場合によってはサプリメントなどでビタミンB群補給を行いましょう。

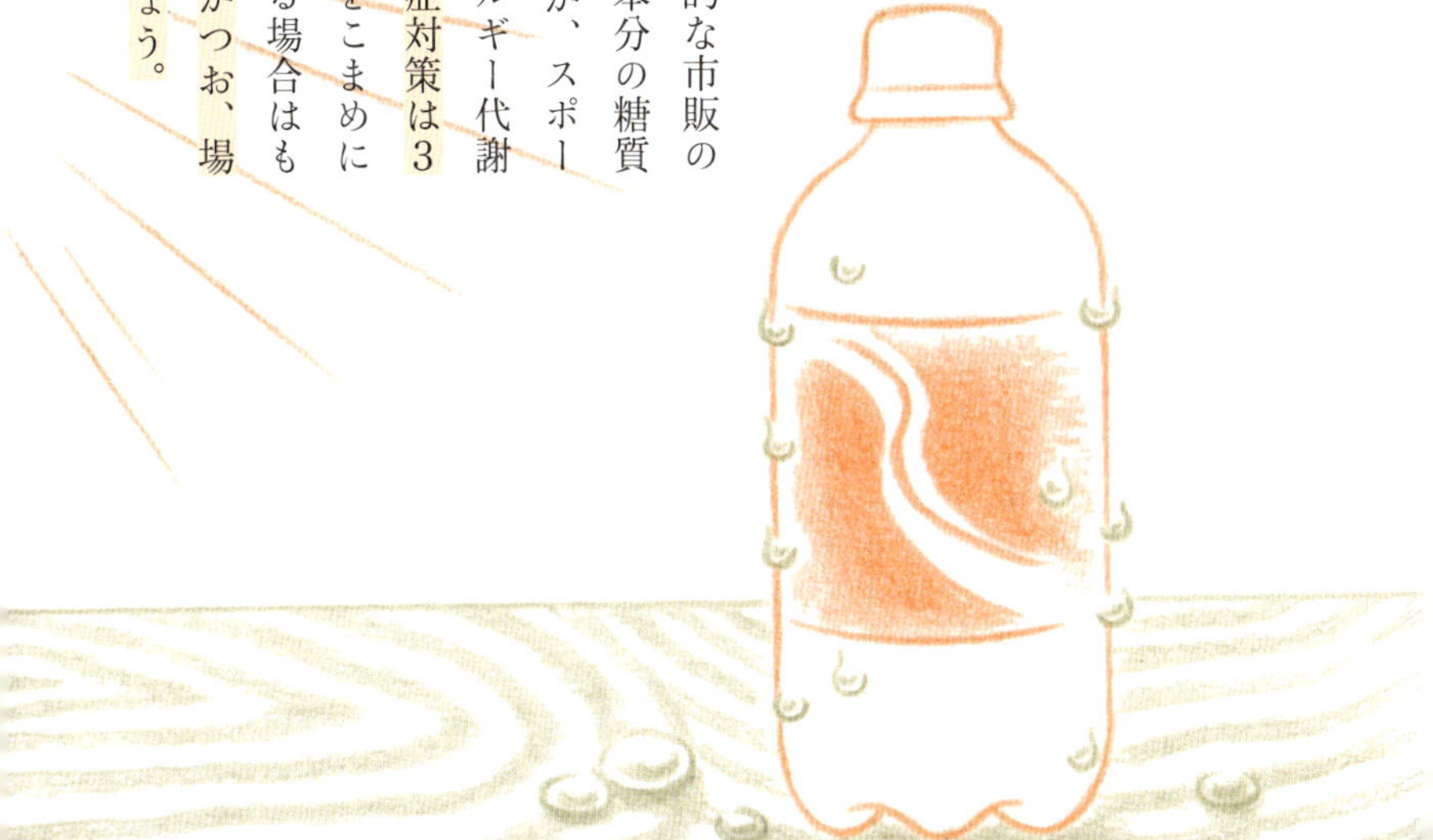

あこの台所 6

あずきでむくみや便秘に別れを告げる

北海道で生産が盛んなあずき。炭水化物が多いイメージですが、ゆであずきの場合、100g中にたんぱく質が8.6gと、意外とたんぱく質も含まれています。

あずきで注目したいのが何といっても食物繊維とサポニン（大豆サポニン）。ゆであずき100gには食物繊維が8.7gも含まれ、これはシイタケやえのきたけなどの2倍以上。水溶性と不溶性の両方の食物繊維を含むので、日々のお通じをサポートしてくれます。

また、あずきに含まれるサポニンというフィトケミカルは利尿作用があり、体内の水分代謝をサポートしてくれます。むくみでお悩みの場合は、あずきを日常の食事に取り入れたり、あずき茶をいただいたりするのがよいでしょう。サポニンにはコレステロール低下作用や大腸がんや乳がんの予防効果（＊35）（＊36）なども示唆されています。

ごはんと一緒に炊く（赤飯）以外に、かぼちゃと一緒に煮たり、ゆであずきに米麹を混ぜて発酵させた「発酵あんこ」などが私のお気に入りです。

付録

必須栄養素事典

知っておきたい
栄養の
基礎知識

- 炭水化物
- たんぱく質
- 脂質
- ビタミン
- ミネラル
- 食物繊維
- フィトケミカル

炭水化物の働き

糖の数で消化スピードが変わる

炭水化物は糖質や糖類を含めたもので、ヒトの体内で消化することができない「食物繊維」も含まれます。

糖の数が少ないほど消化吸収スピードは速いです。そのため1個の単糖で構成されるブドウ糖は最も吸収が速く、2個の単糖で構成される砂糖（ショ糖）も消化スピードは速め。

逆に10個以上の糖から構成されるでんぷんは消化吸収スピードがゆるやかで、持続的なエネルギー供給が比較的可能です。

不足するとどうなる？

エネルギー不足を招きやすくなり、筋肉もエネルギー源として利用されてしまうため、筋力低下の原因になり得ます。

また、糖質は赤血球のエネルギー源になるため、不足すると貧血の原因にもなります。

摂りすぎるとどうなる？

中性脂肪が増加し肥満を招く可能性があります。また、糖質は代謝の際にビタミンB群やマグネシウムが必要であるため、糖質の過剰摂取はビタミンB群やマグネシウムの不足の原因になり得ます。

〈 炭水化物の分類 〉

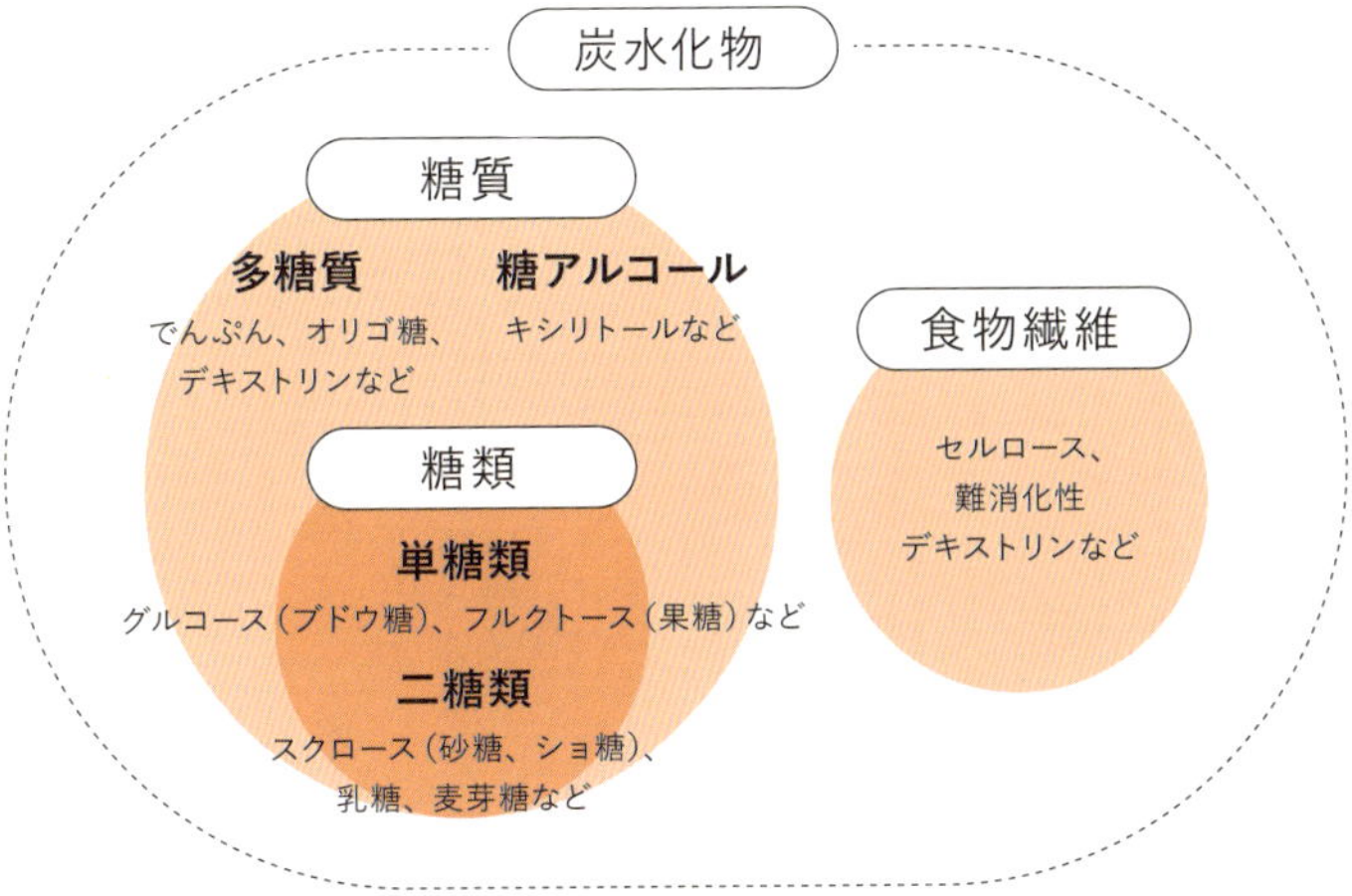

総エネルギーのうち50～55％を目標に摂るとよい（＊2）。

〈 食品別糖質含有量（1食あたり） 〉（＊31）

料理名	1食あたりの含有量
白米（150g）	53.3g
玄米（150g）	51.3g
チャーハン（白米200g）	74.2g
じゃがいもコロッケ（じゃがいも50g）	8.8g
ビーフカレー（白米230g）	101.3g
ふかしいも（さつまいも100g）	29.7g
オムライス（白米200g）	84.9g

料理名	1食あたりの含有量
食パン6枚切り1枚	25.4g
かつ丼（白米250g）	112.4g
かけそば（ゆでそば230g）	60.1g
とんこつラーメン（中華麺（ゆで）230g）	68.0g
かけうどん（ゆでうどん250g）	57.7g
ミートソースパスタ（パスタ（ゆで）220g）	74.7g
カルボナーラ（パスタ（ゆで）220g）	66.6g

たんぱく質の働き

体の血となり肉となる

たんぱく質はアミノ酸に分解されて、一部は遊離アミノ酸として一定量貯蔵されます（アミノ酸プール）。しかし、それだけでは体を機能させるには足りないため、ヒトは毎日たんぱく質を摂取する必要があります。筋肉だけではなく脳内物質、肌、血、消化酵素や解毒酵素、免疫など、体のほとんどはたんぱく質からできており、不足すると脳、内臓、酵素などの働きに支障が出て、体調不良を感じやすくなります。現代人のたんぱく質摂取量は減少傾向で、その量は戦後と同じ水準。これが未病の原因とも言われています。

不足するとどうなる？

爪がもろくなり、肌荒れやホルモンバランスの乱れ、骨粗しょう症リスクの増加など、あらゆる不調の可能性が出てきます。たんぱく質は体内で鉄を運ぶ栄養素のため、たんぱく質不足が原因で貧血になることもあります。

摂りすぎるとどうなる？

未消化になったたんぱく質は、腸内環境を乱す原因になります。また、たんぱく質は肝臓や腎臓で処理されるため、過剰に摂取すると肝臓や腎臓に負担がかかる可能性も。特に吸収のよいプロテインの摂取量には注意が必要です。

〈1日の摂取量目安（推奨量＊2）〉

年齢	女性	男性
18～29歳	50g	65g
30～49歳	50g	65g
50～64歳	50g	65g
65～74歳	50g	60g
75歳以上	50g	60g
妊娠初期	+0g	-
妊娠中期	+5g	-
妊娠後期	+25g	-
授乳期	+20g	-

〈料理別たんぱく質含有量（1食分で記載＊31）〉

料理名/個数	1食分の食材量	1食あたりのたんぱく質量
温泉卵1個	鶏卵50g	6.0g
シュウマイ4個	豚ひき肉45g	8.7g
ささみ焼き鳥1本	ささみ35g	7.0g
チキンのクリーム煮	鶏もも肉80g	18.4g
ぶりの照り焼き	ぶり70g	13.5g
エビチリ	エビ120g	18.9g
さけの塩焼き	さけ60g	11.4g
豚の生姜焼き	豚ロース60g	9.7g
水炊き	鶏もも肉80g	22.4g
さばみそ煮	さば80g	15.0g
ほたてバターソテー6個	ほたて貝柱130g	13.1g

脂質の働き

複数の機能を持つ栄養素

脂質はおもに脂肪酸で構成され、大きく分けると常温で個体の飽和脂肪酸と、常温で液体の不飽和脂肪酸に分かれます。脂質はエネルギーになるほかさまざまな機能を持ち、オレイン酸はLDLコレステロールの増加を抑える働きがあるとされ、オメガ3系脂肪酸も心疾患や動脈硬化の予防が期待できます。ただしオメガ3系脂肪酸は酸化しやすい一面も。抗酸化作用を持つビタミンA、C、Eやフィトケミカルを含む食品も一緒に摂るのがおすすめです。コレステロールも脂質の一種で、細胞膜やホルモンの重要な原料になります。

不足するとどうなる？

脂質は細胞膜の重要な構成成分。不足すると肌や血管が弱くなることもあります。特にコレステロールは性ホルモンやステロイドホルモンの原料となるうえ、ビタミンDの合成にも関わるため不足すると骨やホルモンなどに悪影響が出ます。

摂りすぎるとどうなる？

動脈硬化や心疾患リスクが高まったり、肥満や体脂肪の増加を招いたりする可能性があります。

体脂肪が過剰に蓄積されるとコラーゲン生成を妨げられる可能性も出てくるため、脂質の過剰摂取は肌のたるみやシワの原因にもなります。

〈 脂肪酸を含む食品 〉

1日の摂取量は、総エネルギーのうち
20～30%以内に収める

飽和脂肪酸

- 乳製品
  バター、チーズ、生クリーム
- 肉の脂身
- ココナッツオイル

オレイン酸（オメガ9系）

- オリーブオイル
- なたね油
- 米油
- アーモンド など

オメガ6系脂肪酸

- サラダ油
- 大豆油
- コーン油
- ヒマワリ油
- ごま油 など

オメガ3系脂肪酸

- えごま油
- アマニ油
- 青魚
- さけ など

オメガ6系脂肪酸は摂りすぎに注意。炎症を引き起こしたり
HDLコレステロールの低下を招いたりする可能性がある。

ビタミンの働き

体内に貯めておけない水溶性

ビタミンには脂溶性と水溶性があり、水溶性のビタミンは体内に蓄えることができないため日々こまめに摂取する意識が必要です。脂溶性ビタミンは体内に入るとたんぱく質に取り込まれて運ばれるので、脂質だけではなくたんぱく質もあわせて摂取することが重要です。

ビタミンは野菜に多く含まれているイメージがありますが、ビタミンB_{12}やビタミンDは動物性の食品が多く持っている栄養素。ビタミン摂取には肉魚卵、野菜、果物、海藻、きのこ類をまんべんなく摂取することが必要です。

〈 ビタミンの分類 〉

脂溶性は水に溶けにくく、油に溶けやすい性質のこと。水溶性は水に溶けやすく、油に溶けにくい性質のこと。

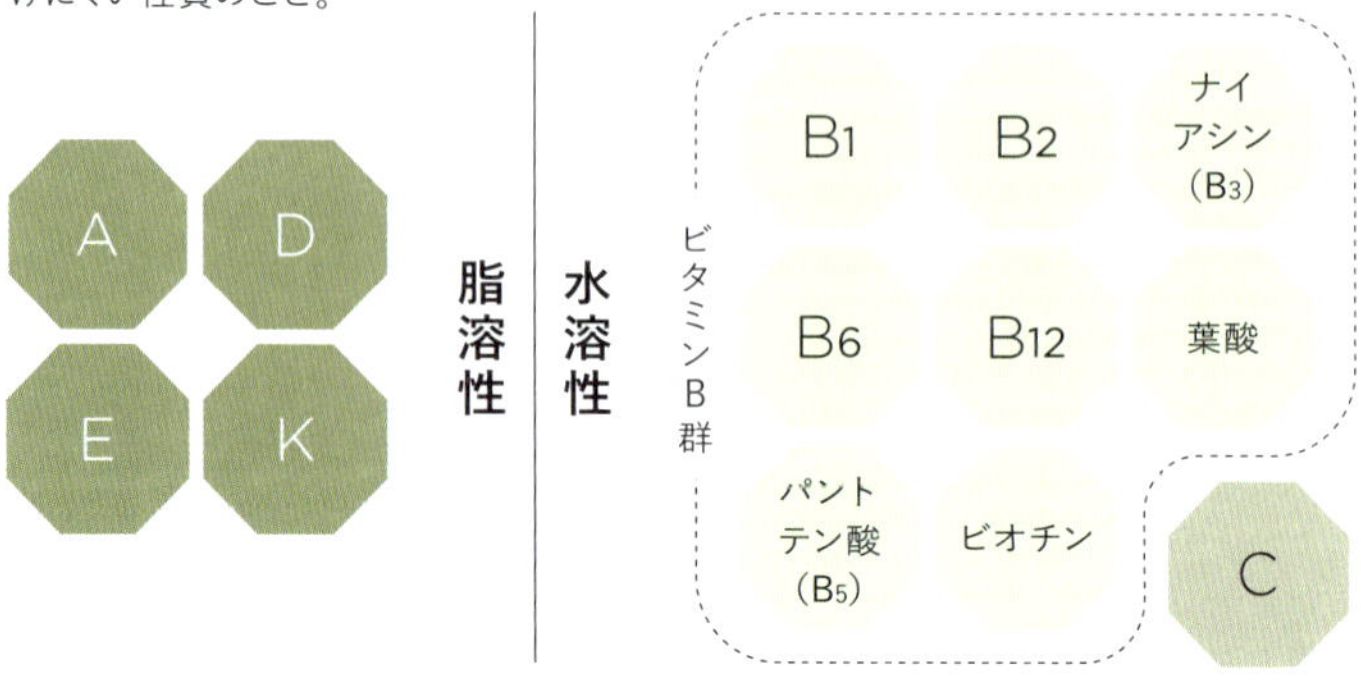

・ビタミンA

目や骨や皮膚の健康、免疫、抗酸化に必要な栄養素。野菜・果物のβカロテンでの摂取なら過剰症の心配はありません。レバーは100gあたり14000〜17000㎍という高容量のビタミンA(レチノール)を含むため、注意が必要。1日の推奨量は成人女性=700㎍RAE、成人男性=900㎍RAEで、上限量は2700㎍です。

・ビタミンD

近年は免疫やメンタル安定、妊娠、疾患死亡リスク低下にも関わるとの情報も(＊32)。日照量が少ない冬は魚介類や天日干しのきのこなどから意識的に摂取するのが◎。目安量は1日8・5㎍(340IU)、上限量は100㎍(4000IU)です。

・ビタミンE

抗酸化作用があるほか、血行やホルモンバランス、自律神経の安定に関わっている栄養素。うなぎやニジマス、アーモンドなどはビタミンEだけではなくたんぱく質・脂質もあわせ持っています。目安量は成人男性で6・0〜7・0㎎/日、成人女性は5・0〜6・5㎎/日です。

・ビタミンK

血液凝固や骨の健康に関わる栄養素。腸内細菌によっても作られるため不足することはほとんどありませんが、例外として抗生物質の長期内服者や肝不全の方、新生児は不足することがあります。逆にワーファリン内服中は薬の効果に影響する可能性があり、ケールやモロヘイヤなどは控えめに。

・ビタミンB1

糖質代謝やアルコール代謝などに必要で肉魚卵、雑穀に比較的含まれます。脳や神経の働きにも関わり、不足すると肩こりや疲労、食欲不振が起こり、著しく欠乏すると脚気やウェルニッケ脳症などにつながることも。アルコールやスポーツドリンク、ジュース類を常飲すると不足しやすいです。

・ビタミンB2

脂質や糖質の代謝に必要なビタミン。B1同様、肉魚卵、雑穀に比較的含まれます。脳や肝臓の働き、皮膚粘膜の代謝にも関わるため、不足すると口内炎や口角炎、肌荒れ、疲労などにつながることも。ストレスでも消費されるので、ハードワークや夜更かしで不足することもあります。

・ナイアシン（ビタミンB3）

三大栄養素すべてのエネルギー変換に関わりアルコールの分解も助けます。たらこやかつお、さみなどに含まれ、肌の健康維持や神経の働きにも関係します。不足すると口内炎や舌炎、不安症状やイライラなどにつながるため、特にアルコール常飲者は注意しましょう。

・ビタミンB6

たんぱく質の代謝や造血、神経伝達物質の生成、脳の働きなどに関わります。肉魚卵に比較的含まれますが、不足すると皮膚炎や口内炎、口角炎、貧血、うつ症状につながることも。抗生物質の長期内服者は特に欠乏する可能性があります。また、菜食中心の場合も不足することがあります。

・パントテン酸（ビタミンB_5）

三大栄養素の代謝に関わるほか神経や皮膚、副腎皮質の機能に関わります。不足すると疲労や皮膚の炎症が起こることも。鶏肉や卵、納豆などに豊富に含まれます。

・ビタミンB_{12}・葉酸

造血、神経の働きのサポート、脳の発育やたんぱく質代謝に関わります。ビタミンB_{12}はアサリやしじみ、さけなどに、葉酸は鶏レバーや納豆、枝豆などに含まれ、不足すると集中力低下や巨赤芽《きょせきが》球性貧血《きゅうせいひんけつ》の原因になります。胎児や乳幼児の成長にも関わるため、葉酸とあわせて妊娠中には意識して摂取したい栄養素。葉酸は動脈硬化の予防にも関わると言われています（＊33）。

・ビオチン

皮膚炎を予防する物質として発見され、皮膚（Haut）の頭文字をとって別名ビタミンHと呼ばれます。皮膚の健康を保つほか、三大栄養素の代謝に関わります。不足すると肌荒れの原因になり、リウマチやクローン病などのリスクも高まります。鶏や豚のレバーや卵などに豊富に含まれます。

・ビタミンC

副腎や脳下垂体に多く存在し、ステロイドホルモンやコラーゲンの生成に必須。抗酸化作用を持ち、免疫サポートや鉄の吸収を助ける働きもあります。赤パプリカやキウイ、芋類全般などに含まれます。推奨量は15歳以上の場合１００㎎／日ですが、免疫サポートや抗酸化などのためにはもっと量が必要と言われています。

ミネラルの働き

体の働きを正常にする栄養素

自然界には１００種類以上のミネラルが存在しますが、ヒトにとっての必須ミネラルは16種類と言われています。ヒトの体内においてミネラルが占める割合はわずか５％程度。でも、体を作る材料として働いたり神経や筋肉の働きに関わったりするほか、酵素の構成成分など重要な役割を持っています。

ミネラルは体内で合成することができません。そのため食事などから必ず摂取する必要がありますが、吸収率が高くないものが多いため不足しやすい傾向にあります。特に現代人は鉄、亜鉛、カルシウム、マグネシウムなどのミネラルが不足しがちです。

〈 必須ミネラル16種類 〉

マグネシウム	銅	亜鉛	鉄
ナトリウム	カリウム	リン	カルシウム
クロム	マンガン	セレン	塩素
ヨウ素	硫黄	モリブデン	コバルト

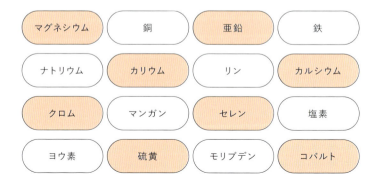

・**鉄**

鉄は全身に酸素を運び、不足すると神経や筋肉、脳などの働きに支障が出たり、食べ物がエネルギーに変換されにくくなったりします。

鉄は、肉魚に含まれる「ヘム鉄」と納豆やプルーンなどに含まれる「非ヘム鉄」の2種類に分かれ、吸収率はヘム鉄が10〜20%、非ヘム鉄が2〜5%とヘム鉄のほうが高いです。たんぱく質やビタミンC、クエン酸などと合わせて摂取すると吸収率が上がるため、ステーキの付け合わせにマッシュポテト、お酢と豚肉（酢豚）、かつおのたたきにポン酢などは相性抜群の組み合わせです。

1日の推奨量は月経のある成人女性は10・5㎎、月経のない成人女性は6・5㎎、男性は7・5㎎です。

・**亜鉛**

たんぱく質や酵素、コラーゲンなどの合成に重要な働きをし、約300種類以上の酵素の働きをサポートします。成長にも重要で、出産直後に出る初乳には通常の母乳の8倍近くもの亜鉛が含まれています。

不足すると皮膚が荒れやすくなったり抜け毛が増えたり、子どもの場合は低身長になることも。

1日の推奨量は成人男性で10〜11㎎、成人女性で8㎎と男性のほうが需要量が多いです。牡蠣1個には約4・0㎎の亜鉛が含まれるため、1回に2〜3個で推奨量をカバーできます。その他、赤身肉や松の実、カシューナッツ、がんもどきなどにも含まれます。

・マグネシウム

玄米や発芽玄米、アーモンドや海藻などに豊富に含まれ、300以上の酵素の働きに関わる栄養素です。体内のマグネシウムの50～60％が骨に存在します。たんぱく質や骨、神経伝達物質、心機能や筋肉、血圧などに関わるため、不足すると骨粗しょう症や不整脈、筋肉の痙攣《けいれん》などの原因にもなります。マグネシウムとカルシウムは密接に関わり合うため、セットで考えるのが◎。

マグネシウムの1日の推奨量は成人女性で260～290㎎、成人男性で320～370㎎ですが、アスリートやハードワーカーはマグネシウムを消耗しやすいためこの数字以上の摂取が望ましいとされています。

・カルシウム

骨や歯の材料になる以外にも筋肉や心機能の働きなどに関わるカルシウム。

不足すると骨粗しょう症や心疾患リスクの上昇などの可能性が出てきます。カルシウムだけを補給しても骨は強くなれないため、ビタミンDやマグネシウムなども組み合わせて摂取するのが望ましいです。

カルシウムは牛乳・乳製品以外に小魚や貝類にも豊富に含まれます。小魚や貝類にはビタミンDやマグネシウムも含まれるため骨密度対策におすすめです。

1日の推奨量は成人女性で650㎎、男性は700～800㎎ですが、日本人は不足傾向が続いています。

・ナトリウム

細胞の浸透圧や筋肉の収縮に関わり、血液のpHを弱アルカリ性に保つ役割があります。不足すると脱水のリスクが高まりますが、摂りすぎると高血圧や腎疾患の懸念が出ます。

カップ麺やスナック菓子などの摂取は控え、できるだけナトリウム以外のミネラルも含む海水塩やみそなどから摂取しましょう。

・カリウム

細胞の浸透圧や心機能、筋肉の収縮に関わります。ナトリウムの排泄を促す役割もあるため、ナトリウムを多く摂取した場合はきゅうりやトマト、スイカといった野菜や、リンゴ、柿などの果物などからカリウムを積極的に摂取すると高血圧対策につながります。

・銅

ヘモグロビンの生成や活性酸素を除去する酵素などに欠かせない銅。肉や魚、加工品に含まれるため現代人では不足することはあまりありませんが、少食や無理なダイエットによって不足することもあります。不足すると貧血の原因になり、ノルアドレナリンなどの神経伝達物質の生成にも悪影響が出ます。

・セレン

セレンはグルタチオンペルオキシダーゼという酵素に欠かせない栄養素で、この酵素は酸化ストレスから細胞を守る働きがあります。日本の土壌に適度に含まれ、不足する心配はほぼありません。逆にサプリメント等で過剰摂取すると神経障害や脱毛、胃腸障害などが起こることがあります。

食物繊維の働き

腸の働きを支える栄養素

食物繊維は「人の消化酵素で消化されない食物中の難消化性成分の総体」と定義され、水に溶ける水溶性食物繊維と水に溶けない不溶性食物繊維に分けられます。水溶性食物繊維はコレステロールや二次胆汁酸の吸収を抑制したり、糖の吸収をゆるやかにする働きがあり、腸内善玉菌のエサにもなります。不溶性食物繊維は便のかさを増やして腸の動きを活発化し、腸内善玉菌を増やします。近年では一部の食物繊維が腸内細菌によって短鎖脂肪酸に代謝されることや抗炎症作用があることもわかり、注目されています。

不足するとどうなる?

腸内細菌叢のバランスが乱れ便秘・下痢が起こりやすくなります。悪玉菌が増殖すると太りやすくなる可能性もあるうえ、腸内環境が乱れるとビタミンB群を作り出すことが苦手になるため、ビタミンB群不足の懸念も出ます。

摂りすぎるとどうなる?

食材によって過剰摂取になることはほぼないと考えられますが、サプリメントタイプの食物繊維を利用した場合は、使用量によってはその他の栄養素の吸収阻害が起こる可能性があります。また、人によっては下痢や軟便になることも。

〈 日本人の食物繊維摂取量平均値（年代別＊11）〉

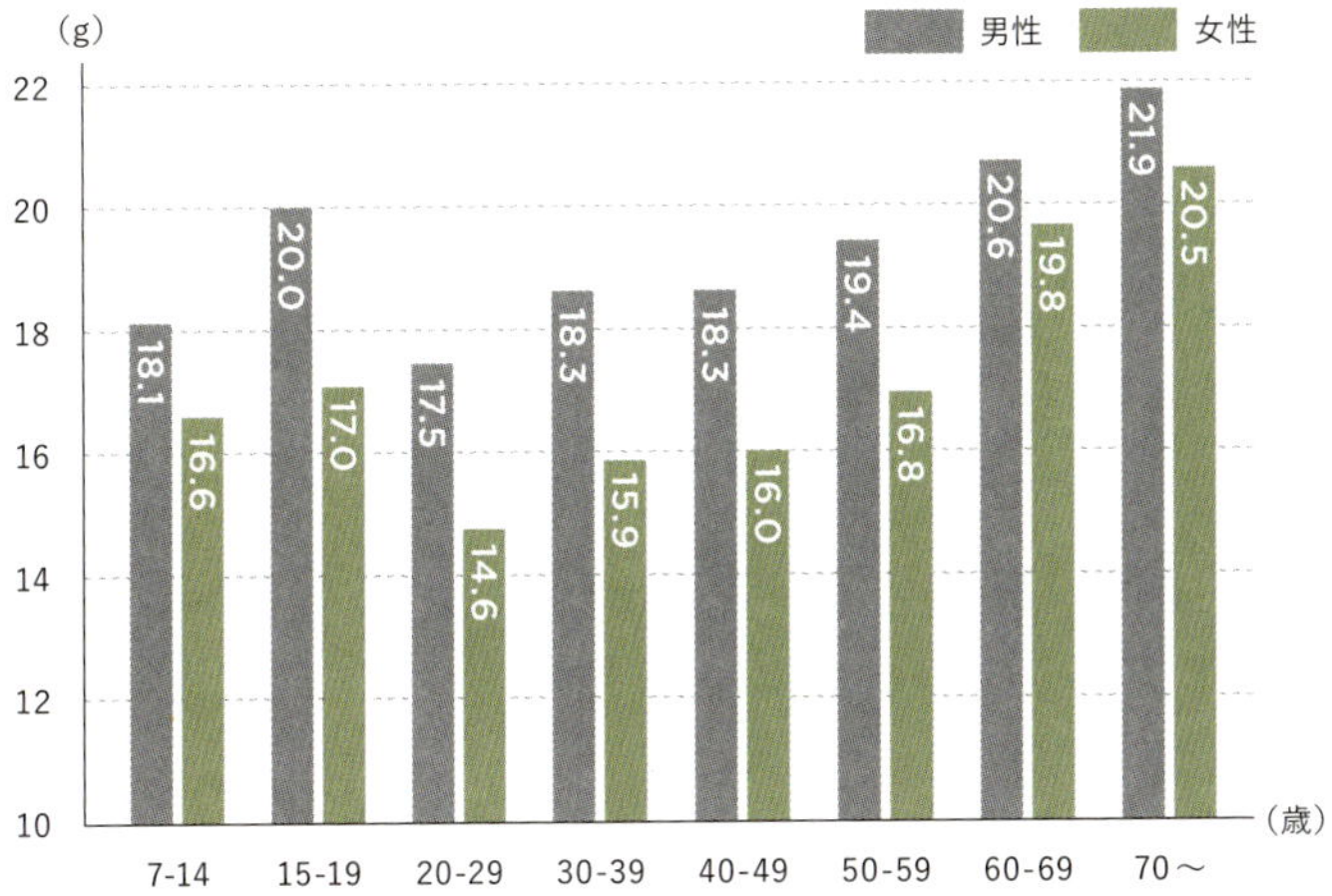

18～64歳の場合は、
女性18g以上、男性21g以上必要！

〈 おすすめの食物繊維を多く含む食材 〉

食材	1食あたりの含有量
さつまいも（蒸し）1/2本　70g	2.7g
オートミール（乾燥）　30g	2.8g
モロヘイヤ（生）　60g	3.5g
発芽玄米ごはん　150g	2.7g
そば（ゆで）　200g	4.0g
おから（生）　30g	3.45g

フィトケミカルの働き

体を酸化から守る栄養素

生物が外敵から身を守るために持っている色素や香り、苦みなどの成分です。有名なものではブルーベリーのアントシアニン、緑茶のカテキン、大根のイソチオシアネートなどがあります。

フィトケミカルは全般的に抗酸化力が強く、老化や疾患のリスクを低下させることが期待され、現在も研究が続けられています。

フィトケミカルの中には水に溶け出す性質のものもあるため、スープでいただくのが最もおすすめです。

不足するとどうなる？

ヒトにも酸化を防止するメカニズムが備わっているため大きな問題は起きませんが、フィトケミカルを摂取したほうが老化などのリスクを低下させられるのではないかと言われています。

摂りすぎるとどうなる？

まだ研究段階ですが、カカオポリフェノールの場合はカフェインの摂りすぎにつながり体調を崩すことも。また、イソフラボンも過剰摂取によって女性ホルモンのバランスが乱れる可能性があるため1日70～75㎎／日（大豆イソフラボンアグリコン（換算値））が上限量とされています（＊34）。

〈おもなフィトケミカル一覧〉

イソフラボン
大豆、納豆、豆乳

フラバノール（カテキン）
緑茶

アントシアニン
ブドウ、ブルーベリー

βカロテン
かぼちゃ、にんじん、モロヘイヤ

フラボノール
玉ねぎ、ブロッコリー、リンゴ

スルフォラファン
ブロッコリー、ブロッコリースプラウト

リコピン
トマト、すいか、ピンクグレープフルーツ

β-クリプトキサンチン
柑橘類、唐辛子、柿

リモネン
柑橘類

イソチオシアネート
大根、わさび

[参考文献一覧]

＊1 Hiroshi Noto, et al. Low-carbohydrate Diets and All-cause Mortality: A Systematic Review and Meta-analysis of Observational Studies. PLOS ONE. 2013;8(1):e55030.

＊2 厚生労働省.日本人の食事摂取基準（2020年版）

＊3 （株）明治."エネルギーと栄養の不足が、月経不順・無月経や月経痛、PMSの引き金に". Femlink Lab. https://www.meiji.co.jp/learned/femlink-lab/article/004/02/（参照2024年10月24日）

＊4 医歯薬出版『日本食品成分表2023 八訂 栄養計算ソフト・電子版付』医歯薬出版.2023.

＊5 Evanna L Mills, et al. Accumulation of succinate controls activation of adipose tissue thermogenesis. Nature. 2018;560:102–106 .

＊6 農林水産省."カフェインの過剰摂取について". 農林水産省. 令和6年5月29日. https://www.maff.go.jp/j/syouan/seisaku/risk_analysis/priority/hazard_chem/caffeine.html （参照2024年10月24日）

＊7 Hiroyuki Matsumura et al. Distinct types of stem cell divisions determine organ regeneration and aging in hair follicles. Nature Aging.2021; 1:190–204.

＊8 Lai J, et al. The efficacy of zinc supplementation in depression: systematic review of randomised controlled trials. Journal of Affective Disorders.2012;136 (1-2): e31-e39.

＊9 Kuanrong Li, et al. Associations of dietary calcium intake and calcium supplementation with myocardial infarction and stroke risk and overall cardiovascular mortality in the Heidelberg cohort of the European Prospective Investigation into Cancer and Nutrition study (EPIC-Heidelberg). Heart.2012;98(12):920-5.

＊10 Carlett Ramirez-Farias, et al. Effect of inulin on the human gut microbiota: stimulation of Bifidobacterium adolescentis and Faecalibacterium prausnitzii. BJN.2009; 101(4);541-50.

＊11 厚生労働省.令和元年国民健康・栄養調査報告.

＊12 Ka He, et al. Accumulated Evidence on Fish Consumption and Coronary Heart Disease Mortality: A Meta-Analysis of Cohort Studies. Circulation.2004;109(22) :2705-11.

＊13 Tomomi Marugame, et al. Patterns of alcohol drinking and all-cause mortality: results from a large-scale population-based cohort study in Japan. American Journal of Epidemiology.2007;165(9):1039–1046.

＊14 Emily A Hu, et al. White rice consumption and risk of type 2 diabetes: meta-analysis and systematic review. BMJ.2012;344:e1454.

＊15 Huicui Liu, et al. Health beneficial effects of resistant starch on diabetes and obesity via regulation of gut microbiota: a review. Food Funct.2020;11(7), 5749-5767.

＊16 Anitha S, et al. A Systematic Review and Meta-Analysis of the Potential of Millets for Managing and Reducing the Risk of Developing Diabetes Mellitus.Front Nutr. 2021; 8:687428.

*17 Na-Na Wu, et.al. Effect of germination in the form of paddy rice and brown rice on their phytic acid, GABA, γ-oryzanol, phenolics, flavonoids and antioxidant capacity. Food Research International.2022;159:111603.

＊18 Matthias B Schulze,et al. Fiber and magnesium intake and incidence of type 2 diabetes: a prospective study and meta-analysis. Arch Intern Med. 2007;167(9):956-965.

＊19 香川明夫監修『八訂食品成分表2023』女子栄養大学出版部.2023.

＊28 Jane V. Higdon, et al. Coffee and Health: A Review of Recent Human Research. Critical Reviews in Food Science and Nutrition. 2006;46(2):101-123.

＊29 Eiko Saito, et al. Association of green tea consumption with mortality due to all causes and major causes of death in a Japanese population: the Japan Public Health Center-based Prospective Study (JPHC Study) . Ann Epidemiol. 2015;(7):512-518.e3.

＊30 Todd MacKenzie, et al. Metabolic and hormonal effects of caffeine: randomized, double-blind, placebo-controlled crossover trial.Metabolism.2007;56(12):1694-1698.

＊31 小田原雅人監修『大きな数字で見やすい！目で見る食品糖質量 たんぱく質量データブック』Gakken.2023.

＊32 Akiko Nanri, et al. Vitamin D intake and all-cause and cause-specific mortality in Japanese men and women: the Japan Public Health Center-based prospective study. Eur J Epidemiol. 2023;38(3):291-300.

＊33 橋本隆男、篠原佳彦、長谷川弘.ホモシステイン代謝. 薬学雑誌.2007；127(10)：1579-1592.

＊34 厚生労働省"6.1.4 大豆イソフラボンの上限摂取目安量の設定のまとめ". https://www.mhlw.go.jp/shingi/2006/05/dl/s0531-8c05.pdf（参照2024年10月24日）

＊35 Li YH,et al. Role of phytochemicals in colorectal cancer prevention. World J Gastroenterol 2015; 21(31): 9262-9272.

＊36 Chen Yan, Fei Xuan. Paris saponin VII promotes ferroptosis to inhibit breast cancer via Nrf2/GPX4 axis. Biochem Biophys Res Commun. 2024;697(149524).

＊20 Saito E, et al. Association between meat intake and mortality due to all-cause and major causes of death in a Japanese population. PLOS ONE.2020;15;15(12):e0244007.

＊21 Na Guo, et al. Role of diet in stroke incidence: an umbrella review of meta-analyses of prospective observational studies. BMC Med.2022; 20(1):194.

＊22 Casula M,et al. Omega-3 polyunsaturated fatty acids supplementation and cardiovascular outcomes: do formulation, dosage, and baseline cardiovascular risk matter? An updated meta-analysis of randomized controlled trials. Pharmacol Res.2020;160:105060.

＊23 DiNicolantonio J J, O'Keefe J. The Importance of Maintaining a Low Omega-6/Omega-3 Ratio for Reducing the Risk of Autoimmune Diseases, Asthma, and Allergies. Mo Med. 2021;118(5):453-459.

＊24 Sabrina Schlesinger, et al. Food Groups and Risk of Overweight, Obesity, and Weight Gain: A Systematic Review and Dose-Response Meta-Analysis of Prospective Studies. Adv Nutr. 2019;10(2):205-218.

＊25 Min Li, et al. Fruit and vegetable intake and risk of type 2 diabetes mellitus: meta-analysis of prospective cohort studies.BMJ Open 2014;4(11):e005497.

＊26 Allan S Christensen , et al. Effect of fruit restriction on glycemic control in patients with type 2 diabetes-a randomized trial. Nutr J. 2013;12:29.

＊27 Mai Quynh Nguyen, et al. Nut consumption during pregnancy is associated with decreased risk of peer problems in 5-year-old Japanese children.JPGN.2024;78(4):927-935.

［著者］あこ

管理栄養士。OA認定分子栄養学アドバイザー/分子栄養学実践講座認定カウンセラー/全米アライアンスヨガインストラクター（YTT100）。病院管理栄養士としてがん治療・研究に関わる。その後、マクロビオティックに出合い、企業講演、メニュー開発、料理番組制作、料理教室での指導などを行う。現在、「基礎栄養学×臨床栄養学×分子栄養学×マクロビオティック」という独自の食事法を編み出し、「食を味方につけて人生を軽やかに生きる人」を増やすために栄養アドバイザーとして活動している。著書に『これを食べれば勝手にキレイになる「甘いもの欲」が消えて身体の中から輝く食事術』（KADOKAWA）がある。YouTubeチャンネル「あこの栄養学」は登録者数24万人を突破（2025年1月現在）。

公式サイト：あこの栄養学

YouTube：あこの栄養学チャンネル
【女性のための栄養学】

［STAFF］

デザイン　月足智子
イラスト　林めぐみ
　　　　　フジノマ
撮影　柴田愛子
調理　脇田朋子
　　　相良京子
校正　株式会社ぷれす
リース協力　UTUWA、TABETORU
写真素材　PIXTA、Shutterstock
編集協力　岡田直子、松本理、半田颯汰
　　　　　（有限会社ヴュー企画）
編集担当　齋藤友里
　　　　　（ナツメ出版企画株式会社）

おいしく食《た》べて、体《からだ》ととのう
まいにちの栄養学《えいようがく》

2025年1月3日　初版発行
2025年3月1日　第3刷発行

著　者　あこ

発行者　田村正隆

発行所　株式会社ナツメ社
東京都千代田区神田神保町1-52
ナツメ社ビル1F（〒101-0051）
電話　03-3291-1257（代表）
FAX　03-3291-5761　振替　00130-1-58661

制　作　ナツメ出版企画株式会社
東京都千代田区神田神保町1-52
ナツメ社ビル3F（〒101-0051）
電話　03-3295-3921（代表）

印刷所　広研印刷株式会社

ISBN978-4-8163-7649-8　Printed in Japan

ナツメ社Webサイト
https://www.natsume.co.jp
書籍の最新情報（正誤情報を含む）はナツメ社Webサイトをご覧ください。

本書に関するお問い合わせは、書名・発行日・該当ページを明記の上、下記のいずれかの方法にてお送りください。電話でのお問い合わせはお受けしておりません。

・ナツメ社webサイトの
　問い合わせフォーム
　https://www.natsume.co.jp/contact
・FAX（03-3291-1305）
・郵送
　（左記、ナツメ出版企画株式会社宛て）

なお、回答までに日にちをいただく場合があります。正誤のお問い合わせ以外の書籍内容に関する解説・個別の相談は行っておりません。あらかじめご了承ください。